疾病の成り立ちと回復の促進 ❶
病理学

本書デジタルコンテンツの利用方法

本書のデジタルコンテンツは、専用Webサイト「mee connect」上で無料でご利用いただけます。

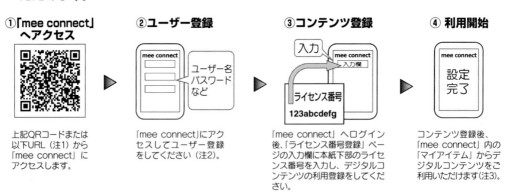

① 「mee connect」へアクセス
上記QRコードまたは以下URL（注1）から「mee connect」にアクセスします。

② ユーザー登録
「mee connect」にアクセスしてユーザー登録をしてください（注2）。

③ コンテンツ登録
「mee connect」へログイン後、「ライセンス番号登録」ページの入力欄に本紙下部のライセンス番号を入力し、デジタルコンテンツの利用登録をしてください。

④ 利用開始
コンテンツ登録後、「mee connect」内の「マイアイテム」からデジタルコンテンツをご利用いただけます（注3）。

注1：https://www.medical-friend.co.jp/websystem/01.html
注2：「mee connect」のユーザー登録がお済みの方は、②の手順は不要です。
注3：デジタルコンテンツは一度コンテンツ登録をすれば、以後ライセンス番号を入力せずにご利用いただけます。

ライセンス番号　　a0040301qi3sk4

※コンテンツ登録ができないなど、デジタルコンテンツに関するお困りごとがございましたら、「mee connect」内の「お問い合わせ」ページ、もしくはdigital@medical-friend.co.jpまでご連絡ください。

まえがき

　本書は，これから看護学を学び，実践しようという学生の皆さんに"病理学"，つまり病気に対する見方を解説したものです。"病理学"という形で病気に関する知識をコンパクトにまとめておくことは，その後の臨床看護を学ぶために非常に有意義です。臨床医学の場では臓器ごとの専門的知識に集中しがちですが，全身の臓器の疾患を"炎症"，"循環障害"，"腫瘍"などの項目で横断的に眺めることによって，臓器ごとの特徴や臓器相互の連関を理解し，患者全体を眺める基本的な見方を養成することができます。

　このような考えから，本書における"病理学総論"では，皆さんが「最後まで自力で読み通すことができる」ことを目標にしました。一方，"病理学各論"では「参照して調べる」という機能を重視しています。皆さんには，総論を読みながら各論を参照し，また総論に戻るというように，総論と各論を行き来することによって，是非とも病気への理解を深めてほしいと思います。

　現在，医療の多様化，専門化，高度化に対応して，認定看護師，専門看護師，特定看護師などの制度が整備され，病院内では感染制御，医療安全などのチーム医療の主要メンバーとして，また病院外では訪問看護，介護・福祉施設などの健康管理の担い手として看護職が活躍する分野が増え，看護師個々人の責任は増大しています。このような時代であるからこそ，看護学の基礎を学ぶこの時期に，病理学を通して予防，診断・治療，支援を含めた病気理解の視点を養っておく必要があります。

　病気によって体内でどのような異常が引き起こされているのか。体の中の複雑な構造のため，様々な病変の形態学的な異常の特徴を理解するのは，基礎を学び始めた皆さんにとって難しいかもしれません。このため本書では，イラストや図表を多用し，視覚的に概念をとらえ，記憶に残るように，いざという時にすぐさま全体が想起できるように配慮しました。医学教育に携わる若手スタッフに執筆者として加わってもらい，わかりやすい教科書を目指したつもりです。

　現在，「安全，安心」かつ「高度，専門的」でありながら，「全人的，人間的」である医療，看護を実践することが求められています。皆さんがよりよい実践者とな

るためには，単なる医学知識だけではなく，科学的な見方，人間性への深い理解と共感が必要です。このような立場を強く意識しつつ，コラムをはさみながら本書をまとめました。是非，手に取って読み進めてください。さらに看護の実践者となった時にも，基礎を振り返りたいことがあると思います。そんな時にもこの教科書を参照し役立てていただきたいと思います。

　皆さんが，看護学の勉強を進め，実習を終了され，これからの日本の看護，医療の担い手として大いに活躍されることを心から期待しています。

2024 年 10 月

深山正久
牛久哲男

▎執筆者一覧

編集

深山　正久	東京大学名誉教授，地方独立行政法人総合病院国保旭中央病院遠隔病理診断センターセンター長
牛久　哲男	東京大学大学院医学系研究科人体病理学・病理診断学教授

執筆（執筆順）

深山　正久	東京大学名誉教授，地方独立行政法人総合病院国保旭中央病院遠隔病理診断センターセンター長
牛久　哲男	東京大学大学院医学系研究科人体病理学・病理診断学教授
池村　雅子	東京大学医学部総合医学のための CPC 教育推進室講師
鯉沼　代造	東京大学大学院医学系研究科人体病理学・病理診断学准教授
高氏留美子	医学博士
田中麻理子	東京大学医学部附属病院病理部講師
牛久　　綾	東京大学大学院医学系研究科統合ゲノム学准教授
山内　直子	地方独立行政法人総合病院国保旭中央病院遠隔病理診断センター部長・旭中央病院附属病理診断科診療所所長
阿部　浩幸	東京大学大学院医学系研究科人体病理学・病理診断学講師
近藤　篤史	東京大学大学院医学系研究科人体病理学・病理診断学助教
鈴木　理樹	東京大学大学院医学系研究科人体病理学・病理診断学特任講師
岩﨑　晶子	東京大学大学院医学系研究科人体病理学・病理診断学
六反　啓文	地方独立行政法人東京都健康長寿医療センター病理診断科医長
黒田　亮平	社会医療法人河北医療財団河北総合病院病理診断科副部長
箱崎　眞結	東京女子医科大学医学部病理学（人体病理学・病態神経科学分野）
安永　瑛一	東京大学大学院医学系研究科人体病理学・病理診断学
日向　宗利	東京大学大学院医学系研究科人体病理学・病理診断学

初版執筆

深山　正久	東京大学名誉教授
高氏留美子	医学博士

目次

第1編 病理学総論

第①章 病気と病理学　深山正久, 牛久哲男　001

I 病理学　002

II 病気とは何か　002

III 病気の見方　003
- A 病気の分類法　004
- B 病気の起こり方　005
- C 病気の現れ方　006
- D 病気の原因　007

IV 病理医と病理診断　008
1 組織診断（組織診）　008
2 手術中の迅速診断　008
3 細胞診断（細胞診）　009
4 病理解剖　009

第②章 老化と死　老化現象と病気の関係　深山正久, 池村雅子　011

I 老化と寿命　012

II 老化　012
- A 老化現象　013
- B 老化に関連した病気　015
- C 老化のメカニズム　016

III 死　018
- A 死体現象　018
- B 脳死　018
- C 死因とその究明　019

第③章 生体の基本反応1　組織・細胞に生じる異常と修復　深山正久, 鯉沼代造　023

I 細胞, 組織, 臓器　024

II 細胞傷害と形態変化　025
- A 変性　025
- B 萎縮　027
- C アポトーシスと壊死（ネクローシス）　028

III 細胞増殖と分化　031
- A 肥大と過形成　031
- B 再生　032
- C 化生　034

IV 創傷, 修復　034
- A 肉芽組織, 瘢痕　034
- B 創傷治癒　 VIDEO 035
- C 器質化　037

第④章 生体の基本反応2　炎症　高氏留美子, 高鯉沼代造　039

I 炎症の外因と内因　040

II 急性炎症　040
- A 急性炎症の場でみられる変化　040
- B 炎症細胞と好中球　042
- C 化学伝達物質（炎症性メディエーター）　043
- D 急性炎症の種類と経過　044
- E 炎症に伴う全身反応　046

III 慢性炎症　046
- A 慢性炎症の場でみられる変化　047
- B マクロファージ　048

C 増殖性炎，肉芽腫性炎　049

第5章 生体の基本反応3　免疫とその異常　高氏留美子，牛久哲男　053

Ⅰ 生体防御と免疫　054

Ⅱ 免疫とは何か　054

Ⅲ 獲得免疫応答　055
A リンパ球　055
B T細胞による抗原認識と免疫応答　057
C 自然免疫応答による獲得免疫のコントロール　058
D B細胞による抗体産生と補体　059
E T細胞抗原レセプターおよびB細胞免疫グロブリンの多様性　061

Ⅳ アレルギー　061
A Ⅰ型アレルギー，アナフィラキシー型　061
B Ⅱ型アレルギー，細胞傷害型　062
C Ⅲ型アレルギー，免疫複合体型　063
D Ⅳ型アレルギー，遅延型　063

Ⅴ 移植臓器，組織に対する免疫反応　063
A 拒絶反応　063
B 移植片対宿主反応　064

第6章 生体の基本反応4　止血と循環　深山正久，池村雅子　065

Ⅰ 循環系のしくみと異常　066

Ⅱ 止血のしくみと異常　066
A 止血機構　066
B 出血傾向　068

Ⅲ 微小循環の異常　068
A 微小循環と物質交換のしくみ　069
B 充血，うっ血，水腫　VIDEO 069
C 虚血　070

Ⅳ 血栓，塞栓，梗塞　071
A 血栓症　071
　1　血栓症の原因　071
　2　血栓の種類　072
　3　血栓の様々なよび方　072
　4　血栓の経過　073
B 塞栓症　073
C 梗塞　074

Ⅴ 全身循環の異常　075
A 全身性うっ血　076
B 浮腫　077
C ショック　078
D 播種性血管内凝固症候群　080

第7章 様々な病因と病気1　先天異常　深山正久　081

Ⅰ 先天異常と遺伝性疾患　082

Ⅱ 重篤な形成異常症　084
A 個体に起こる重篤な形成異常症　084
B 一卵性双生児に起こる形成異常症　085
C 形成異常症の原因　085
　1　先天異常症候群　085
　2　形成異常誘発因子　085

Ⅲ 染色体異常　086
A 常染色体異常症　089
B 性染色体異常症　089

IV 遺伝性疾患 090

A メンデル遺伝学の復習 090

B 常染色体潜性遺伝による疾患 092

C X連鎖潜性遺伝による疾患 093

D 常染色体顕性遺伝による疾患 093

E メンデル遺伝学以外の機序による遺伝性疾患 094

V 出生前診断と遺伝子治療 095

第 8 章 様々な病因と病気2 感染症　高氏留美子, 田中麻理子 097

I 感染症と病原体 098

II 主な病原体 098

A ウイルス 098

B 細菌 099

C 真菌 100

D 原虫 100

III 感染に対する生体防御のしくみ 101

A 上皮細胞によるバリア 101

B 常在細菌叢（生物学的バリア） 102

C 細胞による防御（自然免疫） 102

IV 感染の成立 102

A 感染経路と伝播 103

B 日和見感染症 103

V 代表的なウイルスとその感染症 105

A 麻疹ウイルス 105

B ヘルペスウイルス 105

C ムンプスウイルス 107

D 風疹ウイルス 107

E コロナウイルス 108

F インフルエンザウイルス 109

G エボラウイルス 109

VI 代表的な細菌とその感染症 109

A ブドウ球菌 109

B 腸管出血性大腸菌 110

C レジオネラ（Legionella）菌 110

D 破傷風菌 110

E コレラ菌 111

VII 肉芽腫性細菌感染症 111

A 結核 111

B ハンセン病 112

C 梅毒 113

VIII 代表的な原虫感染症 113

A マラリア 113

IX そのほかの感染病原体 113

A プリオン 113

X 院内感染症・薬剤耐性菌 115

第 9 章 様々な病因と病気3 環境による疾患　深山正久 117

I 環境因子と病気 118

II 生活環境と疾患 118

A 喫煙 118

B アスベスト 120

III 治療と疾患 122

A 放射線 122

B 薬剤 124

IV 食事と疾患 125

A アルコール（飲酒）　**VIDEO** 125

B ビタミン 127

C 食物，水 128

第10章 病因・病態を理解する1
がん　深山正久, 牛久 綾 131

I 腫瘍とは 132

A 悪性腫瘍と良性腫瘍　**VIDEO** 132

B 腫瘍の分類 133

C 腫瘍の形 135

II がんの自然史と臨床 137

A 前がん病変 137

B がんの進展 137

C がんの宿主への影響 139

III 腫瘍の発生・進展のしくみ 139

A 多段階発がん 139

B がん遺伝子 140

C がん抑制遺伝子 141

D がん細胞の性質 142

IV 発がん物質と変異原性 144

A 化学物質 144

B 物理的因子 145

C ウイルス，細菌 145

V 日本人のがんと予防 146

A 日本人のがんの特徴 146

B がんの予防 147

第11章 病因・病態を理解する2
生活習慣病　深山正久, 牛久 綾 149

I 生活習慣病とは 150

II 動脈硬化 150

A アテローム硬化の病理　**VIDEO** 150

B アテローム硬化の進展 152

C 動脈硬化の発生メカニズム 152

III 高血圧 153

A 高血圧による細動脈硬化 154

B 諸臓器への影響 154

C 高血圧の原因 155

IV 糖尿病 155

A 糖尿病の分類 155

B 糖尿病による微小血管障害 156

C そのほかの合併症 157

V 脂質異常症 157

A 脂質異常症の合併症 157

VI 肥満症 158

A 肥満症の定義 158

B メタボリックシンドローム 160

C 脂肪細胞の生物学 160

第12章 病因・病態を理解する3
難病　深山正久, 山内直子 161

I 難病とは 162

II 免疫不全症 163

A 原発性免疫不全症 163

B 後天性免疫不全症 163

Ⅲ 自己免疫疾患 165

A 関節リウマチ 165

B 全身性エリテマトーデス 166

C そのほかの自己免疫疾患 167

Ⅳ 血管炎 168

A 大動脈炎症候群（高安動脈炎） 168

B 川崎病 **VIDEO** 169

C 結節性多発動脈炎 169

D バージャー（Buerger）病 169

E そのほかの動脈炎 169

Ⅴ アミロイドーシス 170

A アミロイド 170

B 全身性アミロイドーシス 170

C 老人斑と認知症 172

第2編　病理学各論

第①章 循環器の疾患　深山正久, 阿部浩幸 175

Ⅰ 心疾患 176

A 病態理解のための基礎知識 176
1 心臓の構造 176
2 心不全 176

B 代表的な疾患の病理 178
1 先天性心疾患 178
2 虚血性心疾患 179
3 心筋症 180
4 心筋炎 182
5 心内膜炎 182
6 心臓弁膜症 183
7 心外膜の疾患 184
8 心臓の腫瘍 185

Ⅱ 血管の疾患 185

A 血管の構造 185
1 動脈の構造 185
2 静脈の構造 185

B 大動脈とその分枝動脈の疾患 186
1 動脈硬化症 186
2 大動脈瘤 186
3 大動脈解離 186
4 閉塞性動脈硬化症 186
5 挫滅症候群 187

C 静脈の疾患 188
1 静脈瘤 188
2 静脈血栓症 188

第②章 造血器・リンパ節・脾臓の疾患　深山正久, 近藤篤史 189

Ⅰ 骨髄と血液の疾患 190

A 病態理解のための基礎知識 190
1 骨髄 190
2 造血細胞と血球 190

B 代表的な疾患の病理 192
1 貧血 192
2 血小板・凝固異常 193
3 白血球増加症と減少症 194
4 白血病 194
5 骨髄異形成症候群（MDS） 197
6 多発性骨髄腫 197

Ⅱ リンパ節の疾患 198

A 病態理解のための基礎知識 198

B 代表的な疾患 198
1 リンパ節の炎症 198
2 悪性リンパ腫 198

Ⅲ 脾臓の疾患 200

A 病態理解のための基礎知識 200

B 代表的な疾患の病理 201
1 脾腫 201

第③章 肺・胸膜・縦隔の疾患　深山正久, 鈴木理樹 203

Ⅰ 肺の疾患 204

A 病態理解のための基礎知識 204

目次　ix

1	肺の発達	204
2	気道・肺の構造	204
3	急性の肺傷害	205

B 代表的な疾患 　　207

1	先天的疾患	207
2	気道系の疾患	208
3	慢性閉塞性肺疾患（COPD）	209
4	肺炎・感染症	210
5	びまん性肺疾患	211
6	肺循環障害	212
7	原発性肺がん	213
8	転移性肺がん	215

II 胸膜の疾患　　215

A 病態理解のための基礎知識　　215

B 代表的な疾患の病理　　216

III 縦隔の疾患　　216

A 病態理解のための基礎知識　　216

1	縦隔	216
2	胸腺	216

B 代表的な疾患の病理　　217

第4章 消化管の疾患　深山正久, 岩﨑晶子　219

I 食道の疾患　　220

A 病態理解のための基礎知識　　220

1	消化管の基本構造	220

B 代表的な疾患の病理　　220

1	食道の通過障害	220
2	胃・食道接合部の疾患	220
3	食道静脈瘤	221
4	食道がん	221

II 胃の疾患　　222

A 病態理解のための基礎知識　　222

1	胃の構造	222
2	胃の固有腺	222
3	ヘリコバクター・ピロリ感染	222

B 代表的な疾患の病理　　223

1	胃炎	223

2	消化性潰瘍（胃潰瘍, 十二指腸潰瘍）	224
3	胃がん	225
4	非上皮性腫瘍	227

III 腸の疾患　　227

A 病態理解のための基礎知識　　227

1	小腸・大腸の構造	227

B 代表的な疾患の病理　　228

1	イレウス, 腸閉塞	228
2	慢性便秘症	229
3	腸の炎症・循環障害	229
4	感染症	230
5	難治性炎症（炎症性腸疾患）	230
6	ポリープ, ポリポーシス	231
7	大腸腺腫, 大腸がん	232

IV 肛門の疾患　　233

A 病態理解のための基礎知識　　233

1	肛門管の構造	233

B 代表的な疾患の病理　　233

1	痔核	233
2	肛門周囲膿瘍, 痔瘻	234

第5章 肝臓・胆道・膵臓の疾患　深山正久, 六反啓文　235

I 肝臓の疾患　　236

A 病態理解のための基礎知識　　236

1	肝臓の構造	236
2	黄疸	236
3	門脈圧亢進症	238

B 代表的な疾患の病理　　238

1	ウイルス性肝炎	238
2	ウイルス性肝炎の病理	239
3	ウイルス性肝炎以外の肝障害	240
4	肝硬変症	241
5	肝臓の自己免疫疾患, 代謝障害	242
6	肝臓の感染症	243
7	肝腫瘍	243

II 胆道・胆嚢の疾患　　244

A 病態理解のための基礎知識　　244

1 胆道・胆嚢の構造	244	
B 代表的な疾患の病理	244	
1 胆石症	244	
2 胆嚢炎	244	
3 肝外胆管がん，胆嚢がん	245	

Ⅲ 膵臓の疾患 245

A 病態理解のための基礎知識 245
- **1** 膵臓の構造 245
- **2** 内分泌臓器としての膵臓 246

B 代表的な疾患の病理 246
- **1** 急性膵炎，慢性膵炎 246
- **2** 膵がん 247
- **3** 膵がん以外の膵腫瘍 247

Ⅳ 腹膜の疾患 248

A 病態理解のための基礎知識 248
- **1** 腹膜の構造 248
- **2** 腹水 248

B 代表的な疾患の病理 249
- **1** 腹膜炎 249
- **2** ヘルニア 249
- **3** 腫瘍性疾患 250

第6章 内分泌臓器・乳腺の疾患
深山正久，六反啓文 251

Ⅰ 下垂体の疾患 252

A 病態理解のための基礎知識 252
- **1** 下垂体の構造 252
- **2** 下垂体前葉ホルモン 252
- **3** 下垂体後葉ホルモン 253

B 代表的な疾患の病理 253
- **1** 下垂体腫瘍 253

Ⅱ 甲状腺の疾患 254

A 病態理解のための基礎知識 254
- **1** 甲状腺の構造 254
- **2** 甲状腺ホルモン 254

B 代表的な疾患の病理 255
- **1** 甲状腺の炎症 255

---

2 腫瘍様病変，腺腫	255	
3 甲状腺がん	256	

Ⅲ 副甲状腺の疾患 256

A 病態理解のための基礎知識 256
- **1** 副甲状腺の構造 256
- **2** 副甲状腺ホルモン 257

B 代表的な疾患の病理 257
- **1** 過形成 257
- **2** 腺腫 257

Ⅳ 副腎の疾患 257

A 病態理解のための基礎知識 257
- **1** 副腎の構造 257
- **2** 副腎皮質ホルモン 257
- **3** 副腎髄質ホルモン 258

B 代表的な疾患の病理 259
- **1** 皮質過形成，腺腫，がん 259
- **2** 褐色細胞腫 259
- **3** 多発性内分泌腫瘍 259

Ⅴ 乳腺の疾患 260

A 病態理解のための基礎知識 260
- **1** 乳腺の構造 260

B 代表的な疾患の病理 260
- **1** 線維嚢胞性変化（乳腺症） 260
- **2** 乳腺炎 260
- **3** 女性化乳房 261
- **4** 乳がん 261
- **5** 乳がん以外の腫瘍 262

第7章 腎・泌尿器の疾患
深山正久，阿部浩幸 263

Ⅰ 腎臓の疾患 264

A 病態理解のための基礎知識 264
- **1** 腎臓の構造 264
- **2** 腎不全と慢性腎臓病（CKD） 264
- **3** 血尿，たんぱく尿，ネフローゼ症候群 265

B 代表的な疾患の病理 265
- **1** 糸球体腎炎 265

2	全身性疾患に伴う糸球体病変	268
3	腎血管障害	269
4	そのほかの腎疾患	270
5	腎がん（腎細胞がん）	270

II 尿路（尿管・膀胱・尿道）の疾患 271

A 病態理解のための基礎知識 271
1 尿路の構造 271
2 尿路の閉塞 271

B 代表的な疾患の病理 272
1 急性腎盂腎炎 272
2 膀胱炎 272
3 尿道炎 272
4 排尿障害 272
5 慢性腎盂腎炎と膀胱尿管逆流症 273
6 尿路結石症 273
7 膀胱と尿路のがん 273

第8章 女性生殖器の疾患
深山正久, 山内直子 275

I 子宮体部の疾患 276

A 病態理解のための基礎知識 276

B 代表的な疾患の病理 277
1 子宮内膜症・腺筋症 277
2 子宮内膜の前がん病変・悪性腫瘍 278
3 平滑筋腫瘍 279

II 子宮頸部の疾患 279

A 病態理解のための基礎知識 279
1 子宮腟部外方の構成 279
2 ヒトパピローマウイルス感染 279

B 代表的な疾患の病理 280
1 炎症, ポリープ 280
2 子宮頸部の前がん病変と悪性腫瘍 280

III 腟・外陰部の疾患 282

A 病態理解のための基礎知識 282

B 代表的な疾患の病理 282
1 外陰炎 282
2 腟炎 282

3	尖圭コンジローマ	282
4	悪性腫瘍	283

IV 卵巣の疾患 283

A 病態理解のための基礎知識 283

B 代表的な疾患の病理 284
1 上皮性腫瘍 284
2 胚細胞腫瘍 284
3 性索間質性腫瘍 285

V 妊娠・分娩に関連した疾患 285

A 病態理解のための基礎知識 285

B 代表的な疾患の病理 285
1 子宮外妊娠 285
2 妊娠高血圧症候群 286
3 胎盤付着の異常 286
4 絨毛性疾患 286

第9章 男性生殖器の疾患
深山正久, 黒田亮平 287

I 精巣の疾患 288

A 病態理解のための基礎知識 288

B 代表的な疾患の病理 288
1 男性不妊症 288
2 炎症 289
3 精巣腫瘍 289

II 前立腺の疾患 290

A 病態理解のための基礎知識 290

B 代表的な疾患の病理 291
1 前立腺肥大症 291
2 前立腺がん 291
3 前立腺炎 292

III そのほかの性器の疾患 293

A 病態理解のための基礎知識 293

B 代表的な疾患の病理 293
1 性感染症 293
2 陰茎がん 294

第10章 中枢神経系の疾患
深山正久, 箱崎眞結 295

I 病態理解のための基礎知識 296
1 神経系の構造 296
2 神経組織の構成細胞 296
3 脳脊髄液と水頭症 297
4 脳浮腫, 脳ヘルニア 297

II 代表的な疾患の病理 298
1 頭部外傷 298
2 循環障害 299
3 感染性疾患 301
4 神経変性疾患 303
5 脱髄疾患 305
6 脳腫瘍:神経膠腫（グリオーマ） 305
7 神経膠腫以外の脳腫瘍 306

第11章 運動器の疾患 深山正久, 安永瑛一 307

I 骨格の疾患 308
A 病態理解のための基礎知識 308
1 骨の構造 308
2 骨組織の特徴 308
3 軟骨の構造 309
B 代表的な疾患の病理 309
1 骨粗鬆症 309
2 くる病／骨軟化症 311
3 炎症 311
4 腫瘍様病変・良性腫瘍 311
5 悪性骨腫瘍 312

II 関節の疾患 313
A 病態理解のための基礎知識 313
B 代表的な疾患の病理 313

III 末梢神経の疾患 314
A 病態理解のための基礎知識 314
1 末梢神経の構造 314
2 末梢神経障害と再生 314
B 代表的な疾患の病理 314

IV 骨格筋の疾患 315
A 病態理解のための基礎知識 315
B 代表的な疾患の病理 316

第12章 頭頸部・感覚器（耳, 眼）の疾患
深山正久, 黒田亮平 317

I 口腔・唾液腺・咽頭の疾患 318
A 病態理解のための基礎知識 318
1 口腔の構造 318
2 唾液腺の構造 318
B 代表的な疾患の病理 318
1 歯とその周辺器官の疾患 318
2 口腔・舌の疾患 319
3 唾液腺の疾患 319
4 咽頭・扁桃の疾患 320

II 上気道の疾患 320
A 病態理解のための基礎知識 320
1 鼻腔・副鼻腔の構造 320
2 喉頭の構造 320
B 代表的な疾患の病理 320
1 鼻腔の疾患 320
2 副鼻腔の疾患 321
3 喉頭の疾患 321

III 耳の疾患 322
A 病態理解のための基礎知識 322
1 聴器の構造 322
2 難聴 323
B 代表的な疾患の病理 323
1 中耳の疾患 323
2 内耳の疾患 324

IV 眼の疾患 324
A 病態理解のための基礎知識 324
1 眼球の構造 324
2 眼底 324
B 代表的な疾患の病理 325
1 結膜・角膜の疾患 325

目次 xiii

2 緑内障	325	
3 白内障	325	
4 網膜の疾患	326	

国家試験問題　343
国家試験問題　解答・解説　344
索　引　345

第13章 皮膚の疾患，軟部腫瘍
深山正久, 田中麻理子 327

Ⅰ 皮膚の疾患　328

A 病態理解のための基礎知識　328
1 皮膚の構造　328
2 皮膚の病変　328

B 代表的な疾患の病理　329
1 皮膚の炎症　329
2 皮膚の感染症　330
3 角化細胞の腫瘍　331
4 メラノサイト系の腫瘍　332

Ⅱ 軟部腫瘍　333

A 病態理解のための基礎知識　333

B 代表的な疾患の病理　333
1 良性腫瘍，腫瘍性病変　333
2 悪性腫瘍（肉腫）　334

第14章 小児の疾患
深山正久, 日向宗利 335

Ⅰ 新生児に関連した疾患　336

A 病態理解のための基礎知識　336
1 新生児の分類　336
2 胎児循環　337

B 代表的な疾患の病理　337
1 新生児仮死　337
2 分娩損傷　337
3 新生児高ビリルビン血症　338
4 臓器の未熟性に関連した疾患　339

Ⅱ 小児期の疾患　340

A 病態理解のための基礎知識　340

B 代表的な疾患の病理　340
1 非腫瘍性疾患　340
2 小児腫瘍　342

第1編 病理学総論

第 1 章

病気と病理学

この章では

● 病理学とは何かを理解する。
● 病気を人体のホメオスタシス（恒常性）と外界のストレス（刺激）との関連から理解する。
● 病気の分類法を臓器との関係から理解する。
● 病気の原因を遺伝因子と環境因子に分けて理解する。
● 医療における病理診断の役割を理解する。

Ⅰ 病理学

　ヒトの病気の成り立ちを明らかにするのが病理学である。病気の原因を究明し，病気に陥ったからだにはどのような変化が生じているか，肉眼レベル，組織・細胞レベル，あるいは分子レベルで明らかにする。病理学には臨床医学としての側面もある。すなわち病理学によって得られた知識をもとにして，患者がどのような病気に罹っているのかを診断・分類し，病気の拡がりや重症度などを明らかにする。このように，病理学は医学，医療の根幹をなしており，医療従事者にとって病理学の基礎知識の習得は不可欠なものとなっている。

Ⅱ 病気とは何か

1 ホメオスタシス

　健康なヒトのからだは，無意識のうちに，常に一定の生理的状態に保たれている。そのことを生体の**恒常性**（**ホメオスタシス**）とよんでいる。

2 自然治癒力

　生体はホメオスタシスを保つために，外界の様々な刺激（**ストレス**）に対して反応し，たとえ障害が生じても自然に修復するしくみを備えている。これを**自然治癒力**とよんでいる。病気は，ストレスが過剰になるか，内部の自然治癒力のしくみに不具合が生じた場合に起こる。

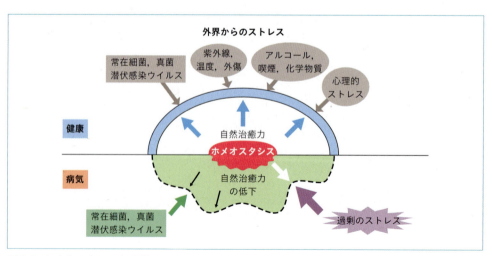

図 1-1 ホメオスタシスと病気

このため，病気とは「ホメオスタシスが崩れ，破綻した状態」ということができる（図1-1）。

3 | 外因（環境因子）

　ストレスには，温度・気圧の変化，騒音・外傷などの物理的ストレス，アルコール・薬剤などの化学的ストレス，細菌・ウイルスなどの生物学的ストレス，不安・緊張などの心理的ストレスなどがある（図1-1参照）。これらの過剰，異常が病気の原因（病因）になる。外界からの病因のため外因，環境因子ともいう。

4 | 内因

　自然治癒力の不具合は，遺伝・体質や栄養の障害，加齢などによって生じることが多い。これらは体内部の病気の原因という意味で，内因とよばれている（図1-2）。遺伝・体質は，広い意味で**遺伝因子**としてまとめられることが多い。

III　病気の見方

　ヒトの病気を理解し，分類し，治療や予防に役立てることが病理学の目的である。ヒトのからだのしくみ（解剖学，生理学，免疫学），外界からの病因（微生物学）などの知識を修得した後，これらを統合して「病気」全般について理解するのが病理学である。

Column　SARS-CoV-2 と COVID-19

　2019年末から新型コロナウイルス感染が拡大し，世界的なパンデミックとなった。SARS-CoV-2 というのは新型コロナウイルスの名前である。一方，COVID-19はこのウイルス感染による病気の名前であり，新型コロナウイルス感染症ともいう。それでは，SARS-CoV-2 感染と COVID-19 の違いは何だろうか？　SARS-CoV-2 がヒトに感染した際に，SARS-CoV-2 を，からだの自然治癒力が問題なく排除し，ホメオスタシスが維持されれば症状は出ないため，このような場合は病気，すなわち COVID-19 とはいわない。

　SARS-CoV-2 を自然治癒力がうまく排除できず，からだに異常をきたす，あるいは排除する過程で過剰な炎症を生じるなどホメオスタシスを維持できない場合には，発熱や呼吸器症状などが出現し，このような状態を COVID-19 とよぶ。

　SARS-CoV-2 と COVID-19 は混同して使われることがあるが，ここまで読んできた皆さんには両者の違いが理解できたことと思う。

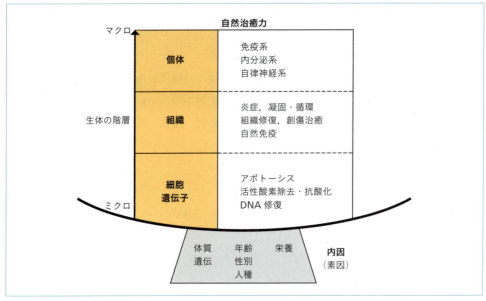

図 1-2 自然治癒力と内因

A 病気の分類法

1 病気の分類

病気には様々な種類がある．大まかには，先天異常，代謝異常・変性，炎症・感染症，免疫の異常，循環障害，腫瘍などの項目に分類することが多い（表 1-1）．

2 肺の病気の場合

たとえば肺という臓器を取り上げる．炎症であれば肺炎，腫瘍であれば肺がんといった病気が代表である．では，肺の循環障害となると，どうだろうか．震災などにより避難生活が長引くなか，被災者が罹りやすい病気として静脈血栓塞栓症，いわゆる「エコノミー

表 1-1 原因分類と病気

	心臓	肺
先天異常	心奇形	肺低形成 嚢胞性線維症
代謝異常・変性	心筋症	肺気腫
炎症・感染症	心筋炎 リウマチ熱	肺炎
免疫の異常	血管炎	喘息，膠原病肺
循環障害	心筋梗塞	肺動脈血栓塞栓症，肺梗塞
腫瘍	粘液腫，横紋筋腫（まれ）	肺がん

クラス症候群」という言葉を耳にしたことがあるかもしれない。避難所や車中泊などで同じ姿勢を続けると，下肢の静脈を流れる血液が滞って血の塊「血栓」ができ，これが血流に乗って肺動脈に詰まることで起こる（肺動脈血栓塞栓症）。突然の呼吸困難や胸の痛みなどをきたし，死に至ることもある。肺の循環障害の代表例である。

B 病気の起こり方

1 生体の階層構造

次に病気を「成り立ち」という点からみてみる。生体には，遺伝子（DNA），たんぱく分子，細胞，組織，臓器，システムといった階層構造がある。病気のなかには，遺伝子レベルでの異常がはっきりしている場合がある。つまり，遺伝子の異常から臨床症状に至るまで，分子の異常，細胞の異常，組織の異常があり，引き続く臓器の病変によって，機能異常が引き起こされ，生体においてはシステムの異常として現れる（図1-3）。

▶ **遺伝性乳がん卵巣がんの場合**　遺伝性乳がん卵巣がん（hereditary breast and ovarian cancer）はHBOCと略称でよばれることもある遺伝性症候群である。HBOCでは家族性の乳がんと卵巣がんのリスクが高まるため，がんが発生する前に予防的に卵管卵巣切除術や乳房切除術が行われる場合もあり，このような手術はリスク低減手術とよばれる。

HBOCの主な原因遺伝子は*BRCA*遺伝子（*BRCA1*または*BRCA2*遺伝子）であることが知られている。*BRCA*遺伝子は，DNAの傷を修復して，細胞ががん化することを抑える働

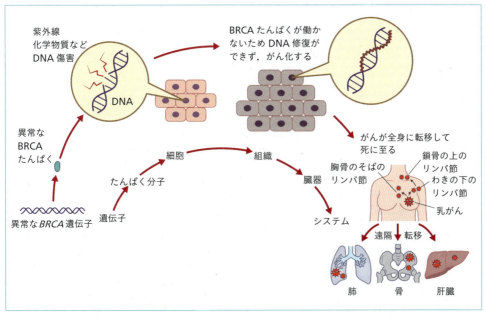

図1-3 病気の階層（HBOCの場合）

きがある。HBOCの人々では，からだのすべての細胞の*BRCA*遺伝子（父方あるいは母方由来の2本）のうち一方に遺伝的に病的変異があるため，残りの1本の*BRCA*遺伝子に異常を生じると，正しく機能するBRCAたんぱくをつくれなくなる。そのような細胞では，DNAに傷害が生じた際に，BRCAたんぱくによるDNA修復ができなくなるため，DNAに傷が蓄積し，がん化しやすくなる。特に乳がんや卵巣がんができやすくなることが知られている。がんが進行すると全身臓器に転移し，様々な臓器障害をきたし，死に至ることもある（図1-3）。

C 病気の現れ方

病気によって症状の現れ方は異なる（図1-4）。

1 疾患による現れ方の違い

▶ **肺炎の場合**　多くは，咳，痰が出て，なかなか治らない。1週間も続く発熱のために，食事も摂れなくなって入院する。細菌性の肺炎であれば抗菌薬が劇的に奏効し，何の後遺症もなく退院できる。ところが，病気によっては（間質性肺炎，肺線維症）気づかないうちにじわじわと進行し，症状が出たときには，すでに後戻りできない状態になってしまっている場合もある。

▶ **肺気腫の場合**　高度の喫煙者でも40年くらいは軽い咳ぐらいで過ぎていく。ところが，次第に咳や痰が多くなり，歩くと息切れが起こるようになる。そして口をすぼめて息をするようになり，休み休み歩くようになる。このような患者の肺をみると，すでに多くの部分が破壊されている。普通はきれいなピンク色で規則正しいスポンジのような肺組織が真っ黒になり，大きな穴の空いた組織に変わってしまっている（本編-図9-1「喫煙と肺気腫」参照）。

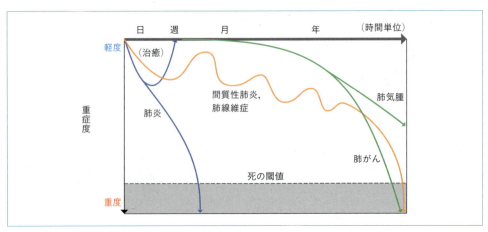

図1-4　病気の経過と重症度（肺疾患を例として）

2 急性と慢性

肺炎のように，症状が週の単位で起こる病気は**急性**であり，肺気腫のように年の単位で進む病気は**慢性**である。

肺気腫のほか，肥満，高血圧，糖尿病などの生活習慣病でも「ホメオスタシスが崩れ，破綻した状態」であることは，すぐにはわからない。慢性疾患は「障害が起こり，放置すれば，必ず破綻に向かっていく状態」といったほうが正確だろう。

D 病気の原因

1 環境因子と遺伝因子

病気を環境因子，遺伝因子の両面から考えてみる。非常に感染力の強い伝染病，たとえばコレラでは，感染したほとんどの人が病気になる。一方，遺伝病であるフェニルケトン尿症では，両親から遺伝子異常を引き継いだ子どもは，例外なくその病気を発症する（図1-5）。

実際の多くの病気では，両極端の中間にあって，環境因子，遺伝因子の両方が関与して発病している。

2 疾患による環境因子・遺伝因子の関与

▶ **感染症の場合** 感染症は環境因子による疾患の代表であるが，感染したら必ず発病するもののほか，免疫能が極端に低下した人にだけ発症する感染症もある。

▶ **糖尿病の場合** 糖尿病の多くは複数の遺伝的因子に，エネルギーの過剰摂取，ストレスなどの環境因子が加わって発症する。

▶ **がんの場合** がんの多くは遺伝子変異が原因である。遺伝子変異には，親から受け継ぐ遺伝的なもの（胚細胞系列の変異）と，生まれた後に起こる後天的なもの（体細胞変異）がある。

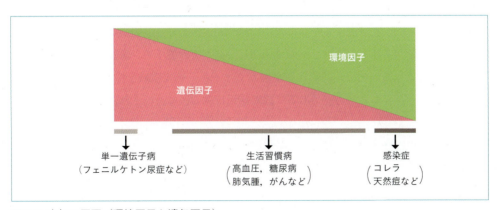

図1-5 病気の原因（環境因子と遺伝因子）

がんの発生にも先天的な遺伝子変異と，後天的な体細胞変異などの遺伝子変化が様々な程度にかかわっていることが知られている。

Ⅳ 病理医と病理診断

病理学は基礎医学としての学問であると同時に，臨床医学としての側面も大きく，医療の現場で病理学を実践する医師を**病理医**とよぶ。病理医の主な役割は病理診断であり，病理診断は医療のなかで最終診断として大きな役割を果たしている。患者のからだより採取された病変の組織や細胞から標本を作製し，それらを基に顕微鏡観察をはじめとした様々な手法を用いて病気を診断するのが**病理診断**である。病理診断は主治医に報告され，治療方針の決定などに用いられる。

病理診断には次のようなものがある。

1. 組織診断 （組織診）

生検や手術で切除した病変を含む組織をホルマリン固定後，パラフィンに包埋*し，4μm程度に薄切した標本を作製する。この標本に様々な染色などを施して顕微鏡で観察する。治療方針を決めるために，消化管内視鏡などで病変の一部をつまみ採ったり，乳房のしこりに中空の針を刺して病変の組織の一部を採取したりすることを生検といい，その診断を生検組織診断とよぶ。

手術で摘出された臓器・組織は，病理医が肉眼で病変の部位，大きさ，性状，広がりを確認し，診断に必要な部分を組織標本にして病理診断を行う。どのような病変が，どれくらい進行しているか（病期・ステージ），手術で取りきれたのか，追加治療が必要かどうか，がんの場合は悪性度や転移の有無など，治療方針決定に必要な情報を臨床医に提供する。

2. 手術中の迅速診断

手術中に，診断の確定されていない病変の診断，あるいはがんの転移の有無や断端にがんが残っていないかを評価するために術中迅速診断が行われる。組織片を急速に凍結させて固め，クリオスタットミクロトームで薄切し，標本を作製する。急速凍結のため凍結標本は通常標本より質が劣り，評価がやや難しくなるが，病変組織を採取してから10分程度で病理診断を行うことが可能である。診断結果は執刀医に連絡され，手術方針が決定される。

病理医不在の医療施設に対しては，送受信機を用いた遠隔診断（テレパソロジー）によって，ほかの医療施設の病理医が術中迅速診断を担当し，手術を支援することもある。

＊ **包埋**：溶かした蝋に組織片を埋め込み固めること。

008 　第1編／第1章　病気と病理学

3. 細胞診断 (細胞診)

　細胞診は体腔液や分泌物の中に含まれている細胞の形態から，病変の性状を判断する。組織の擦過や穿刺による細胞の採取もしばしば行われる。たとえば肺がんでは，痰の中にがん細胞が混じることがあり，痰を顕微鏡で調べてがん細胞が存在するかどうかを判断する。子宮がん検診では，子宮頸部から細胞をこすりとって調べる。

　一般に組織診のほうが，より精度の高い診断が可能であるため，細胞診はスクリーニングとして利用され，細胞診でがんが疑われた場合には，さらに組織診を行って最終診断とすることが多い。

4. 病理解剖

　遺族の承諾のもとに，病死された患者の遺体を解剖することも病理医の役割であり，「病理解剖」あるいは「剖検」とよぶ。生前の診断は正しかったのか，どのくらい病気が進行していたのか，適切な治療がなされていたのか，治療の効果はどれくらいあったのか，死因は何か，などの評価を行い，教育や研究の面での意義も有している。

　病理解剖は 2～3 時間程度で終了し，遺体は解剖後に清拭されて遺族のもとに戻される。病理解剖の結果は主治医へと報告される。また臨床病理検討会（Clinico-pathological conference；CPC）とよばれる検討会で，病理医と診療に関与した臨床医を中心に，詳細な病態や死因の解明のために検討が行われることも多い。

IV　病理医と病理診断

第1編 病理学総論

第2章

老化と死
老化現象と病気の関係

この章では

● 老化による変化を生体機能から理解する。
● 老化に関連した病気を老化のメカニズムとともに理解する。
● 死を人体に起こる現象（死体現象）として理解する。
● 脳死を脳の機能と法的背景を含めて理解する。
● 多様な死因とその究明方法（病理解剖など）を理解する。

I 老化と寿命

　私たちは病気を相手にしているが，最終的には患者の死に直面する。死という避けられない現象に至る前に，病気も避けられないのだろうか。この章では，死と老化について考える。

❶老化

　人間は出生後，成長，成熟するが，年月を経るにしたがって，次第に身体機能が低下していき，ついには身体の恒常性を保つことができなくなり，死に至る。このような加齢に伴った機能低下を**老化**（aging）とよんでいる。

❷寿命

　寿命も老化とよく似た意味で用いられるが，寿命のほうは，生物が歳をとって，はっきりした原因もないまま死ぬ現象，あるいは，生をうけてから死ぬまでの期間を指している。

II 老化

❶最大（最長）寿命

　生物の寿命には生物種それぞれ固有の限界があり，**最大（最長）寿命**とよばれ，ヒトではおおよそ120歳である。

❷医学的・社会的問題としての老化

　一般に，霊長類では最大寿命と性成熟年齢との間には比例関係があるといわれる。ところが，ヒトの場合はその法則に当てはまらず，自らつくり出した文明によって，生殖期の後の期間が飛躍的に延長することになった。この結果，老化に基づく身体の障害，疾病が，医学的にも社会的にも重要な問題となっている。

Column　記録に残る長寿者

　ギネス世界記録によれば，世界で最も高齢であったのは，フランスのジャンヌ・カルマンさん（1875-1997）である。122歳で亡くなったが，114歳のときには映画にも出演し，最高齢の女優としての記録もつくった。そして男性の最高齢は日本人で116歳，木村次郎右衛門さん（1897-2013）である。日本人女性の最高年齢は119歳，田中カ子さん（1903-2022）である。　　　　　　　　　　　　　　　　（2024年8月現在）

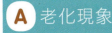
A 老化現象

1 個体レベルの老化現象

毛髪は薄くなり，皮膚は弾力性を失って皺が刻まれ，歯が脱落する。骨格筋は萎縮し，椎間板の変性により腰は曲がり，身長も縮む。基礎代謝，心肺，身体機能が低下していく。

2 臓器レベルの老化現象

こうした老化現象を臓器のレベルでみると，臓器の実質細胞，間質がともに減少し萎縮している。高齢者では，リポフスチン沈着を伴って各臓器が萎縮し，肉眼的に褐色調にみえることから，褐色萎縮とよばれている。

肝臓，消化管など再生能力や予備能力の大きな臓器では，老化現象はとらえにくいが，再生能力のない神経細胞の減少は，神経の老化現象につながる。また内分泌系臓器の萎縮も，各種ホルモンの減少をまねく。

3 細胞レベルの老化現象

細胞レベルでみてみると，ミトコンドリアの質が低下し，たんぱく質合成の低下，細胞内小器官の減少，リポフスチンの蓄積などがみられる。ついには細胞分裂が停止し，増殖できなくなってしまう（老化細胞）。近年，この老化細胞の分泌するサイトカインやケモカインなどの炎症性たんぱく質が，加齢性疾患の発症に関与しているとも考えられている。

❶リポフスチン

リポフスチンは褐色調の色素で，脂質過酸化物が主にリソソームに沈着したものである。消耗性色素ともよばれている。加齢とともに細胞質にリポフスチンが出現・増加し，臓器も褐色調に変化する（図2-1）。

❷ヘイフリック限界

細胞には分裂寿命（余命）があり，線維芽細胞を身体から取り出して培養すると，数十回の分裂後，分裂することができなくなる。この現象は発見者にちなんで**ヘイフリック限界**とよばれている（図2-2）。

> **Column　加齢による臓器の萎縮**
>
> 加齢による臓器の萎縮は肝・脾ではより急激に，腎・脳では比較的ゆっくり起こる。ところが，心臓では臓器の重量はごくわずかに減少するだけで，むしろ体重に対する比率は増加している。つまり心臓については，萎縮ではなく適応性の肥大を起こしていることが多いのである。

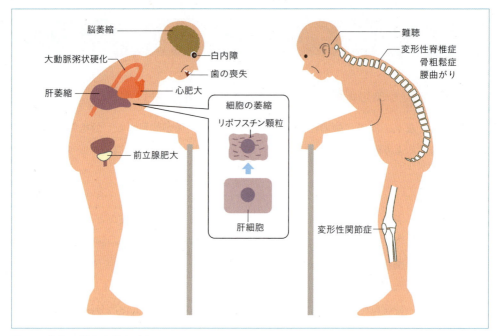

図2-1 老化に伴う変化と病気

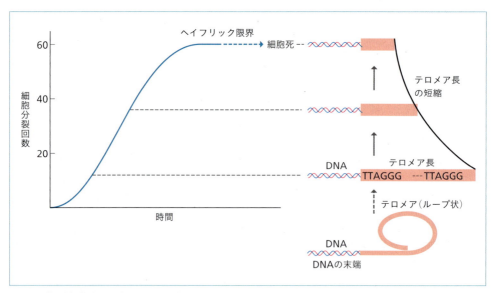

図2-2 分裂寿命とテロメア長の関係

❸テロメア

　細胞の分裂寿命には，染色体末端部分（**テロメア**）が重要な役割を果たしており，テロメアが短縮すると細胞分裂が停止することが知られている。染色体の末端部分では，TTAGGGの繰り返し配列が続いているが，DNAの複製時に末端の塩基は完全に複製されず，分裂するごとにテロメア長の短縮が起こる（分裂ごとに約100塩基が失われる）。

テロメア DNA は，テロメラーゼとよばれる酵素があれば合成することができるが，体細胞ではテロメラーゼの活性が失われている。このため，あるテロメア長まで短縮すると，細胞はそれ以上分裂できなくなる（ヘイフリック限界）。実際，高齢者の線維芽細胞は若年者に比べ，テロメアが短縮し分裂寿命が短くなっている。

Ⓑ 老化に関連した病気

ヒトでは老化の期間が延長しているため，老化に関連した様々な病気を起こすことが多い。**認知症**，**動脈硬化**，**骨粗鬆症**，**がん**なども含まれる。

1 老年症候群

加齢に伴って高齢者に多くみられ，医師の診察，介護や看護など包括的な対処を要する症状や徴候を総称して**老年症候群**という。物忘れなどの認知機能障害，尿失禁，不眠，手足のしびれ，転倒などがあげられる。原因が多岐にわたること，慢性的な経過をとること，日常生活動作（ADL）を低下させて自立を阻害することなどの特徴がある。

老年症候群のなかでも高齢による虚弱はフレイルとよばれ，生活習慣病と並んで日本人が要介護になる二大原因の一つである。フレイルは健康な状態と日常生活でサポートが必要な介護状態との中間段階と位置づけられており，フレイルを予防し，運動，栄養面でこれを改善することにより健康寿命を延ばすことができる。日本では，基本チェックリスト（厚生労働省が介護予防のために作成した 25 項目の質問票）を取り入れた日本版 CHS 基準（J-CHS 基準）が，身体的フレイルの代表的な診断法として位置づけられている（**表 2-1**）。

2 廃用症候群

これは，治療のための長期臥床や過度な安静によって心身の活動性が低下して引き起こ

Column

サルコペニア，フレイル，ロコモ

サルコペニアとは，加齢に伴い筋肉量が減少し，筋力が低下する現象で，老年症候群の一つ。握力や歩行速度などが低下し，筋肉量が基準値を下回る場合に診断される。

一方，**フレイル**は，加齢に伴ってストレスに対する回復力が低下した状態で，サルコペニアなどの身体的問題に加え，認知機能の衰え，独居や経済的困窮などの社会問題を含んでいる。フレイルの人はサルコペニアを合併することが多く，またサルコペニアがフレイルの引き金にもなる。

ロコモティブシンドローム（**ロコモ**）は，運動器の障害のため立ったり歩いたりするための能力（移動機能）が低下した状態で，ロコモが進行すると介護が必要になるリスクが高くなる。ロコモが進んだ状態が，身体的フレイルである。

Ⅱ 老化 015

表2-1 2020年改定　日本版CHS基準（J-CHS基準）

項目	評価基準
体重減少	6か月で，2kg以上の（意図しない）体重減少
筋力低下	握力：男性＜28kg，女性＜18kg
疲労感	（ここ2週間）わけもなく疲れたような感じがする
歩行速度	通常歩行速度＜1.0m/秒
身体活動	1. 軽い運動・体操をしていますか？ 2. 定期的な運動・スポーツをしていますか？ 上記の2つのいずれも「週に1回もしていない」と回答

※ 5つの評価基準のうち，3項目以上に該当するものをフレイル，1項目または2項目に該当するものをプレフレイル，いずれも該当しないものを健常とする。
出典／Satake,S.et al.：Geriatr Gerontol Int., 2020；20（10）：992-993.
　　　日本語版：佐竹昭介：健康長寿教室テキスト第2版，国立長寿医療研究センター，2020, p.2.

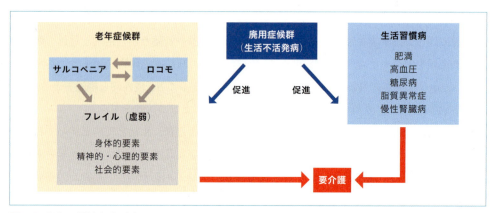

図2-3 老化に関連した病気

される二次的な障害の総称で，「**生活不活発病**」ともいわれる。高齢による体力の衰えで横になっている時間が増えることも契機になり得る。**廃用症候群**では，筋力低下，関節拘縮，起立性低血圧，褥瘡，認知機能障害などが起こり，さらに不活動となる悪循環に陥り，フレイルとなる（図2-3）。

C 老化のメカニズム

　老化のメカニズムとして，体細胞の遺伝子の中に老化の計画が内蔵されているという考え（遺伝的要因；プログラム説）と，酸化ストレスによるDNA障害や異常たんぱく質の蓄積などによるとする考え（後天的要因；エラー蓄積説）がある。

1 遺伝的要因

　テロメアの短縮によって細胞分裂に限界があることは，プログラム説を裏づけている。また，老化に遺伝がかかわることを示す疾患もある。その代表がウェルナー症候群で，30歳前後に急速に老化現象が進む遺伝性疾患である。この疾患は，DNAの二重らせんを開

く働きをもつ DNA ヘリカーゼという酵素をつくる遺伝子の変異が原因であることが判明している。DNA の複製・修復に異常を起こすことが老化を早めていると考えられている。老化関連遺伝子は，このほか，代謝調節にかかわるものなど多数にのぼるとみられている。

2 環境要因（後天的要因）

老化は遺伝子だけではなく環境によっても支配されている。生きていくうえで被る活性酸素種，紫外線，化学物質などによって，生体高分子（DNA，たんぱく質，脂質など）が傷害され，異常が蓄積する（図2-4）。こうして細胞や組織に不可逆的な機能不全が起こり，老化が促進される。

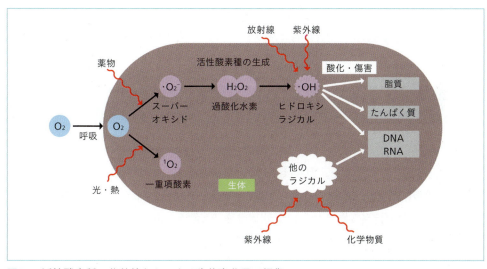

図2-4 活性酸素種，紫外線などによる生体高分子の損傷

Column 活性酸素種と老化

呼吸によって体内に取り入れられた酸素は，ミトコンドリアでの酸化的リン酸化の過程で ATP 産生に貢献すると同時に，一部が活性酸素，スーパーラジカルとなってしまう。ラジカルの名のとおり反応性に富み，核酸，たんぱく質，脂質を酸化し生体にとってきわめて有害である。

活性酸素を除去する酵素は生物にとって重要で，スーパーオキシドジスムターゼ（SOD）やカタラーゼ，白血球の殺菌能にもかかわるペルオキシダーゼ，そのほか多数存在している。活性酸素を産生する酵素，分解する酵素，ともに活性中心に，Cu，Fe，Mn，Zn などの金属を含むことが特徴である。

活性酸素種は生体内で常時生じる有害物質である。生物は酸素呼吸という能力を獲得したと同時に，酸化ストレスにさらされることとなった。最近では，活性酸素除去や抗酸化作用をうたい文句にした美容・アンチ老化サプリメントやポリフェノール，ビタミン C・E が関心を集めている。

3 液性因子

老化のメカニズムとして液性因子に注目する考え方もある。若いマウスと老齢マウスの腹壁をつなぎ合わせ，液性因子を交換できるようにすると，老齢マウスが若返ることが知られている。

III 死

死（death）は，生体の機能が永久的（不可逆的）に失われ，生体の恒常性を完全に喪失することである。個体の死は，生体の機能のなかでも肺，心臓，脳の3者に注目し，**呼吸停止，心拍停止，瞳孔散大・対光反射消失**の3つの徴候（**死の3徴候**）によって判定されている。

A 死体現象

個体の死がいったん起こると，一定の時間経過で死体に死後変化が起こる。たとえば，体温は低下する（死冷）。また，血液は凝固し，沈降し，6〜12時間後には還元ヘモグロビンにより暗紫色となる（死斑）。一方，随意筋は死後2〜3時間で硬直し，6〜8時間で全身に及び，15時間で最高となるが，30時間程度経つと硬直は解けて緩くなる。このような変化は**死体現象**とよばれ，法医学的に死後時間の推定に役立っている。

B 脳死

1 脳死

人工呼吸器が普及することによって，脳の機能が不可逆的に停止しても，肺，心臓の機能が維持されている場合が経験されるようになった。この場合，脳以外の臓器に血流は維持されていても，脳は壊死に陥り，やがて自己融解をきたす。このような状態が脳死（brain death）である。

脳死は，大脳ならびに脳幹の機能が不可逆的に失われている状態である。一方，**植物状態**は大脳の機能障害があるが，脳幹の機能は維持されている状態で，両者を明確に区別することが必要である（表2-2）。

2 臓器移植法

脳死者から臓器移植が行われるためには，脳死をきちんと定義し，一般の人が受け入れ

表 2-2 心臓死，脳死，植物状態

	心臓死（死の 3 徴候）	脳死	植物状態
脳の機能	機能停止 瞳孔散大，対光反射消失	全脳機能の不可逆的停止	脳幹機能残存 （一部残存）
心臓	心拍停止	拍動（数日〜数週間以内に停止）	拍動（長期継続）
呼吸	自発呼吸停止	自発呼吸なし（人工呼吸器依存）	多くは自発呼吸あり

られるようにする必要があった．**臓器移植法**（1997〔平成 9〕年 10 月 16 日施行）では，脳死は全脳（大脳，小脳，脳幹，第一頸髄）の不可逆的な機能喪失状態とされ，判定基準が明記されている．なお，臓器提供者に限って，脳死を個体死とすることになっている．

C 死因とその究明

1 主要 4 死因

　日本人における 2022（令和 4）年の年間死亡数は約 157 万人で，悪性新生物，心疾患，老衰，脳血管疾患が主要 4 死因で，それぞれ約 39 万人，23 万人，18 万人，11 万人であった．なお，新型コロナ感染症による死亡は約 4 万 7 千人，不慮の事故による死は約 4 万人，自殺は約 2 万 2 千人であった（図 2-5）．

　病死は内因死ともよばれるが，それ以外の死は**異状死**に分類され，事故死，自殺死，犯罪が関係した死などの外因死や突然死が含まれる．

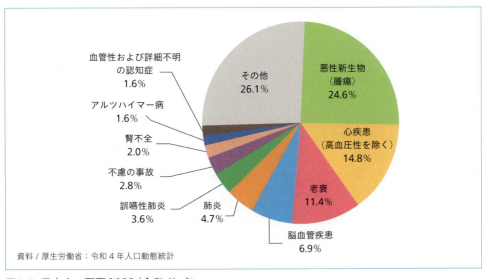

資料／厚生労働省：令和 4 年人口動態統計

図 2-5 日本人の死因 2022（令和 4）年

2 | 病理解剖

　病死の場合は，遺族の承諾に基づいて，**病理解剖**が行われている。診断，治療の適切さを反省し，さらに新たな病態を見出すために重要である。しかし，剖検数は年々減少しており，日本病理学会が集計している剖検輯報によると，現在剖検数は年間1万症例未満である。法医学解剖を併せても，全死亡に占める剖検の割合は欧米諸国の1/2以下である。

3 | 司法解剖と行政解剖

　犯罪に関係した死や犯罪の関係が疑われる場合には，大学の法医学教室で**司法解剖**が行われる。事故死や突然死の場合は**行政解剖**になり，扱いが異なっている（図2-6）。

Column　医療関連死

　治療中の患者が，予測されない時期に状態が急変して死亡することがある。医療側の過失が明らかな場合は司法解剖の対象であるが，医療に関連していることが疑われる死（医療関連死）の場合は取り扱いが難しいこともある。このため現在，医療事故調査制度（2014［平成26］年成立）が施行されている。この制度では，医療事故が発生した場合，その医療機関において院内調査を行うとともに，その調査報告を第三者機関（医療事故調査・支援センター）が収集・分析することで再発防止につなげるしくみである。

Column　病理解剖とご遺体

　通常の病理解剖では，首の付け根よりも下から，右あるいは左の大腿にかけて，ほぼ一線メスの跡が残ることになる。しかし，解剖終了後，ていねいに縫われ，衣服をまとった状態では，外から見えることはない。

　脳を検索する場合は，頭の皮膚を左右の耳の後ろから頭の頂点にかけて切り開くが，解剖終了後，ていねいに縫われ，毛髪のある人の場合には外から見えることはない。また，毛髪の乏しい人，もしくは，ない人であってもネットで頭部を覆うので，跡が外から見えることはない。

　遺体から取り出され，ホルマリンで固定された臓器は，病理学教室・病院病理部で保管され，さらに詳細に検討される。顕微鏡観察のために組織標本が作成され，最終的な報告書ができあがるのに，おおよそ2か月程度を要する。

　病理解剖の結果判明した事実は，病理解剖報告書によって，主治医に報告される。遺族が内容を知りたい場合は，原則的に主治医から説明することになるが，病理医が直接説明することも可能である。

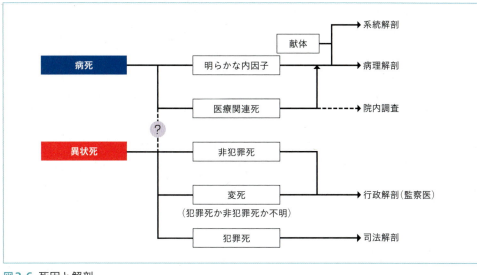

図 2-6 死因と解剖

第1編 病理学総論

第 3 章

生体の基本反応1
組織・細胞に生じる
異常と修復

この章では

● 傷害による細胞・組織の変化を理解する。
● 傷害部の修復過程で起こる反応を理解する。
● 創傷とその修復を治癒の視点から理解する。

I 細胞，組織，臓器

　生体には，恒常性（ホメオスタシス）を維持する能力が備わっている。しかし，病的な状態では，完全に元の状態に戻ることができず，形態にも変化を引き起こす。この章では，強い傷害に対して起こる細胞，組織の基本的な反応を整理する。組織，細胞に起こる変化は，**光学顕微鏡**や**電子顕微鏡**を使って実際に観察することができ，臨床では病理医が生検・手術検体からその変化を捉えて病気の診断の判断材料にしている。

1 細胞と組織

　細胞の大きさの目安は，赤血球が 7 μm で，体細胞の多くは 10〜20 μm である。ヒトを含め多細胞生物では，細胞は役割分担のために特定の機能を発揮するよう分化している。様々な種類の分化した「細胞」が集まって一定の構造を有する「組織」を構築する。たとえば，大腸では細胞が数百集まって組織構築上の一つの単位（陰窩とよばれる構造）をつくっている（図 3-1）。

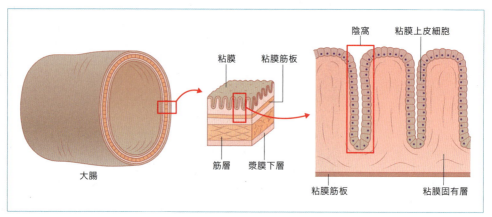

図 3-1　臓器，組織

Column　組織切片と HE 染色

　病理診断のために，生検・手術検体から薄切した組織切片を作成してスライドグラス上で観察するが，この組織切片の観察には，ヘマトキシリン・エオジン（HE）染色が多く用いられる。HE 染色に用いる色素の一つヘマトキシリンは，好塩基性を示すことから DNA など核酸を多く有する細胞核が紫色に染まる（実際には RNA が存在する細胞質も淡く染まっている）。もう一方の色素であるエオジンは好酸性を示し，きれいな深紅色に染まる。死んだ細胞では一般的に好塩基性が失われるため，HE 染色では全体に赤色調になる。

2 | 組織と臓器

　細胞の集団が規則正しく配列された「組織」が，さらに整然と組み合わされて「臓器」がつくられている。臓器によって組織構築単位の構造は様々である。病気のときの臓器に起こる変化の背後には，非常に多数の細胞とその組織構築の両方の変化がある。

II 細胞傷害と形態変化

　細胞の傷害によって機能が低下，あるいは停止する場合に認められる形態変化を，**退行性病変**とよんでいる。**変性**，**萎縮**などが含まれる。

　細胞の傷害の主要な機序として活性酸素がある。酸素に由来するフリーラジカルは細胞の生命活動によって発生する。フリーラジカルが除去されずに残ってしまうと，細胞膜を構成する脂質を酸化して外界との遮断機能を障害し，たんぱく質を修飾してその酵素活性に影響を与えたり不溶化して細胞内に蓄積させたりする。また遺伝情報を保持する DNA の損傷を引き起こす。損傷が強い場合は，細胞は壊死（ネクローシス）あるいはアポトーシスなどの細胞死に至るが，それ以前に傷害を取り除けば元に戻ることができる。このような状態で観察される可逆的な変化を変性とよんでいる。また，比較的長期にわたる持続的な傷害の場合には萎縮が起こる。変性・萎縮のプロセスは細胞死の前段階において，分化細胞としての機能を低下させてまで不可逆的な細胞死を回避する，適応の一形態とも考えられる。

A 変性

　細胞の傷害によって，細胞内に異常な構造物，たんぱく質が蓄積した状態を変性とよび，可逆的な変化だと考えられている。

Column　電子顕微鏡

　生物試料に対する光学顕微鏡の解像度は 0.1μm（100nm）程度であるが，電子顕微鏡では解像度が高く，0.2nm である。感染症の原因となる病原体のうち細菌や真菌は光学顕微鏡で観察できるが，ウイルスは見ることができない。臨床では細胞・組織の微細な構造の変化が診断上必要な場合に電子顕微鏡が用いられる。特定の腎疾患がその代表例で，その場合は検体の処理方法も光学顕微鏡と異なる。

1 水腫性変性

水腫性変性（図3-2）は，細胞質内が水分貯留によって腫脹した状態である。酸素欠乏，中毒などで細胞膜のイオンポンプ機能に障害を生じ，水，ナトリウムイオンが細胞内に流入することによって起こる。

2 脂肪変性

脂肪変性（図3-3）は，細胞質内に中性脂肪滴が多数出現した状態である。ミトコンドリアにおけるエネルギー生成の阻害が原因で，脂肪の代謝過程に障害が起こるため，細胞質内に中性脂質の滴が出現する。なお，肝細胞では，脂質の取り込み，分解，合成，放出の過程のどの段階に障害があっても脂肪滴が出現し，細胞傷害による脂肪変性と区別がつかない。肝臓の組織の構築単位としての肝小葉は，中心静脈を中心に門脈・胆管系を辺縁として間を肝細胞の索状構造と類洞，毛細胆管が埋める構造になっている。肝細胞損傷の原因によって障害を受ける肝小葉内の部位が異なる。

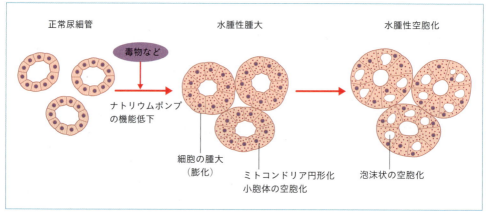

図3-2 水腫性変性（腎臓）

アセトアミノフェンと細胞傷害

アセトアミノフェン（パラセタモール）は小児も含め安全に使用できる解熱鎮痛薬の代表例である。しかし，中毒量では一転し，肝細胞で処理しきれない反応性の高い代謝物が生体高分子と結合したりフリーラジカルを生成して重篤な肝細胞の損傷をきたし，肝機能障害・肝不全・死亡につながる。市販の風邪薬であっても，乳幼児が誤飲すると中毒となるだけのアセトアミノフェン量が含まれるため，保管には注意が必要である。

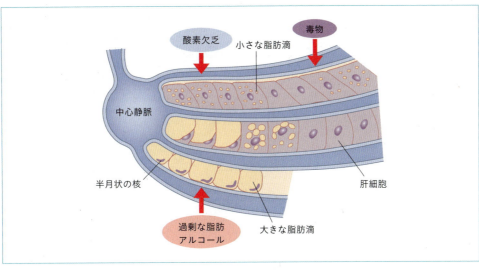

図3-3 脂肪変性（肝臓）

B 萎縮

　正常の大きさに発育し，分化・成熟を遂げた臓器・組織の容積が減少することを**萎縮**（atrophy）という。この場合，細胞の容積だけではなく，臓器・組織単位ではそれを構成する細胞の数も減少することが多い（図3-4）。臓器・組織レベルで初めから正常の大きさに達していない場合は，低形成あるいは形成不全という。

1 老人性萎縮と褐色萎縮

　加齢による萎縮は老人性萎縮ともいう。特に心臓，肝などでは細胞内のリポフスチンの蓄積のため臓器が褐色となるため，褐色萎縮とよばれている。リポフスチンは過酸化物質が変性してできたもので，分解除去されにくい。

> **Column　神経変性疾患**
>
> 　神経変性疾患は，アルツハイマー病やパーキンソン病などのように，認知症や特徴的な運動障害を起こし，脳神経系のうちで神経細胞の消失部位が特徴的な分布を示す疾患である。
> 　こうした疾患は長らく原因不明であり，この場合の「変性」は，「はっきりした病変が認識できない」という意味で用いられてきたが，現在，神経細胞に異常たんぱく質が特異的に蓄積していく疾患であることが判明している。細胞内に異常な構造物，たんぱく質が蓄積する点は他と共通しているが，この変性は今のところ可逆的ではないと考えられている。

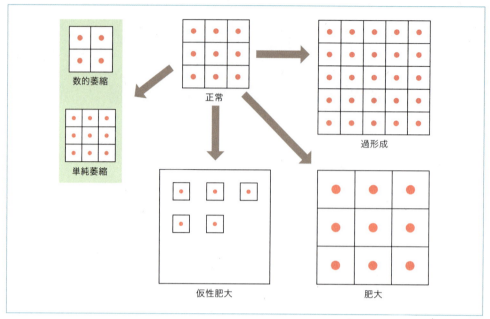

図3-4 萎縮，過形成，肥大

2 仮性肥大

進行性筋ジストロフィーの筋萎縮では，筋細胞が萎縮した部分が結合織や脂肪組織に置き換わるため，一見むしろ肥大したように見える。しかし，実際の筋肉は萎縮しているため**仮性肥大**という。

C アポトーシスと壊死（ネクローシス）

細胞の死の過程には大別すると2つの種類がある。**アポトーシス**（apoptosis）と**壊死**（ネクローシス〔necrosis〕）である（表3-1）。

非アルコール性脂肪性肝炎（NASH）

健診等の超音波検査で指摘される脂肪肝は，臓器・組織レベルでの肝細胞集団の脂肪変性を見ている。多くはアルコールや食習慣で生じ適切な栄養管理で改善するが，一部はNASH（第2編・第5章-Ⅰ-B-3「ウイルス性肝炎以外の肝障害」参照）とよばれる進行性の病気の場合がある。NASHの原因は十分にわかっていないがアルコールやウイルス性肝炎とは関係がない。肝生検をすると肝細胞内の脂肪滴の蓄積だけでなく水腫性変性がみられ（風船化），組織中で肝細胞死が起きている。周囲に炎症細胞の浸潤と線維化の進行を伴っていて，肝硬変への進行や肝臓がん発症の危険がある。

1 アポトーシス

アポトーシスは，個々の細胞の死で，病理組織上散在してみられることが多い。核のクロマチンが凝集し，細胞膜は保たれたまま分葉化・断片化し速やかにマクロファージに貪食される（図3-5）。アポトーシスは，遺伝子の機能によって高度に制御された静かな自己抹殺であり，炎症が引き起こされないことが多い。生体内で不必要になった細胞や傷害を受けた細胞を除去するのに役立っている。

表3-1 アポトーシスと壊死（ネクローシス）

	アポトーシス	壊死（ネクローシス）
概念	生理的・病的死 遺伝子に支配された細胞死	病的死 遺伝子に支配されない細胞死
要因	生理的 病的：放射線，ホルモン異常	外来性の強い侵襲（虚血，毒物）
発現状態	散発的，段階的（短時間）	細胞群，いっせい，徐々
細胞	縮小 断片化（アポトーシス小体）	膨化 ミトコンドリア・細胞内小器官の膨化・膜の破壊
核	クロマチン凝集 ゲノムDNAのヌクレオソーム単位（180塩基対）の断片化	核膜過染，膨化，融解
炎症反応	なし	あり

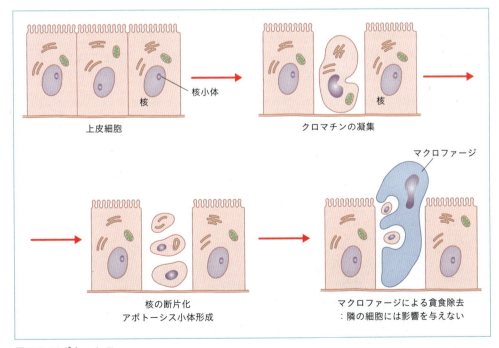

図3-5 アポトーシス

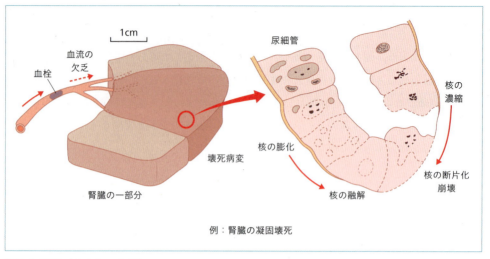

図3-6 壊死（ネクローシス）

2 壊死（ネクローシス）

壊死（ネクローシス）は病的な細胞の死で，外来性に強い傷害が加わり，病理組織上細胞がまとまって破壊される（図3-6）。このとき細胞膜が壊れるため，細胞内成分が組織中に逸脱し，周囲に炎症反応が引き起こされる。

3 凝固壊死と融解壊死

壊死には，**凝固壊死**と**融解壊死**の2種類がある。

凝固壊死では，組織が黄白色に硬くなり，細胞の核が消失し無構造となる。腎梗塞の病変がその例である。結核の病巣では中心部に凝固壊死が起こり，黄白色で乾燥しチーズ（乾酪）を思わせるため**乾酪壊死**（caseous necrosis）とよばれる。

一方，**融解壊死**は脳組織でみられ，壊死組織が急速に軟化し液状化する。壊死が広範で，2次的に乾燥や腐敗した場合，**壊疽**とよばれる。術後の合併症としてみられる創部脂肪組織の壊死も融解壊死である。

様々な細胞死のプロセス

アポトーシスは様々な遺伝子によって制御されており，その機能が様々な疾患と関係している。過剰なアポトーシスが関係する自己免疫疾患やアポトーシスが抑制されたがんがその代表例である。また現在では細胞死のメカニズムがアポトーシスや壊死のほかにも存在して，特別な機能をもつ遺伝子が関係して生体内で一定の役割を果たすことがわかっている。

III 細胞増殖と分化

　肥大，過形成（図3-4参照），再生などは，細胞の傷害に対して，傷害部の機能を補うための反応である。あるいは健常細胞に置き換わる反応である。

肥大と過形成

　肥大（hypertrophy）は細胞が容積を増して正常以上に大きくなることで，組織・臓器の形が正常のまま大きくなる。一方，**過形成**（hyperplasia）は，組織・臓器を構成している細胞の数が増加することである。

1 ｜ 肥大

　心筋や横紋筋の場合は，成人では細胞分裂が起こらないので肥大する。スポーツ選手の心肥大のように，機能負担の増加によって起こる肥大は生理的な適応現象である。一方，高血圧によって生じる心肥大は，虚血を伴い，心筋細胞の周りに線維化が起こっており，病的な肥大である。

2 ｜ 過形成

　過形成は，細胞数が過剰に増加して組織の大きさが増すことであり，細胞周期の制御異常によって細胞増殖が亢進するか，細胞増殖の抑制が不十分な場合に起こる。

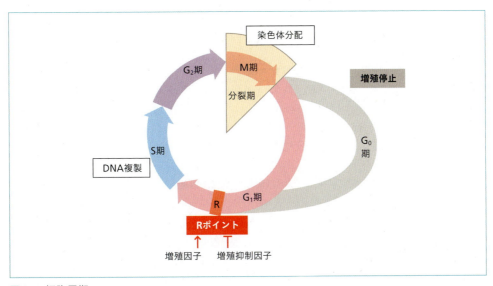

図3-7 細胞周期

3 細胞周期

細胞には細胞周期がある（図3-7）。正常の状態では，ほとんどの細胞は増殖が停止した G_0 期（静止状態）にあり，増殖期に入るためには G_1 期に移行する必要がある。この段階で種々の増殖因子の刺激を受け，G_1 期→ S 期（DNA 複製）→ G_2 期→ M 期（分裂期）に至る**細胞周期**を回り始め，細胞の増殖が始まる。そして増殖因子の刺激がなくなったり，増殖抑制因子が作用したりすると増殖は停止し，細胞周期からはずれて再び G_0 期に戻る。

B 再生

再生（regeneration）とは，生体内で失われた細胞・組織が，元の細胞・組織によって補われることである。

1 分裂細胞

個体が生き続ける限り分裂する細胞（分裂細胞）として，外界と接している表皮，粘膜（皮膚，口腔，子宮頸部，消化管，気管・気管支，膀胱など）の上皮細胞や，骨髄の造血細胞などがあげられる。

2 非分裂細胞

心筋細胞，横紋筋細胞，神経細胞は非分裂細胞で，生後は細胞分裂が起こらない。

幹細胞と再生医療

通常のからだをつくっている細胞（体細胞）は，分化すると増殖能力を失ってしまうのに対し，幹細胞は，様々な種類の細胞に分化する能力をもち，同時に自己複製することができる。

胚性幹細胞は ES 細胞（embryonic stem cell）とよばれ，個体をつくるすべての細胞に分化できる多能性幹細胞であるが，作製に受精卵を必要とするのが大問題である。一方 iPS 細胞（induced pluripotent stem cell）は，分化細胞（体細胞）から人為的に誘導した多能性幹細胞である。ヒト ES 細胞や iPS 細胞を用いる研究や治療法開発には十分な倫理的配慮が必要であり，取り扱いは指針（法律に準じるもの）で厳格に定められている。

成熟したからだの組織にも幹細胞（組織幹細胞）が存在しているが，ES 細胞，iPS 細胞とは異なって，通常は，血液幹細胞なら血液細胞というように，ある系列にしか分化できない。しかし，これらも人為的に，異なる系列など望む細胞・組織への分化を誘導することができる。

再生医療の一分野として，厳格なルールのもとにこうした幹細胞・分化誘導細胞を用いる治療法の開発が進められており，一部は再生医療等製品として審査・承認されている。

肝臓，膵，腎臓の実質細胞，線維芽細胞，平滑筋細胞，血管内皮細胞は，ふだんは G_0 期に留まっているが，刺激によって分裂を開始することがある。特に肝臓は再生能が高い。生体肝移植の場合には，ドナーの肝左葉をレシピエント*に移植するが，肝の再生によって，ドナーの肝は1か月ほどで元の肝の大きさになり，2か月ほどで機能も回復する。

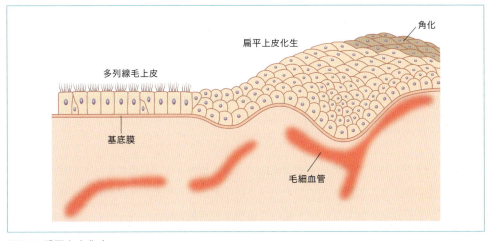

図3-8 扁平上皮化生

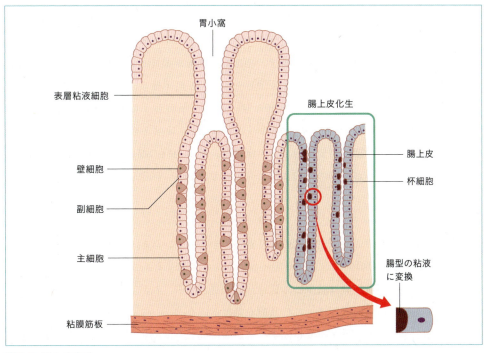

図3-9 腸上皮化生

* **レシピエント**：ドナーから臓器を提供され，臓器移植手術を受ける患者。

C 化生

上皮が再生する際，形態，機能のどちらも，以前とは別の系統の細胞に分化する場合がある。子宮頸部円柱上皮や気管支の線毛上皮が扁平上皮になる場合を**扁平上皮化生**（図3-8），胃の腺上皮が腸上皮になるのを**腸上皮化生**（図3-9）とよんでいる。傷害に対する修復の結果とはいうものの，臓器によっては機能障害につながり，中には発がんなどのリスク因子となることがある。

IV 創傷，修復

組織レベルでの物理的損傷の代表は創傷である。**創傷**とは，外傷によって皮膚や内臓組織の連続性が断たれ，欠損することをいう。損傷が起こると，その部位にはまず，出血・凝固機転，炎症反応が起こり，引き続いて組織修復が起こる。

A 肉芽組織，瘢痕

1 肉芽組織

組織が大きく傷害された場合は，まず，出血した血液が凝固し，血餅となる。これをもとに，**肉芽組織***という特徴的な組織が形成される。この組織は，組織欠損部を埋め，上皮や表皮が再生する足場をつくる（図3-10）。擦りむいた傷が治っていく様子を例にあげる。凝血がかさぶた（痂皮）となり，それをはがしてみると，みずみずしい鮮紅色をし，赤いぶつぶつした顆粒状の組織が見える。この組織は，毛細血管の増生，線維芽細胞の増殖によって埋められているが，肉の芽のように見えることから「肉芽」組織とよばれる。

2 瘢痕

時間が経つと，最表面の表皮が端のほうから伸び出して，欠損した部分を覆うことになる。同時に，肉芽組織の中にみられた毛細血管もやがて減少し，ついには消失する。また，隙間を埋めていた間質成分は減少し，線維形成が進行する。特に膠原線維が増加し，硬く緻密な線維性結合組織に変わる。この状態を**瘢痕**という。

創傷治癒の過程には，種々の成長因子などが時間的・空間的に調和がとれた状態で働いている。

---

* **肉芽組織**：「にくがそしき」との読みもある。

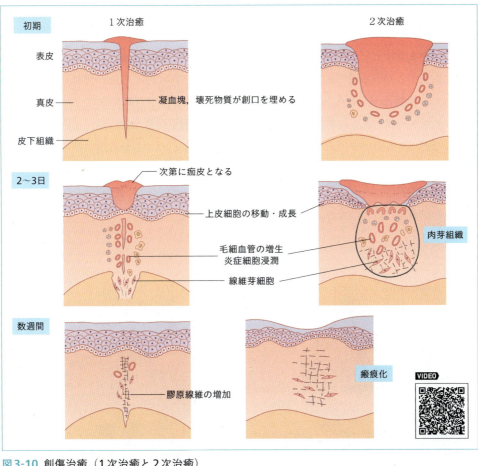

図 3-10 創傷治癒（1次治癒と2次治癒）

B 創傷治癒

1次・2次治癒が区別されている（図 3-10 参照）。

1 1次治癒

1次治癒は，手術時のメスによる皮膚切開のような創傷の治り方である。組織欠損が少なく，感染もなく，縫合によって創面が密着するため，形成される肉芽組織の量が少なく，ほとんど瘢痕を残さず治癒する。

2 2次治癒

一方，2次治癒は，傷口が大きく組織欠損が多い場合の創傷治癒である。多量の肉芽組織が形成されるため，明らかな瘢痕を形成する。瘢痕は次第に収縮し，表面からみると不規則な放射状の跡を残す。

3 骨折

骨の離断を骨折という。骨折部には創傷と同様，肉芽組織が形成されるが，骨の場合は骨膜に由来する幼若な骨芽細胞が増殖し，類骨をつくる。これに石灰が沈着し，骨性仮骨となって，骨折部が骨によってつながる（図3-11）。長管骨では軟骨からも仮骨がつくられる。離断した骨の配置を整復して固定することで治癒が促進されるが，このときには過剰に仮骨がつくられており，骨を吸収する破骨細胞と骨をつくる骨細胞の相互作用で長い年月をかけリモデリングされ，ほとんど正常の構造に戻る。

骨折の両端がギプスなどできちんと固定されずに動いていると，骨の形成が妨げられて，線維性の結合織だけでつながる状態となる。

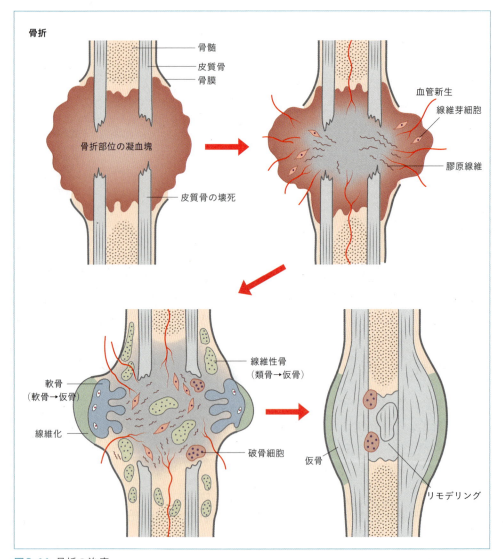

図3-11 骨折の治癒

C 器質化

　肺炎による肺胞内への滲出物が体内に自然に吸収されない場合，滲出物が肺胞壁に付着した場所から血管や線維芽細胞が進入し，肉芽組織となる。血管の中にできた血栓も同様に，血管壁に付着した部位から肉芽組織となり，最終的には吸収されるか，瘢痕組織となって残る。このように，肺胞や血管腔などの空間に新たに出現した異物や組織を，正常組織に取り込むことを**器質化**という（図3-12）。肺炎が感染症としては治癒した状態にあっても，こうした器質化病変が肺に残るとX線検査で陰影として認められる。器質化した組織は時間をかけて吸収されることもあれば，そのまま瘢痕として残存することもある。

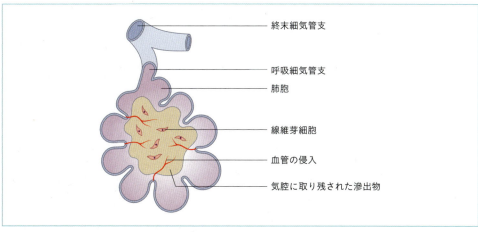

図 3-12　器質化

湿潤環境と創傷治癒

　傷の感染が問題になった時代には傷口を消毒し乾燥させて治すのが一般的だった。しかし現在は，清潔に保たれた表皮・粘膜の新しい傷を乾燥させず，適切に覆って傷から出る滲出液を保持することで治癒が促進し瘢痕形成も抑えられることがわかっており，褥瘡の管理にも適用されている。滲出液中のサイトカインなどの分泌因子の作用のほか，湿潤状態にあることで上皮細胞の増殖とそれによる表皮・粘膜の再生が促進される。

第**1**編 病理学総論

第 **4** 章

生体の基本反応 2 炎症

この章では

● 炎症の原因を内因と外因に分けて理解する。
● 急性炎症で起こる変化を炎症細胞との関係で理解する。
● 急性炎症の種類と経過を理解する。
● 慢性炎症で起こる変化をマクロファージ，線維芽細胞などとの関係から理解する。
● 慢性炎症の種類と経過を理解する。

I 炎症の外因と内因

炎症，免疫，止血・凝固は，生体の基本的な防御反応である。本編の第4章から第6章まで，これらの基本反応のしくみやその異常について学ぶ。

まず炎症という反応をみていく。

1 炎症の外因

炎症は，一般的に，外部からの有害な刺激（外因）によって引き起こされる。外因には，感染（ウイルス，細菌，真菌，寄生虫など），物理的因子（外傷，熱傷，凍傷，紫外線，放射線，アスベストなどの外来性異物），あるいは化学的因子（酸，アルカリ，蛇毒）などがある。

2 炎症の内因

炎症は，体内で産生された有害物質（内因）によって起こることもある。内因には，免疫複合体の沈着，異常代謝物（痛風の尿酸塩結晶など）があげられる。

炎症は，経過の長さによって，急性炎症（数時間〜数日），慢性炎症（数週間〜数か月）に分けられている。それぞれの炎症について経過としくみをみていく。

II 急性炎症

手足の化膿した小さな傷，日焼け，にきびが膿んだときなどを思い浮かべてみると，炎症の最も初期に見える変化は，病変部の血管の変化である。発赤，疼痛，発熱（熱感），腫脹という症状（四大主徴）を引き起こす。炎症は，傷害を受けた部位から様々な炎症性伝達物質が周りに放出されることによって始まり，増幅され，そして傷害の原因が除去されると急速に終結する。

A 急性炎症の場でみられる変化

「そこに傷害，あるいは微生物の侵入が起こった」ということを生体が認識することから炎症反応が開始される。たとえば細菌感染（グラム陰性菌）では，細菌外膜の最も外側にあるリポ多糖（LPS）（本編-図8-1「細菌の細胞壁構造」参照）が強力な感染シグナルになる。このシグナルを受け，補体系や組織マクロファージがその場で直ちに反応を開始する。

1 微小循環系

炎症で最初に引き起こされる変化は，**微小循環系**の変化である（図4-1）。微小循環系とは，

040　第1編／第4章　生体の基本反応2　炎症

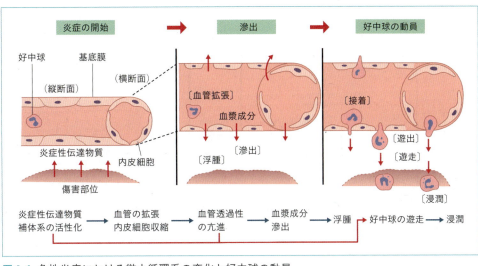

図4-1 急性炎症における微小循環系の変化と好中球の動員

毛細血管床とそれにつながる細動静脈の血流，さらに血管周囲の間質‐組織間の物質輸送までを指している。炎症性伝達物質によって毛細血管が拡張し，血流量が増加する。

2 滲出

主に細静脈では，内皮細胞が収縮して隙間ができることで血管透過性が高まり，血漿成分が血管の外，すなわち組織間質に漏れ出す。この現象は**滲出**とよばれ，滲出液のため組織が腫れることになる。

3 炎症細胞浸潤

好中球が透過性の亢進した血管から出て病変部に動員され，マクロファージもさらに病変部に集まる（**炎症細胞浸潤**）。これらの細胞は，炎症の原因となった物質や外来の異物を貪食し，リソソーム酵素やリゾチームなどで分解し，活性酸素も加わってそれらを殺菌する。この際，細胞内で有効に働いたリソソーム酵素や活性酸素が細胞外に放出され，正常組織に傷害を与えることがある。

一方，血中の凝固・線溶系，キニン系，補体系が次々と活性化し，炎症の過程を制御，修飾する（本章‐Ⅱ‐C「化学伝達物質（炎症性メディエーター）」参照）。

4 急性肺炎

急性炎症の代表例として，典型的な市中肺炎である肺炎球菌肺炎（図4-2）を取り上げる。ウイルス感染などで気道粘膜の防御作用が壊れると，口腔や上気道に常在している肺炎球菌が肺に感染しやすくなり，肺胞内で増殖を開始する。そのために肺胞上皮が傷害されて炎症が引き起こされ，肺胞壁の毛細血管の透過性が亢進する。このことによって，大量の

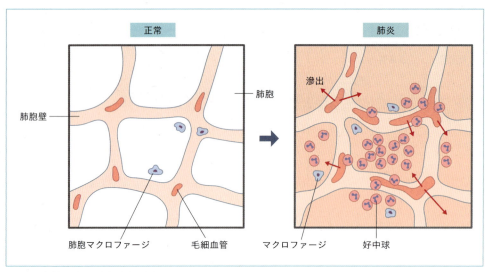

図4-2 急性炎症：肺炎球菌肺炎

液体成分が血管外に漏れ出し，肺胞は空気の代わりに滲出液で満たされる。次いで多数の好中球が動員され，肺胞内の細菌を貪食し，殺菌，消化する。

このような病変は，胸部のX線写真では，肺の上葉や下葉全体を占める陰影に見えるが，たいていの場合，抗菌薬の投与で跡形もなく治癒する。

B 炎症細胞と好中球

血液中を流れる赤血球や白血球の血液細胞，および血小板は，すべて骨髄の造血幹細胞から分化してくる。赤血球は血管の中だけに存在し，酸素の運搬を行っている。一方，白血球は，顆粒球，単球，リンパ球に分類され，血流中を循環した後，毛細血管の壁を抜けて組織に移動することができる。

1 炎症細胞

特定の組織に移動した白血球のあるものは，侵入した病原微生物と戦ったり，異物の処理を行ったりして，生体防御にかかわっている。これを炎症細胞とよび，それには顆粒球のなかの好中球，好酸球や肥満（マスト）細胞，単球が成熟したマクロファージ（組織球とよばれることもある），そしてリンパ球などが含まれる。急性炎症で活躍するのは特に好中球であり，好酸球はⅠ型アレルギーや寄生虫感染における主要な炎症細胞である。一方，単球・マクロファージおよびB細胞が抗体産生細胞に分化した形質細胞は，慢性炎症で中心となる炎症細胞である。

2 好中球

急性炎症の主役である**好中球**は，核が分葉した形態をしているため多形核白血球（PMNあるいは PML）ともよばれ，最も一般的な顆粒球である。細胞質に多数のリソソームや顆粒をもち，マクロファージとともに，微生物を貪食して始末できる食細胞である。

3 遊出と遊走

炎症時には，血管の拡張によって血流が緩やかになり，通常は血管中心部を流れていた好中球は壁の近くを流れるようになる。そして血管の内皮細胞に接触して，その上を回転するうちに，好中球は内皮細胞の表面に発現している接着因子との相互作用で内皮細胞に接着する。次いで内皮細胞の間から細胞の一部を出して，ついには血管の外に出る（**遊出**）。血管外に出た好中球は，傷害部位から放出される走化性因子の濃度勾配に導かれて傷害部位へと向かっていく（**遊走**，図 4-1 参照）。走化性因子には，補体系の活性化に反応して生成される C5a，傷害部近傍のマクロファージが産生する IL-8 やロイコトリエンなどがある。

好中球はこのように，組織に傷害を生じてから数〜24 時間で傷害部位に動員される。そして主に侵入細菌を貪食し，リソソーム酵素などによってこれを消化・殺菌する。好中球はマクロファージと比べると寿命が数日程度と短く，急性期に働く短期決戦型細胞といえる。好中球は一連の過程で細胞死を起こし，場合によっては放出された細胞内成分がさらなる炎症を引き起こす（本編 - 第 8 章 - Ⅲ「感染に対する生体防御のしくみ」参照）。

C 化学伝達物質（炎症性メディエーター）

炎症では，初めに傷害を受けた組織から伝達物質が放出され，続いて血管内皮細胞や白血球，血小板などの細胞から次々と炎症性の化学伝達物質が放出される。併せて，血漿中の第Ⅻ因子（ハーゲマン因子）が LPS や組織障害などによって活性化され，そこを主な起点として凝固・線溶系，キニン系，補体系が次々と活性化される（表 4-1）。

1 プロスタグランジン

細胞に由来する化学伝達物質群の一つである。細胞膜のリン脂質に由来するアラキドン酸の代謝によって，作用の異なる種々のプロスタグランジンが生成される。

2 カスケード反応

血液（血漿）に由来する凝固系，補体系などの活性化はカスケード反応である。カスケードとは小さな滝のことであるが，一つの化学反応が次の反応を進め，さらにその反応が次の反応を媒介して次々と進み，そのたびに反応はより増強されていく。こうして，最初は小さな反応が，順次速やかに連続的に進み，最終的に大きな反応を生み出すことができる。

Ⅱ　急性炎症　　043

表4-1 急性炎症における化学伝達物質とサイトカイン

経路，産生細胞		伝達物質	主な作用		そのほかの作用
			血管透過性亢進	白血球遊走	
細胞由来	マスト細胞	ヒスタミン	○		
	血小板	セロトニン	○		痛み
	マクロファージ	IL-1，TNF-α	○		発熱
		IL-8		○	
		ロイコトリエン		○	
		GM-CSF			白血球増加
	内皮細胞	一酸化窒素	○		
		血小板活性化因子	○		
		プロスタグランジン	○		痛み
血漿由来	凝固・線溶系	フィブリン分解産物	○		
	キニン系	ブラジキニン	○		痛み
	補体系	C5a，C3a	○	○	細胞融解 オプソニン化による細菌貪食誘導

3 ブラジキニン生成

キニン系では，LPS などで活性化されたカリクレインというたんぱく質分解酵素によって血清中のキニノーゲンが分解され，ブラジキニンが生成される。ブラジキニンは，局所の細胞に作用して化学伝達物質の放出を引き起こし炎症を増幅させる。さらに血管透過性を亢進させるが，同時に平滑筋を収縮させ，知覚末梢神経を刺激して痛みを引き起こす。また，血管壁に付着した血小板に由来するセロトニンも，疼痛の原因となっている。

D 急性炎症の種類と経過

1 漿液性炎症と化膿性炎症

炎症は，原因や部位によって様々な形をとる。フィブリン以外の血清たんぱく質が滲出し，組織に浮腫を起こした場合は**漿液性炎症**とよばれる。一方，滲出物が大量の好中球を含むような炎症は**化膿性炎症**とよばれる。この場合，滲出物はいわゆる「膿」である。

好中球機能の重要性

好中球の遊走能や殺菌能に異常を示す先天性の病気がある。「慢性肉芽腫症」では，好中球は貪食することはできるが，貪食した細菌，特に黄色ブドウ球菌を殺菌することができないため，全身の様々な場所で炎症や肉芽腫の形成が繰り返され，ついには死亡することもある。X連鎖潜性遺伝の場合が多く，生後6か月以内に発症する。

2 蓄膿

化膿性炎症で，副鼻腔や胆嚢など本来ある空間に膿が貯留した状態は**蓄膿**である。

3 膿瘍

膿瘍（図4-3）は，蓄膿とは異なり，化膿性炎症のため組織に壊死が起こり，破壊されてできた腔に膿が貯留した状態である。膿瘍は時間が経つと，周囲に線維性組織の被膜ができ，正常組織との間にはっきりとした境界ができる。治療は抗菌薬のみでは不足で切開し排膿することが必要である。膿瘍が体の深部にできた場合，体外と細長い腔（瘻孔）でつながり，持続的に膿汁が排出されることがある。

4 蜂巣炎

化膿性の炎症が限局した境をつくらずに広く広がった状態は**蜂巣炎**（図4-3 参照）であり，組織の間をびまん性に無数の好中球が浸潤している。一般的に重症の感染症であることが多い。

5 炎症の治癒

炎症は完全治癒する場合，瘢痕を形成して治癒する場合，あるいは治癒と再燃を繰り返し慢性炎症に移行する場合がある。

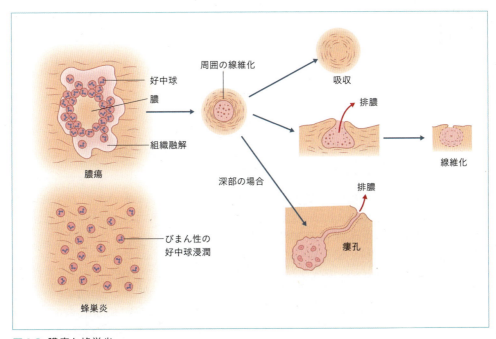

図4-3 膿瘍と蜂巣炎

E 炎症に伴う全身反応

炎症局所で産生される物質によって，全身の反応も引き起こされる。LPS などの刺激でマクロファージが産生する炎症性サイトカイン IL-1，TNF-αは内因性発熱物質でもある。また colony stimulating factor（CSF）などが関与して，白血球が増加する（表4-1 参照）。

▶ **C反応性たんぱく**　炎症が起きると血清中には急性期反応物質が増加する。代表的なものとして C 反応性たんぱく（C-reactive protein：CRP）がよく知られている。この物質は主に肝臓で産生され，補体の活性化や好中球の貪食亢進など，重要な生理作用をもつ。CRP 値は，炎症が発生すると 12〜24 時間以内に急速に増加し，半減期は〜24 時間とされ，赤血球沈降速度（血沈）とともに，炎症の指標として利用されている。

炎症は局所反応であり，白血球増加や肝臓での C 反応性たんぱくの産生など全身反応はそれに付随するものである。しかし，全身性エリテマトーデス（SLE）のような膠原病の一部は，Ⅲ型アレルギーによって免疫複合体の沈着が多臓器に及ぶことで，複数の臓器（SLE の場合，腎糸球体，表皮基底膜，小動脈血管壁など）で炎症が起こる。

Ⅲ 慢性炎症

炎症の経過が長期（数週間〜数か月）にわたる場合は，**慢性炎症**とよばれる。急性炎症反応で完全に傷害性物質を排除できない，あるいは組織を正常に回復させることができないために，慢性炎症に移行する場合もあるが，いつの時点から炎症が起こったか定かではなく，初めから慢性炎症として観察される場合もある。

Column　サイトカイン

サイトカインは細胞から分泌される分子量 2 万〜5 万のポリペプチドまたは糖たんぱく質で，免疫応答の細胞間のシグナル伝達物質として重要な働きをしている（本編-第 5 章「免疫とその異常」参照）。細胞種ごとに異なる特異的な細胞膜受容体に結合してシグナルを伝え，遺伝子の発現を誘導したり変化させたりする。サイトカインのうち，炎症細胞の遊走に関するものの一部はケモカインともよばれる。

サイトカインは，①インターロイキン（IL）群，②ある種の増殖因子とコロニー刺激因子，③ TNF-α，④インターフェロンなどからなる。一般に，サイトカインの作用は微小環境のなかにとどまることが多いが，急性期の全身症状の原因になるものもある。IL-1βや TNF-αは代表的な炎症性サイトカインとして知られている。

慢性炎症の場でみられる変化

1 慢性炎症の特徴

急性炎症の主役は好中球，血管の透過性亢進であったが，慢性炎症の場合は単球・マクロファージ，線維芽細胞，そして血管増生である。また，破壊と再生によって組織の本来の構築が別のものに置き換えられていく（**リモデリング**）。

2 特発性間質性肺炎

破壊と再生を繰り返す代表的な例として，特発性間質性肺炎（特発性肺線維症〔IPF〕）を取り上げる。これは原因不明の疾患で，息切れで発症し，呼吸機能の低下が進行して呼吸不全で亡くなることが多い。この病気での肺の変化をみてみる（図4-4）と，肺胞構造は正常で規則正しい繊細なスポンジ状であるが，肺胞壁に破壊と虚脱が起こり，様々な大きさの気腔ができている。気腔により血管内赤血球とのガス交換能が低下する。仕切っている壁の部分にはマクロファージが浸潤し，リンパ球，形質細胞もみられ，また，線維芽細胞，膠原線維が増加している部分もある。肺全体をみると，様々な段階の病変が広がっているが，特に肺下部の胸膜の直下の部分に病変が強く現れる。そして全体的に無秩序のようであるが，蜂巣肺とよばれるある一定の形に変化していく。

このように，慢性炎症は，急性炎症とは異なって，炎症と損傷治癒（しばしば不完全であり臓器の機能が低下していく）が同時に進行している状態といえる。

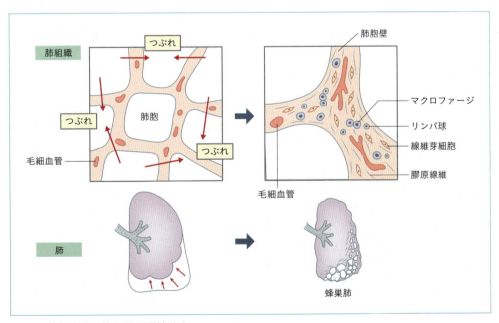

図4-4 慢性炎症：特発性間質性肺炎

B マクロファージ

　マクロファージは貪食能と遊走能をもつ，炎症細胞のなかで最も大型の細胞である。単球が血流から組織に移動して成熟するとマクロファージになる。

1　組織マクロファージ

　マクロファージは，組織マクロファージとして組織に常在し，微生物の侵入に対する防御（自然免疫）や老廃物の処理にあたっている。急性炎症の項でみたように，組織マクロファージは，傷害部位からの刺激にいち早く反応して炎症性サイトカインを産生し，その後の炎症過程につなげる役割を果たしている。また，肝臓類洞クッパー細胞，肺胞マクロファージ，腹腔マクロファージ，破骨細胞（オステオクラスト），中枢神経のミクログリアなどは，それぞれの組織に適合した特殊な機能をもつ細胞に分化した組織マクロファージである（図4-5）。

2　マクロファージの機能

　マクロファージは，慢性炎症において主役の細胞ともいえる。好中球と並んで食細胞であるが，好中球が貪食できない大きな粒子状物質をも貪食することができ，細胞寿命が長く，炎症病巣のなかで分裂・増殖することができる。状況と刺激によって炎症性・免疫性の様々なサイトカインを産生し，多彩な機能を発揮する細胞である（図4-6）。

　慢性炎症では，血流中の単球が炎症部位に多数動員されてマクロファージに分化し，炎症病変の場で増殖因子，サイトカイン，細胞外マトリックス分解酵素を放出し，血管新生，

Column　抗炎症薬

　炎症は，内因性，外因性にかかわらず生体にとって有利な反応ばかりでなく，臓器に対し損傷を引き起こすことがある。このような場合に，炎症における合目的的反応は抑制せずに，生体を治癒方向へ導く目的で抗炎症薬が使用される。抗炎症薬は種類・投与方法ごとの効果と持続時間，副作用を勘案して適切に選択・投与される。

　副腎皮質ステロイド薬は，炎症のすべての過程（血管拡張と血管透過性の亢進，多形核白血球の粘着と遊走，細胞および結合組織の増殖と血管の新生）で強く炎症を抑制し，劇的な効果を示し種々の慢性炎症の治療の重要な薬剤としてしばしば用いられる。しかし，免疫抑制，消化性潰瘍，糖尿病，動脈硬化，血栓症，精神症状，副腎萎縮など，臨床的に対処が必要な重い副作用を引き起こすことがある。したがって，急性炎症の単なる解熱や鎮痛には，通常様々な非ステロイド性抗炎症薬（NSAIDs）が用いられる。その作用機序はCOX-2阻害を代表例とする，アラキドン酸からの各種プロスタグランジン生成経路阻害である。

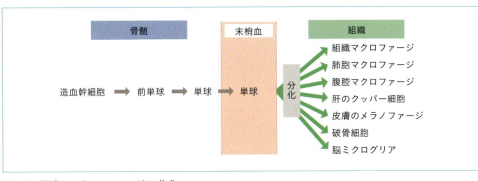

図4-5 単球・マクロファージの分化

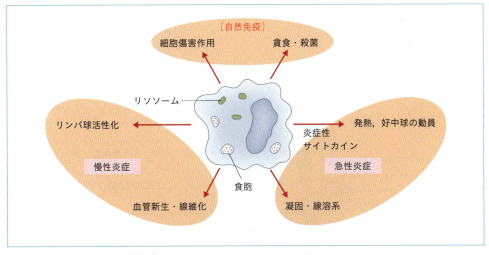

図4-6 マクロファージの機能

線維化などを促進する。

C 増殖性炎，肉芽腫性炎

1 増殖性炎

滲出性の炎症反応よりも，組織の線維成分や組織を構成する細胞の増殖が目立つ場合を**増殖性炎**という。たとえば，関節リウマチでは慢性の関節炎を起こし，関節内の表層を覆う滑膜細胞が絨毛状となっている（図4-7）。これは，滑膜にリンパ球やマクロファージが浸潤し，滑膜細胞が増殖した結果である。関節リウマチはこの滑膜の炎症が病気の本態であり，放出される TNF-α，IL-6 などの炎症性サイトカインにより骨・軟骨が破壊される。

2 肉芽腫性炎

結核菌，鉱物シリカのように消化されにくい物質の場合，炎症部位に動員されたマクロ

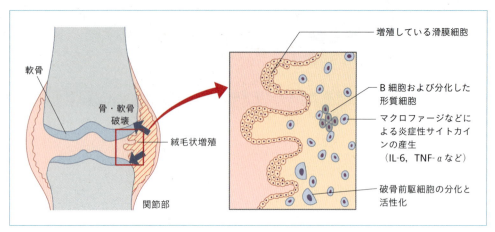

図4-7 増殖性炎：関節リウマチ

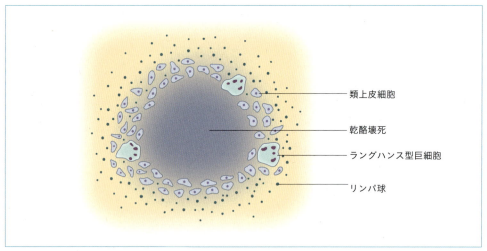

図4-8 肉芽腫性炎：結核性肉芽腫

ファージがそれらを貪食し細胞内に封じ込めて隔離し，有害反応を抑えようとする。このようなマクロファージは変化して類上皮細胞となり，集まって塊を形成する。これを肉芽腫とよび，肉芽腫が形成される特殊な慢性炎症を**肉芽腫性炎**とよんでいる。

肉芽腫にはリンパ球が浸潤し，類上皮細胞のほか，複数のマクロファージが融合した多核巨細胞も認められる（図4-8）。異なるタイプの肉芽腫において，ラングハンス型巨細胞，ツートン型巨細胞，異物型巨細胞など，それぞれ特徴的な多核巨細胞が存在し，しばしば診断に有用である（図4-9）。

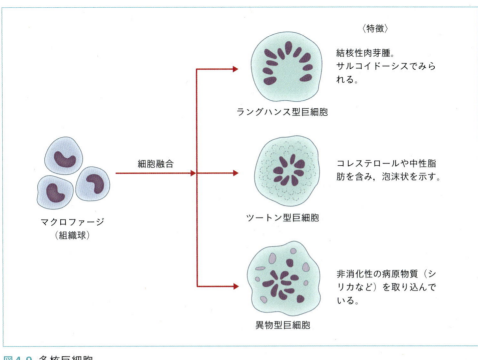

図4-9 多核巨細胞

第1編 病理学総論

第5章

生体の基本反応3
免疫とその異常

この章では

● 免疫の果たす役割について理解する。
● マクロファージ，T細胞，B細胞の働きから獲得免疫系を理解する。
● アレルギーの種類と身体に及ぼす影響を理解する。
● 臓器移植における拒絶反応とGVHDとは何かを理解する。

I 生体防御と免疫

ヒトの生存は高度に発達した免疫という生体防御機構に依存している。免疫不全に陥ったヒトは、健常人には病気を引き起こさない病原体によって重篤な感染症（日和見感染症）になってしまう。免疫に対する制御機構の乱れによって、重大な障害が引き起こされる病気もあり、その代表がアレルギーと自己免疫疾患である。

初めに免疫とは何かについて、次に免疫応答の異常によって生じるアレルギーと移植臓器の拒絶反応について述べる。自己免疫疾患とエイズ（AIDS）については別の章で取り上げる（本編-第12章-II-B「後天性免疫不全症」参照）。

II 免疫とは何か

1 | 獲得免疫系

免疫という言葉は元来、「疫（伝染病）を免れる」ことを意味していた。痘瘡（天然痘）は非常に感染力が強く、致死率の高いウイルス性感染症であるが、痘瘡に一度罹って治癒した患者は、二度は罹患しないことが昔から知られていた。このような「二度なし」現象が免疫系の特徴であり、**獲得免疫系**とよばれる。ジェンナー（Edward Jenner, 1749-1823）はこの獲得免疫を利用して、初めて天然痘ワクチンの予防接種（種痘）を行ったのである。

しかし、このような獲得免疫系が効果を発揮するのは、病原微生物の侵入後1週間程度後のことであり、また、別の新たな病原体に対しては効力をもたない。

2 | 自然免疫系

外来微生物の侵入に対して最初の防衛線となるのは、生まれたときから生体に備わっている**自然免疫系**である（図5-1）。自然免疫系において、皮膚や粘膜の上皮細胞は物理的・化学的なバリアとして機能しているばかりでなく、ほかの細胞に働きかける因子を放出する。また、組織に常在する**マクロファージ**は侵入した病原体を貪食する。さらに、マクロ

Column　天然痘の撲滅

1796年にジェンナーが牛痘ウイルスを用いてワクチン接種を始めてから、おおよそ180年後、1977年ソマリアでの患者を最後に、天然痘は撲滅された。ウイルス抗原の変異が少なく、ワクチンが極めて有効だったことが成功の理由の一つであった。

これが免疫のしくみを用いて、人の力で病気を地上から撲滅した最初の例である。

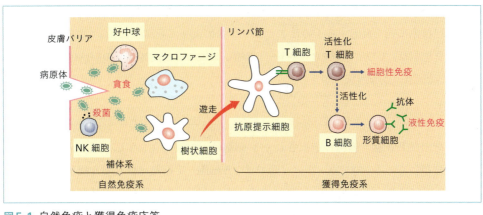

図5-1 自然免疫と獲得免疫応答

ファージやある種の白血球は，特定のレセプターで外来成分を直接認識してサイトカインを産生し，その後の強力な獲得免疫の誘導と制御に関係している。すなわち，自然免疫による応答が獲得免疫をよび出し，両者が連携して病原体の排除にあたるのである。現在では「免疫」という言葉は，広く生体防御機構全体を意味する用語としても使われている。

以下では，生体防御機構のうち高度に制御された獲得免疫系について学ぶ。自然免疫系については，本編第8章の「感染症」において取り上げる。

III 獲得免疫応答

獲得免疫応答は，抗原刺激に始まり，特異抗体産生（抗体応答）あるいは特異抗原感作リンパ球成立（細胞性免疫応答）に至る反応で，マクロファージ，リンパ球のB細胞，T細胞などの共同作業によって成り立っている。

A リンパ球

免疫反応を担うリンパ球には **B細胞**，**T細胞**がある。

1 B細胞

B細胞は成人では骨髄（bone marrow）でつくられる。

2 T細胞

T細胞の場合，骨髄の造血細胞から生じた前駆細胞が胸腺（thymus）に入り，そこでT細胞抗原受容体（TCR）をもったT細胞に分化する。T細胞は，胎生期に，胸腺上皮細胞の主要組織適合遺伝子複合体（major histocompatibility complex；MHC）分子とそれに結合

した自己ペプチドに対して，一定の弱い親和性をもつものだけが選択され（正の選択），同時に自己抗原に強く反応するものはアポトーシスによって死滅する（負の選択）。正の選択を受けた細胞は，CD4陽性のヘルパーT細胞，あるいはCD8陽性の細胞傷害性T細胞（CTL）へと成熟・分化する（図5-2）。

3 リンパ組織

骨髄を出たB細胞，胸腺で選択されたT細胞は，血流を介して広がり，末梢のリンパ組織に分布している（図5-3）。リンパ節では，B細胞，T細胞は異なった場所に集まっている。B細胞はリンパ濾胞という塊をつくって分布し，T細胞はその濾胞の間に存在している。抗原が体内に侵入すると，その部位だけではなく，その近くのリンパ液が流入するリンパ節でも免疫反応が起こるため，リンパ節が腫脹することになる。

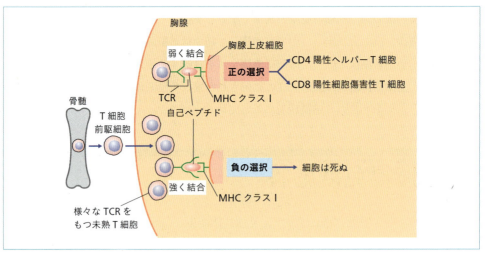

図5-2 胸腺でのT細胞選択

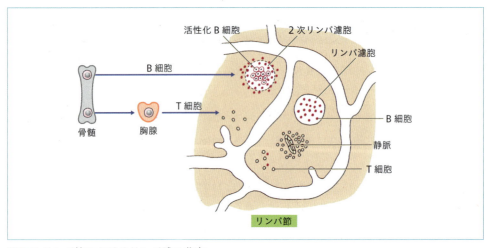

図5-3 リンパ節におけるリンパ球の分布

B T細胞による抗原認識と免疫応答

1 抗原認識

　T細胞が，TCRによって異物（非自己）を認識する過程をみていく。

　前述のように，T細胞にはヘルパーT細胞，細胞傷害性T細胞の2種類があり，それぞれ異なった働きをする。いずれのT細胞とも，抗原と自己MHC分子の2つを同時に認識した場合に，初めて抗原に対して反応し，自身の活性化が起こる（図5-4）。

2 ヘルパーT細胞

　病原体が生体内に侵入した場合，マクロファージや樹状細胞などの抗原提示細胞に取り込まれ，病原体たんぱく質は細胞内のエンドソームで分解され，アミノ酸15個前後のペプチドになる。これは抗原提示細胞のMHCクラスII分子と結合し，細胞膜上に提示される。この複合体を識別して反応するのがヘルパーT（Th）細胞である（図5-5）。ヘルパーT細胞はTCRによって外因性のペプチドが結合した複合体を認識し，それと結合することで自身が活性化される。このとき，ヘルパーT細胞のCD4は結合を強化する。

3 細胞傷害性T細胞

　ウイルスが細胞内に侵入した場合，感染細胞の中で合成されたウイルスたんぱく質は，プロテアソームでアミノ酸10個程度のペプチドに分解される。この場合は自己の細胞内

Column　MHC分子

　MHC分子は，免疫において個体識別の中心的な役割を果たしている。これはヒトではHLA（ヒト白血球抗原）とよばれている。MHC分子をコードしている遺伝子複合体は第6番染色体上にあり，クラスI遺伝子群（A，B，C座），クラスII遺伝子群（DP，DQ，DR座）が存在する。これらの遺伝子は遺伝子多型による個体差が非常に大きく，したがってMHC分子として膨大な多様性があり，個体間で完全に同一のMHC分子をもつ確率は極めて低率である。

　MHCクラスI分子は，ほとんどの有核細胞，および血小板の細胞表面に発現し，主に細胞内にあるたんぱく質が分解されて生じたペプチドを結合する。つまり，自分の細胞には，「自己である」という目印がついているのである。逆に，がん細胞などでは異常な抗原（ネオアンチゲン）をつくるため，これをMHCクラスI分子により細胞表面に提示されると非自己として認識され，免疫の攻撃対象となる。一方，MHCクラスII分子は，ほぼ抗原提示細胞のみに発現し，貪食された外来性病原体たんぱく質に由来するペプチドを結合し，免疫反応を引き起こす。

Ⅲ　獲得免疫応答　　057

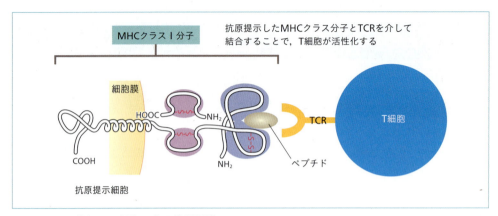

図5-4 MHC分子とT細胞による抗原認識

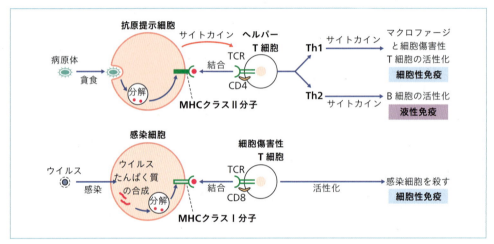

図5-5 T細胞の免疫応答

でつくられたたんぱく質のため，分解ペプチドはMHCクラスⅠ分子と結合して細胞膜上に提示される。これに対しては細胞傷害性T細胞が認識し結合する。この際はCD8が結合の強化を行う。その結果，細胞傷害性T細胞は，ウイルス感染細胞にアポトーシスを起こさせて死滅させる（細胞傷害性反応）（図5-5参照）。ウイルスによる抗原以外に，腫瘍化した細胞が発現する異常たんぱく質（がん抗原，ネオアンチゲン）は非自己と認識され，同じしくみで除去されることもある。細胞傷害性T細胞のように細胞が直接，免疫作用を発揮する場合を**細胞性免疫**という。細胞傷害性T細胞による細胞傷害性反応は，移植免疫においても重要な役割を果たしている。

C 自然免疫応答による獲得免疫のコントロール

感染によって引き起こされる自然免疫によって，樹状細胞などの抗原提示細胞は，抗原の種類によって異なる種類のサイトカインを産生する。その作用を受けて，ヘルパーT（Th）

細胞のうち Th1 細胞，Th2 細胞のいずれかが優位に活性化される（図 5-5 参照）。

1 Th2 細胞

細胞外病原体や寄生虫による刺激の場合には，IL-1，TNF-α などによって **Th2 細胞** が誘導される。Th2 細胞は IL-4，IL-5 を産生して B 細胞の増殖・分化の補助，抗体の切り替えなどを行い，液性免疫をリードする。

2 Th1 細胞

ウイルス感染などの場合には，IL-12 などの影響で **Th1 細胞** が誘導される。Th1 細胞は，マクロファージを活性化させたり，IFN-γ，IL-2 などによって細胞性免疫応答を亢進させたりする。このようにヘルパー T 細胞は，ヘルパーの名前以上に免疫応答の指令官のような重要な働きをする。AIDS では，ヘルパー T 細胞への HIV の感染によって，ヘルパー T 細胞が減少するため，普通なら何の問題も生じない微生物から身を守ることができなくなる（本編 - 第 12 章 - Ⅱ -B「後天性免疫不全症」）。このことからも，ヘルパー T 細胞の重要性がよく理解できよう。

D B 細胞による抗体産生と補体

1 免疫グロブリン

B 細胞の抗原認識は T 細胞と異なっている。B 細胞の抗原レセプターは，細胞膜上に発現された **免疫グロブリン** である。これに特異的な抗原が結合すると，Th2 細胞からのサイトカインの関与のもとに，B 細胞は抗体産生細胞（形質細胞）に分化し，抗原に特異的な抗体を産生するようになる（図 5-6）。

2 抗体

抗体は，抗原レセプターと同じたんぱく質である免疫グロブリンが細胞外に分泌されたもので，血清たんぱく質の約 20 ％を占めている。IgG，IgM，IgA，IgD，IgE の 5 種類（アイソタイプ）があり，それぞれの機能をもっている（表 5-1）。IgD は B 細胞の抗原レセプターで，IgM は初回の免疫反応のときに出現する抗体であり，IgG は IgM の後に出現し，2 回目からは最初から現れる。このように，同じ抗原を認識する抗体を産生する細胞が，ヘルパー T 細胞の刺激によって，IgD，IgM，IgG と免疫グロブリンの種類を変えていく（**クラススイッチ**）。

3 液性免疫

抗体は血液・体液中を循環し，病原体と結合することで，その毒性や感染性を喪失させ

Ⅲ 獲得免疫応答　059

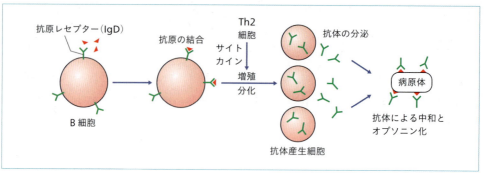

図 5-6 B 細胞による抗体産生

表 5-1 免疫グロブリンの分類（アイソタイプ）

	形態	血中濃度（mg/dL）	特徴
IgM	五量体	120	分化中の B 細胞が最初に産生する抗体。感染初期に機能する
IgD	単量体	20	ごく少量分泌。B 細胞の抗原レセプター
IgG	〃	1,200	液性免疫の主体。唯一胎盤を通過でき，胎児の感染防御に貢献する
IgE	〃	0〜0.2	肥満細胞や好塩基球に結合して活性化させる。寄生虫の排除，アレルギー反応に関与
IgA	単量体→二量体（血中）（分泌液中）	300	分泌液（だ液，乳汁，肺や腸の分泌液）中の抗体

る（中和）（図 5-6 参照）。また，抗原を食細胞に取り込まれやすくする働きもある（**オプソニン作用**）。以上のように，抗体を介して抗原の排除を行う免疫を**液性免疫**という。

4 補体系

こうした抗体の作用を補うものとして発見されたのが，血清中の補体系である。補体は血清中に含まれる一群のたんぱく質（C1〜C9）で，抗体に結合すると活性化される。活性化した様々な補体成分は次々に反応を起こし，膜傷害複合体を形成して病原体に穴をあけ

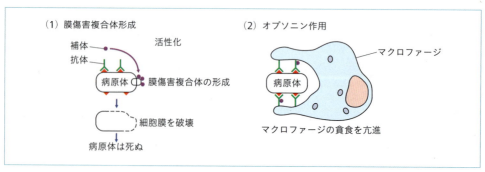

図 5-7 抗体と補体の働き

て破壊する（図5-7）。また結合した補体は，マクロファージを引き寄せて貪食を亢進させる（オプソニン作用）。補体系には抗体がなくても活性化する系があり，自然免疫系の生体防御に関与する。また，免疫反応ばかりでなく，炎症の過程で重要な役割を果たしている。

E T細胞抗原レセプターおよびB細胞免疫グロブリンの多様性

多様な抗原に対して特異的に免疫反応が起こる機構は，長い間謎であった。現在では，T細胞，B細胞ともに類似の機構で多様なレセプター分子をつくり出すことが判明している。

免疫グロブリンは一対の重鎖，軽鎖からなっている。

重鎖の遺伝子は，染色体上にV，D，J，C遺伝子断片が分離して存在しており，個々のB細胞が分化する過程で，不要な部分が切り捨てられ，再構成されて接合する。V，D，J遺伝子は各々1000，12，4個あるため，少なくとも4万8000種類の組み合わせをつくり出すことができる。

軽鎖の場合は1000種類あるため，合わせると約5×10^7種類の多様性が生じる。そして再構成の際に免疫グロブリンの超可変領域に変異が起こるため，さらに多様性に対応できることになる。

IV アレルギー

アレルギーは抗原に対する量的・質的な異常反応である。アレルギーには機序の異なる，主に4つの型が知られている（表5-2，図5-8）。

A I型アレルギー，アナフィラキシー型

I型アレルギーは，アナフィラキシー型とよばれ，抗原が生体に入って数分程度で症状が起こる。代表的な病気は，喘息，花粉症，薬剤に対するアナフィラキシーショックなどである。

I型反応の主役はIgEと肥満細胞である（図5-8①）。肥満細胞の表面にIgEレセプターがあり，IgEを多数結合する。アレルギーの原因である抗原（アレルゲン）が，肥満細胞の表面でIgEと結合し，IgEどうしを結びつける。それが引き金になって，肥満細胞の中に蓄えられているヒスタミンなどの活性物質が一挙に放出される。その結果，血管透過性の亢進，平滑筋の収縮，副交感神経の刺激などを引き起こす。

B II型アレルギー，細胞傷害型

II型アレルギーは抗体が自己の細胞に結合し，補体などの働きにより細胞傷害性に働く機序である（図5-8 ②）。

母体と胎児間の血液型不適合，特に Rh 血液型の不適合ではこの反応が起こる。母親の血液型が Rh（−），父親の血液型が Rh（＋）で，胎児の血液型が Rh（＋）の場合，分娩時

表5-2 アレルギーの分類

型	別名	反応メカニズム	主な疾患・病変
I型	アナフィラキシー型（即時型）	肥満細胞上の IgE への抗原（アレルゲン：花粉，ハウスダスト，ペニシリンなど）の結合	アレルギー性鼻炎，アトピー性皮膚炎，喘息，アナフィラキシーショック
II型	細胞傷害型	細胞表層の抗原とその特異的抗体（IgG, IgM）との結合	血液型不適合輸血や自己免疫性の溶血
III型	免疫複合体型	抗原抗体複合体の組織への沈着	糸球体腎炎，血管炎，全身性エリテマトーデス
IV型	遅延型	T細胞による細胞性免疫	移植片拒絶（急性拒絶），接触皮膚炎，結核の肉芽腫形成

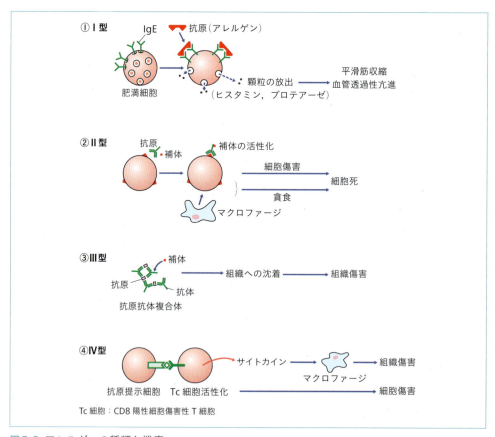

図5-8 アレルギーの種類と機序

に Rh（＋）の胎児の血液が母体内へ入ると，母体に Rh（＋）の血球に対する抗体がつくられ，これを母体感作という。Rh（＋）の第 2 子を妊娠したときには，この母体中の Rh（＋）抗原を認識する IgG 抗体が経胎盤的に胎児に移行し，それが胎児の赤血球を破壊し，新生児溶血性黄疸を生じる。このような病態を Rh 式血液型不適合妊娠という。

C Ⅲ型アレルギー，免疫複合体型

Ⅲ型アレルギーでは，抗原抗体複合体が組織に沈着することによって，組織傷害が引き起こされる。Ⅱ型とは異なり，抗原は傷害を受ける組織とは直接の関係はない。免疫複合体病の原因として，感染性病原体，自己抗原，薬物などがあげられる。たとえば，β溶血性レンサ球菌感染後，血中に抗体価が高い状態で再度感染した場合，抗原抗体複合体が糸球体に沈着し，炎症を引き起こす（糸球体腎炎）（図 5-8 ③）。

D Ⅳ型アレルギー，遅延型

Ⅰ～Ⅲ型は液性免疫（免疫グロブリン抗体）を介するアレルギーで即時型であったのに対し，**Ⅳ型アレルギー**は，細胞性免疫によって発生するアレルギーである（図 5-8 ④）。そのため発症まで 12 時間以上かかり，相対的に遅く現れる反応である。接触性皮膚炎や肉芽腫を形成する感染症（結核症，ハンセン病，真菌感染症など）に関係し，炎症の持続と組織傷害を引き起こす。

V 移植臓器，組織に対する免疫反応

臓器を別の個体に移すことが臓器移植であるが，移植が成立するためにはいくつかの条件が必要なことがわかっている。

ヒトにおける同種移植（ヒトからヒトへの臓器移植）についてみていく。まず，ABO 血液型が一致することが必要である。次に重要なのが，主要組織適合抗原（MHC 抗原），ヒトの場合はヒト白血球抗原（HLA 抗原）である。腎移植では HLA-A，-B，-DR をすべて適合させると生着率がよくなる。また，骨髄移植では HLA-A，-B，-DR，-DQ の適合が必須である。一方，必ずしも HLA の一致が必要でない臓器もあり，肝臓では適合と生着率は関係しないという。

A 拒絶反応

腎移植を例に挙げる（表 5-3）。

表5-3 移植片拒絶（腎移植の場合）

拒絶反応型	移植後発生時期	メカニズム	組織学的特徴
超急性	数分～数時間	血液型不適合による抗原抗体反応，補体の活性化（II型アレルギー）	静脈うっ血，毛細血管血栓，好中球浸潤
急性	数週～数か月	T細胞やマクロファージによる細胞性免疫（IV型アレルギー），液性免疫	T細胞やマクロファージの浸潤，浮腫，尿細管炎
慢性	数か月～数年	細胞性免疫，液性免疫	動脈狭窄，尿細管の萎縮

1 | 超急性拒絶

　超急性拒絶は，移植後数分から数時間で起こる拒絶反応であり，ほとんどABO血液型不適合の場合で，抗体の結合，補体活性化による。

2 | 急性拒絶

　急性拒絶は，数週から数か月で起こり，臨床的には高窒素血症，乏尿で発症，発熱，移植腎の腫脹が起こる。組織には，T細胞・マクロファージの浸潤と，動脈内膜の腫脹，壁の損傷がみられる。細胞性，液性免疫の両方が関与している。

3 | 慢性拒絶

　慢性拒絶は，移植後数か月～数年経って起こってくるもので，動脈，細動脈の内膜肥厚による狭窄，閉塞が特徴的である。

B 移植片対宿主反応

　同種の骨髄細胞を移植した場合は，移植されたドナー（骨髄提供者）のリンパ球が，ホスト（移植される患者）の組織を攻撃することがある。これを移植片対宿主病（graft-versus-host disease；GVHD）とよぶ。皮膚，消化管，肝にリンパ球，マクロファージの浸潤が起こり，アポトーシスや壊死が起こる。臨床的には，皮膚の発疹，下痢，肝機能異常・黄疸などが起こる。

第**1**編 病理学総論

第 **6** 章

生体の基本反応 4
止血と循環

この章では

● 循環系の理解を基に止血のしくみと異常を理解する。
● 止血機構を1次止血と2次止血に分けて理解する。
● 微小循環と物質交換のしくみから，その異常を理解する。
● 止血機構の異常として血栓，塞栓，梗塞を理解する。
● うっ血，浮腫などから全身循環の異常な状態を理解する。

I 循環系のしくみと異常

　細胞が正常の状態を維持するためには，細胞の内外の液体成分が平衡を保っている必要がある。多細胞動物では，液体成分の調節は血液やリンパ液を介して行われている。さらに高等な多細胞動物では，血管，リンパ管という外界とは接触のない循環系ができている。循環系は，液体成分の分布を保つだけでなく，体の各部分に酸素や栄養を供給し，二酸化炭素や老廃物を取り除く重要な役割を果たしている。

　本章では，こうした循環系のしくみと異常を，局所循環，全身循環に分けて整理していく。

II 止血のしくみと異常

　血液が血管外へ出てしまうことを出血という。出血が起こると血液量が減少してしまうため，循環系を維持するためには，出血を食い止めるしくみが必要である。実際，けがをしても，傷が大きくなければ自然に出血が止まる。これはからだに止血機構が備わっているからである。

A 止血機構

　止血は1次止血と2次止血からなる。

1 1次止血

　正常の血管内では，血液は固まることなく液状の状態を保つが，これは内皮細胞が内皮下の組織と血液との接触を妨げてくれているからである。

　血管壁が損傷されると，血管収縮が起こり，傷口を小さくすることで出血を少なくしようとする。血管壁損傷により内皮細胞が剝がれてしまうと，内皮下の組織が血流にさらされ，血中凝固因子であるフォンウィルブランド因子が傷害部位に結合し，そこに血小板が粘着する。ひとたび血小板が粘着すると，血小板は活性化し，次々と凝集して塊ができる。ここまでを**1次止血**という（図6-1）。この過程は血管損傷後，数分以内に終了する。この止血機能を簡単にみる検査が「出血時間」で，耳朶に小さな傷をつくり，自然に止血して，ろ紙に血がつかなくなるまでの時間を測る。通常，5分以内である。

2 2次止血

　血小板凝集は脆いため，より強固な血栓をつくるのが2次止血である。

066　第1編／第6章　生体の基本反応4　止血と循環

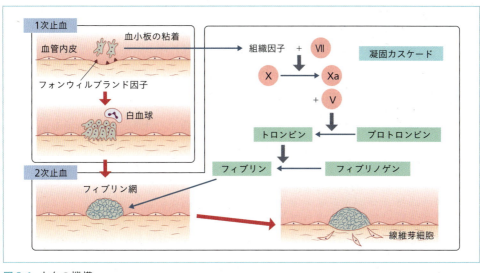

図6-1 止血の機構

　損傷部位では，1次止血に引き続いて，組織因子と血小板因子が共同して，血漿中の凝固因子を次々と活性化し，トロンビンの生成に至る。トロンビンは可溶性であるフィブリノゲンをフィブリンに変換し，血小板の凝集塊を安定化させる（図6-1参照）。これを**2次止血**という。

3 凝固系

　以上のような一連の反応は，一度起こると階段状に連続した滝のように最後まで続いていく反応で，カスケード（滝）反応とよばれている（本編 - 第4章 - Ⅱ -c「化学伝達物質（炎症性メディエーター）」参照）。この凝固のカスケード反応に関与する因子を総称して**凝固系**とよんでいる。

4 線溶系

　凝固した血液を溶解する機構もあり，線維素溶解系，略して**線溶系**とよばれる。フィブリンを溶解するのがプラスミンで，プラスミノーゲン・アクチベーターによりプラスミノーゲンから変換される。組織型プラスミノーゲン・アクチベーターは血管内皮細胞で産生・

> **Column　急死と血液の流動性**
>
> 　窒息死，溺死あるいは急死のときには，血管内に残っている血液は固まらないこと，流動性が保たれていることが古くから知られていた。この屍体血のフィブリン溶解は，急死の場合，血管内皮から大量に組織プラスミノーゲン・アクチベーターが放出されるためである。

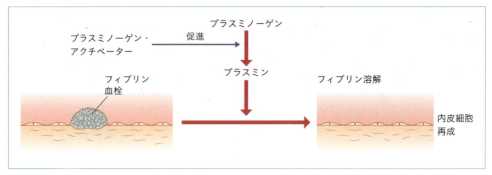

図6-2 血栓の溶解

分泌されるため，血栓のできた場所で選択的にフィブリン溶解が起こる（図6-2）。

B 出血傾向

　通常では出血しないような弱い力でも出血する状態を，出血傾向，あるいは出血性素因という。出血傾向の原因として，血小板の数の減少，機能異常や凝固因子の量・機能の低下，血管壁の脆弱性があげられる。
　凝固因子の欠乏する疾患としては，血友病が有名である。凝固因子の第Ⅷ因子が欠損するのが血友病A，第Ⅸ因子が欠損するのが血友病Bであり，ともにX連鎖潜性遺伝病で男性にだけ発症する。関節内や筋肉内に出血しやすい。第Ⅷ因子，第Ⅸ因子は，1次止血に引き続いて起こる2次止血での第Ⅹ因子の活性化に関与するたんぱく質のため，血友病A，Bいずれも出血時間は正常である（図6-1参照）。

Ⅲ 微小循環の異常

　からだのある部分（局所）における液体成分の調節のしくみとその異常をみていく。

> **Column　血友病家系**
>
> 　イギリスのヴィクトリア女王の家系は血友病家系として有名である。特に，ヴィクトリア女王の孫娘がロシア最後の皇帝ニコライ2世と結婚して生まれた子ども，アレクセイ皇子が血友病であった。病気を治すための祈祷によって，僧ラスプーチンが勢力をふるうようになったことが，ロシア革命の遠因になったといわれている。

A 微小循環と物質交換のしくみ

細動脈と細静脈の間は毛細血管が網の目のように広がっており，その領域を流れる血液は，細胞の周りを満たしている組織液との間で速やかな物質交換を行っている。これは，液体成分を血管外に押し出す力（血管内圧）と血管の中に引き込む力（膠質浸透圧）の差によっている（図 6-3）。膠質浸透圧は主にアルブミンで維持されており，細動脈側と細静脈側とで差はないが，血管内圧は細動脈側のほうが細静脈側よりも高いため，細動脈側では血管内から外向きに圧（静水圧）がかかり，液体成分は組織側に押し出される。細静脈側では逆になり，血管内へ引き込まれる。細動脈側から血管外へ出た液体は，すべて細静脈へ戻るのではなく，一部はリンパ管内へ回収される。

このような微小循環には，組織の状態，全身循環，栄養状態（血液の浸透圧）などが影響を及ぼす。

B 充血，うっ血，水腫

微小循環の異常は，うっ血，充血，水腫などの異常をもたらす（図 6-4）。

1 充血

局所に流入する動脈血が増加した状態をいう。その場合，細動脈の拡張が起こっており，局所は赤みを増す。充血は運動などによる自律神経の反応，温熱上昇で生理的に起こるが，炎症による血管透過性の亢進によっても起こる。

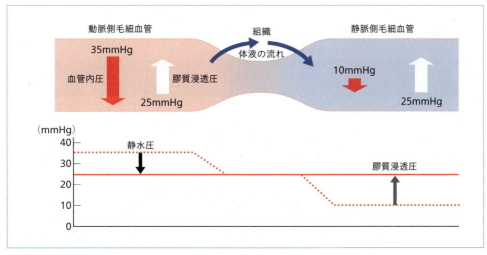

図 6-3 微小循環における物質交換

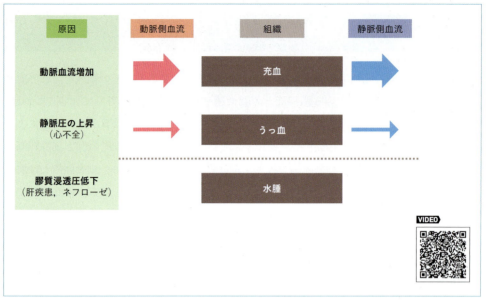

図6-4 微小循環の異常

2 うっ血

うっ血は静脈側へ向かう血液の流れが妨げられ，静脈が拡張し，静脈血が組織中に貯留した状態である．うっ血が持続すると，動脈血の減少により低酸素状態が起こり，組織障害につながる．

3 水腫

うっ血があると，局所の毛細血管圧が上昇し，血管外の組織間隙に液体成分が溜まる（＝浮腫，本章-Ⅴ-B「浮腫」参照）．これがうっ血水腫であり，さらにうっ血が高度になると，毛細血管壁が破綻し，局所に出血をきたすこともある．

C 虚血

虚血は，流入する動脈血が必要量に対して減少した状態である．組織は低酸素状態となるため，細胞は傷害され変性・壊死が起こる（本章-Ⅳ-C「梗塞」参照）．

▶**低酸素状態** 低酸素状態になると，細胞の中のミトコンドリアでは酸化的リン酸化がうまくいかなくなり，アデノシン三リン酸（ATP）の産生が低下する．このため，細胞の内と外の環境を維持しているナトリウムポンプやカルシウムポンプが働かなくなる．さらに細胞内では，嫌気性代謝に転換するため乳酸が蓄積して酸性となり，細胞内小器官の膜，細胞膜などが傷害され，細胞は壊死に至る（図6-5）．

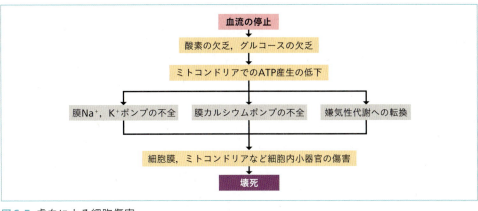

図6-5 虚血による細胞傷害

IV 血栓, 塞栓, 梗塞

全身の循環系における止血機構の異常として, 血栓症とその結果引き起こされる病態についてみていく。

A 血栓症

止血機構は本来, 血管外に血液が出ることを防ぐしくみであるが, そのしくみが亢進し過ぎたり, 血液・血管壁に異常をきたした場合, 血管内に血液凝固塊ができてしまうことがある。これを血栓とよび, 血栓ができている状態を血栓症という。

1. 血栓症の原因

血管内で血液が固まらないようにしている主役が血管内皮であるため, 血栓症の原因には, 血管・心臓の内面に病変が存在して血管内皮が剥がれてしまう場合 (代表疾患：動脈硬化), 血流が遅くよどんで血小板と血管壁が結合しやすい状態 (代表疾患：動脈瘤・静脈瘤),

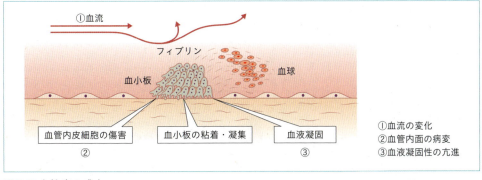

図6-6 血栓症の成立

血液の凝固性が高まった状態などがあげられる（図6-6）。

　動脈硬化について簡単にふれておく。動脈硬化が起こっている血管では，内皮細胞の下にコレステロールに富んだ脂質が多量に沈着した粥腫が形成されており，このような部位では内皮細胞の傷害が起こりやすく，血栓が形成されやすい（本編-第11章-Ⅱ「動脈硬化」参照）。

2. 血栓の種類

　血栓の主な成分により肉眼的な見え方が異なり，白色血栓，赤色血栓，混合血栓，フィブリン血栓に分けられる。

▶ **白色血栓**　動脈系にできる血栓は血小板を多く含み白色に見える。フィブリンにからまった血小板の凝集塊が主体となっている。

▶ **赤色血栓**　静脈系に血栓ができる場合は，血液凝固の関与が大きく，試験管内の凝固と同様に赤血球を含むすべての血球成分が酸化し，赤色が強調される。

3. 血栓の様々なよび方

　血栓がどの部位にできるかによって，特異的なよび方をすることがある。

　血栓が，心房内，心室内，太い動脈の壁に一部付着している場合は，壁在血栓とよばれる。特に弁膜に付着した血栓は疣贅とよばれる。また，冠動脈（冠状動脈），脳動脈，大腿動脈などの中小の血管において，内腔を閉塞する血栓を閉塞性血栓とよぶ（図6-7）。

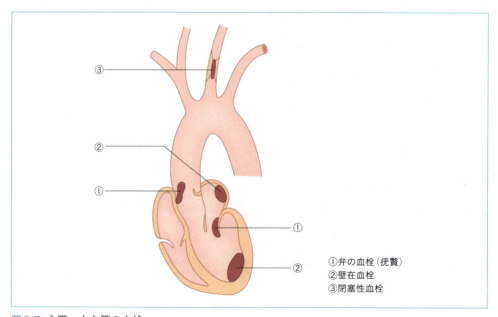

図6-7　心臓，大血管の血栓

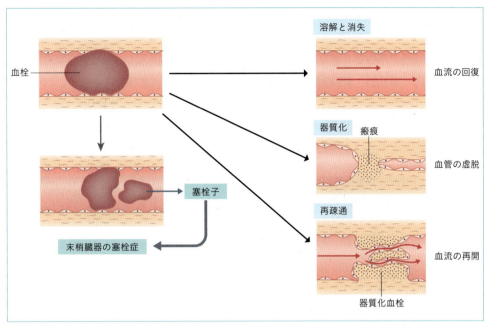

図6-8 血栓の運命

4. 血栓の経過

　血栓は様々な運命をたどる（図6-8）。線溶系により溶解され，消失することも多いが，溶けずに一定の時間とどまっていると，血管壁から線維芽細胞，血管が侵入して，肉芽組織や瘢痕組織のようになる。これを血栓の器質化という。血栓で血管内腔が完全に閉塞された場合でも，新しくできた毛細血管を通して，血液が再び流れることもある。血栓の再疎通である。また，次に述べるように，塞栓症を引き起こすことがある。

B 塞栓症

　血管や心臓内にできた血栓や，血管内の固体，液体，気体状の物質が，血流にのって産生部から離れた場所に運ばれ，狭くなった末梢の血管腔を閉塞した状態を塞栓症という。血管腔を閉塞した物質を塞栓とよぶ。

1 血栓塞栓症

　血栓ができた部位から離れて，血流によって運ばれ，ほかの臓器の血管を閉塞する場合を**血栓塞栓症**とよぶ。静脈性の塞栓症では下肢静脈や骨盤静脈に存在する血栓が，肺動脈本幹やその枝を閉塞し，急速な低酸素血症を起こして突然死の原因になる場合がある（肺動脈血栓塞栓症）。動脈性塞栓症では心臓や太い動脈に生じた血栓が，細くなった末梢血管を閉塞させる。脳，腎臓など血流の相対量の多い臓器に起こりやすい。

Ⅳ　血栓，塞栓，梗塞　　073

2 そのほかの塞栓

血栓塞栓以外の塞栓としては，手術，外傷で大静脈に空気が入って起こす空気塞栓，骨折に伴って起こる脂肪・骨髄塞栓，分娩の合併症としての羊水塞栓などがある。
潜水夫などが海底から急に水面に浮かんだときに起こる潜函病も，塞栓症の一つである。高圧下の海底で血液に溶解していた窒素ガスが，常圧の地上に急に戻ることにより血管内で小気泡となって塞栓症を起こすものである。

C 梗塞

循環障害によって起こる，限局性の虚血性壊死が梗塞である。

1 白色梗塞

主として吻合枝（2本の血管の間を結ぶ血管）をもたない終動脈が血栓によって閉塞された場合に起こり，**白色（貧血性）梗塞**の形をとる（図6-9）。梗塞巣の形は通常，閉塞した動脈の部位を頂点とし，底を臓器の表面に向けた円錐形となる。24〜48時間の間に実質細胞は凝固壊死となり，辺縁から好中球などの浸潤，血管の増生，侵入が起こる。やがて梗塞巣の周囲から肉芽が侵入し，壊死部を吸収置換し，肉芽組織はついには線維性の梗塞性瘢痕となる。多数の瘢痕が形成されると臓器は著しい変形を示す。この代表的なものに心筋梗塞がある。脳梗塞の場合には，肉芽組織が形成されず，液状となって囊胞化する。

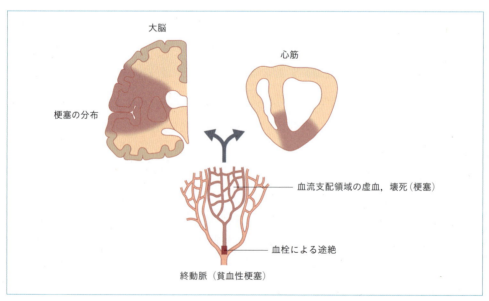

図6-9 白色梗塞

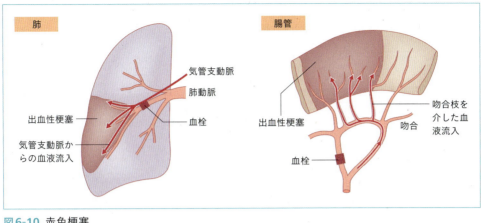

図6-10 赤色梗塞

2 赤色梗塞

血管支配が二重である場合や吻合が多い場合には，もう一方の血管から出血が起こるため，**赤色**（**出血性**）**梗塞**となる。肺梗塞が代表的であるが（図6-10），腸管や精巣などにもみられる。

V 全身循環の異常

局所の循環は，全身の循環系（図6-11）によって大きく影響を受けている。全身の循環は大循環（体循環）と小循環（肺循環）からなる。

1 大循環系

左心室（LV）から全身をめぐり右心房（RA）に戻ってくる循環を大循環系とよぶ。左心室を出た後，直径1～2cmの大動脈から枝分かれして全身の臓器に分布し，直径5～7μmの毛細血管となり，小静脈から今度は逆にどんどん太くなり直径1.5～2cmの大静脈となって心臓へ戻っていく。左心室から毛細血管までは，酸素に富んだ動脈血が，静脈から右心房までは二酸化炭素や老廃物を含む静脈血が流れている。

2 小循環系

右心室（RV）から肺（肺動脈→肺毛細血管→肺静脈）を通り左心房に戻る循環を小循環系とよぶ。肺毛細血管で二酸化炭素と酸素の交換が行われるため，肺動脈内には静脈血が，肺静脈内には動脈血が流れ，大循環系と逆になる。

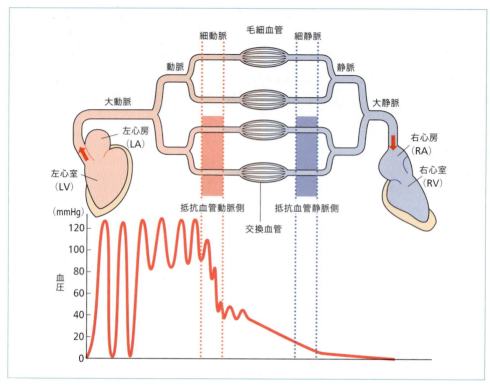

図6-11 大循環系と血圧

3 | 血液量

全身の血液量の20％が動脈に，5％が毛細血管に，75％が静脈にある。全身の循環系は一定に保たれているが，そのためには，血圧，心拍出量，末梢抵抗，組織の血液流量などを一定にするようなしくみが働いている。

A 全身性うっ血

心不全とは，心臓がからだの需要に応じるだけの循環を維持できない状態である。ここでは，心不全によって引き起こされる全身の臓器の変化をみていく（図6-12）。

1 | 左心不全

左心不全では，心臓のポンプ作用が十分でないため，血液を全身に送り出すことができない。このため，左心系の直前の臓器である肺循環に血液が貯留してしまう。この状態は肺のうっ血という形で現れる。

急性に肺うっ血が起こると，肺胞壁の毛細血管は拡張し，血液が充満する。血管外に液体成分が漏れ出て，肺胞内に貯留する（うっ血水腫）。左心不全が長く続く慢性うっ血では，

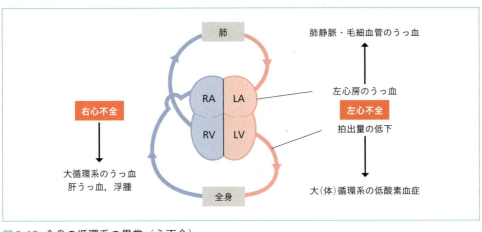

図6-12 全身の循環系の異常（心不全）

心臓病細胞とよばれる褐色色素をもったマクロファージが出現する。これは漏出した赤血球がマクロファージに貪食され，ヘモグロビンからヘモジデリンに変化して，褐色の色素になったものである。

2 右心不全

　右心不全は，右心機能が低下して，血液を肺に送れなくなった状態で，肺の血管抵抗が高くなった肺高血圧症などのときにみられる。右心房，大静脈にうっ血を生じ，特に臓器では心臓の直前に位置する肝臓のうっ血が起こりやすい。肝臓にうっ血が起こると，肉眼的に肝臓はニクズク肝とよばれる特徴的な模様を示す（column）。

B 浮腫

1 水分量

　体重の約60％は水分が占めている。通常，その1/3が細胞外にあり，そのうちの1/4が血管内，3/4が組織の間を満たしている。浮腫は細胞外の組織に水分が増加した状態である。

> **Column　ニクズク肝**
>
> 　ニクズクは，マルク諸島（インドネシア）原産のニクズク科の樹木。その種子を乾燥させてつくられるスパイスがナツメグである。甘い芳香と消臭効果があり，ひき肉料理，菓子やパンなどに使用される。うっ血肝の割面所見がニクズクの種子の割面模様に似ていることから命名された。

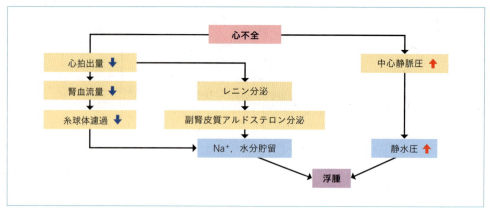

図6-13 全身の浮腫の成立

2 浮腫の機序

　血管と組織の間の液体成分調節は，微小循環では，血圧，浸透圧，血管透過性が重要であった。全身の場合は，心不全では静脈圧の上昇によって，ネフローゼ症候群では低たんぱく血症による浸透圧低下によって浮腫が生じる。

　ただし，浮腫が生じるしくみは単純ではなく，心不全の場合，腎への血流量低下，内分泌ホルモン（アルドステロン）の分泌増加がもとになってナトリウムが貯留することも，浮腫の原因になっている（図6-13）。

3 胸水，腹水，心嚢水

　浮腫が強い場合は，胸腔，腹腔，心嚢などの体腔に液体が貯留して，**胸水，腹水，心嚢水**となる。肝硬変の場合には，門脈圧の上昇，低たんぱく血症のため腹水が生じやすい。

C ショック

　ショックとは，循環血液量が急激に著しく低下することによって起こる全身の状態である。低血圧，過換気，意識混濁などが生じ，尿量も減少する。

　血圧＝循環血液量×末梢血管抵抗　であるため，循環血液量が減少したり，末梢血管抵抗が下がるなど，様々な原因で血圧が低下してショックが引き起こされる。

　ショックでは，脳，心臓，肺，腎，肝に虚血性の変化が引き起こされる（図6-14）。脳では，大脳皮質で各脳動脈の領域の境界部に脳梗塞が発生し，さらにびまん性の脳実質障害が起こることもある。ショックの種類を原因別にみると，心拍出量の低下，血液量の減少，血流分布の異常に分類される。

▶**心原性ショック**　心筋のポンプ機能が低下し，心拍出量が低下することによって起こるショックである。心筋梗塞や不整脈が原因としてあげられる。

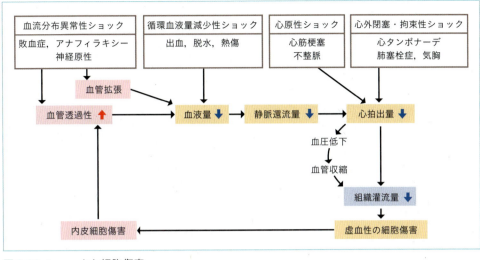

図6-14 ショックと細胞傷害

▶**心外閉塞・拘束性ショック** 心臓の機能低下によるショックであるが，原因が心臓ではなく心臓の周囲で起こった問題により，心臓が圧迫や拘束されて心機能が低下して起こる。心タンポナーデ，肺塞栓症，気胸などが心外閉塞・拘束性ショックを起こし得る。

▶**出血性ショック（血液量減少性ショック）** 大量出血や脱水などによる血液量の減少による。

▶**血流分布異常性ショック** 動脈や静脈の血管拡張（末梢血管抵抗の減少）によって血管内容量が相対的に減少し，血圧が保てなくなることで起こる。敗血症性ショック，アナフィラキシーショック，神経原性ショックが含まれる。敗血症性ショックは，感染菌のエンドトキシンによって末梢血管が拡張することによって起こる。アナフィラキシーショックはⅠ型アレルギー反応により，末梢血管拡張や血管透過性亢進が引き起こされることによる。ショックに関連する病態に起立性低血圧や迷走神経反射があげられる。

1 起立性低血圧

起立性低血圧とは，急に立ち上がったときに血圧が低下してしまう疾患で，意識障害やふらつき，失神などの症状が現れる。様々な原因が血圧調整異常を引き起こすが，大きく神経原性起立性低血圧と非神経原性起立性低血圧に分けられる。立ち上がる体位変換によって，血液が下肢や腹部に移動するため心臓の血液量は減少するが，通常は圧受容器反射が働き，心拍数増加，末梢血管抵抗増加，末梢静脈の収縮が生じることにより血圧は調整される。何らかの自律神経障害があると対応できず，血流分布が異常となり上半身，特に脳への血流が減少してしまう。

2 迷走神経反射

迷走神経反射は，強い痛みやストレス，疲れをきっかけに，副交感神経である迷走神経

が反射的に働いてしまうことによる。迷走神経が刺激されることで，末梢血管の拡張や心拍数の減少が起こり，脳への血流が減って，悪心，冷汗，頭痛や失神が引き起こされる。朝礼のときに倒れてしまう場合や，注射により気分が悪くなる場合があるが，これらも迷走神経反射が関係している。

D 播種性血管内凝固症候群

　播種性血管内凝固症候群（disseminated intravascular coagulation）はDICと省略され，日常の臨床でよく用いられる用語である。細菌感染，がん，外傷などが引き金になって，血液凝固系が亢進し，小血管内に血栓が形成される一方で，止血機構が障害され出血しやすくなる状態が起こる。このような一見，相反する状態が共存し，悪循環に陥った病態がDICである（図6-15）。微小血栓が多数できるため，血小板や凝固因子が大量に消費されてしまうことと，微小血栓を溶かすために線溶機構が活性化し，フィブリン溶解が促進されることが同時に起こることによって，止血機構が障害される。組織学的には，腎の糸球体毛細血管内にフィブリン血栓を多数認める。

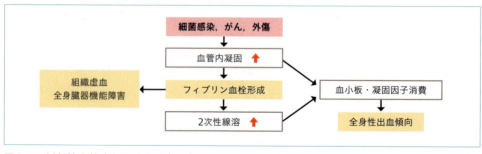

図6-15 播種性血管内凝固症候群（DIC）と組織障害，出血傾向

第**1**編 病理学総論

第**7**章

様々な病因と病気 1
先天異常

この章では

- 先天異常として肉眼的にわかる形成異常症を理解する。
- 形成異常症の遺伝的要因，環境因子を理解する。
- 染色体異常に起因する疾患を理解する。
- 遺伝性疾患を顕性遺伝，潜性遺伝に分けて理解する。

I 先天異常と遺伝性疾患

　からだの形や機能に生まれつき異常があること（先天異常）が原因の病気があり，先天性疾患と総称している。このなかで，生後間もなく気づかれるからだの形の異常を，これまで病気の分類では**奇形**とよんできた。しかし，「奇形」という用語については多くの誤解や偏見があり，とりわけ医療者として慎重な配慮が求められる。このため，本章では**形成異常症**という用語を用いて解説する。

　先天異常は，受精により精子と卵子から受精卵が生じ，卵が子宮に着床し，胚が発育し，胎芽（embryo）から胎児（fetus）となり，新生児として生まれるまでの間の様々な段階で生じ得る（図7-1）。先天性疾患を原因によって分類すると，染色体の異常に基づく染色体異常症，遺伝子の異常による遺伝性疾患，薬物や感染などの環境因子によるものがある。

　一方，**遺伝性疾患**には，先天異常による疾患以外にも幅広い疾患を含んでいて，成人になってはじめて症状が明らかになる疾患や，環境因子との相互作用によって発症する疾患も多い。本章では遺伝性疾患のなかでも，生後間もなく症状が明らかになる代表的な疾患を取り上げる。

▶ **遺伝子と染色体の基礎知識**（図7-2）　遺伝子は細胞の核の中に収められている。総数は約2万個で，1個の遺伝子は数千から数万個の核酸塩基（DNA）が連なって特異的な情報を担っ

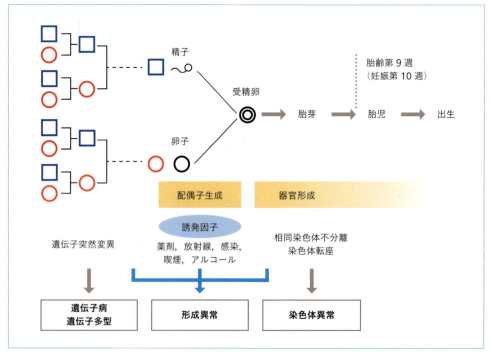

図7-1　先天異常の原因

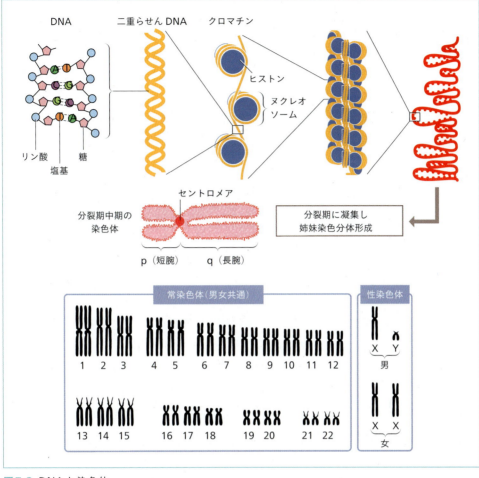

図7-2 DNAと染色体

ている。DNAは4種類の塩基（アデニン，チミン，グアニン，シトシン）からできていて，3つの塩基の組み合わせで1つのアミノ酸を指定し，通常1個の遺伝子がアミノ酸の連なるたんぱく質1分子をコードしている。核の中で遺伝子はさらに数百から数千個連なり，染色体という大きな単位をつくっている。DNAは長い紐のような分子であるが，たんぱく質と結合して，玉のまわりに巻きついた数珠状の鎖のようになり，さらに鎖全体が束ねられて核の中に納まっている。この構造はクロマチンといわれ，1本の染色体を形づくっている。通常，染色体は核の中でクロマチンが幾分ほどけた状態で存在しており，一本一本を見ることはできない。ただし，核分裂をするときに凝縮して，その姿を現す。

ヒトの染色体は計46本で，相同な2本1組の常染色体22対と，1対の性染色体（女性：XX，男性：XY），計23対で構成されている。対の遺伝子の片方，計23本は父親，もう片方の計23本は母親に由来する。染色体には多数の遺伝子が含まれているため，染色体の断片に異常が起こっても複数の遺伝子の異常が引き起こされる。

Ⅱ　重篤な形成異常症

　妊娠の第4〜9週（発生の第3〜8週）は，胎児の臓器が形成される重要な時期（**器官形成期**）であり，臓器を形づくる途中の成分（組織）が癒合，分離，閉鎖，移動，開存，回転するなど大きな出来事が起こっている。この時期に異常が生じると，それ以降の発生が進まなくなるなど，次の過程に重大な影響を及ぼして，最終的に大きな異常を引き起こす（表7-1）。

Ａ　個体に起こる重篤な形成異常症

　この時期は，異常が1回起きただけでも，ほかの臓器の異常につながっていく。

1　無脳症

　前神経管の閉鎖に障害が起きた場合，頭蓋，脳を形成することができなくなるため**無脳症**が生じる。この異常は2000回の出産に1回と比較的頻度が高い。

2　腹壁破裂

　腹壁の形成が進まず一部が欠損しており，からだの外に内臓が脱出した状態で生まれてくる。出生後すぐに治療が必要である。

3　横隔膜ヘルニア

　横隔膜に欠損孔があり，腹腔内の臓器が胸腔内に入り込み，肺の形成が悪くなる。2000〜5000人に1例の発症とされている。

表7-1　形成異常症と発生機転

組織	形成異常症	発生機転
中枢神経	無脳症 髄膜脊髄瘤	前神経管の閉鎖不全 神経管後部の閉鎖不全
顔	口唇・口蓋裂	口唇・口蓋の癒合不全
腸管	食道閉鎖，気管食道瘻 鎖肛 横隔膜ヘルニア	前腸からの気管の不分離 総排泄孔の分離不全 胸腹膜管の閉鎖障害
泌尿生殖器	腎無形成 停留精巣 尿膜管遺残	無形成 精巣の下降障害 胎児構造物の退縮障害
心臓	心室中隔欠損	心室中隔の形成不全

B 一卵性双生児に起こる形成異常症

1 結合体

　一卵性双生児に生じる異常はまれであるが，からだのどこかで互いが融合している**結合体**といわれる異常がある。発生の過程で受精卵の分裂が不完全となった場合に発症する。融合している部位，様式によって分類されている。

2 寄生体

　結合している一方の胎児の発育が悪い場合を**寄生体**という。寄生体が正常な大きさの児（主体）のからだの中にあり，封入胎児（胎児内胎児）とみられる場合もある。

C 形成異常症の原因

　器官形成期に起こる重篤な形成異常症は生命に直接影響を与える。そのような先天異常の40％程度は，いくつかの遺伝子と環境因子が影響しあった多因子遺伝，および遺伝子変異によるとされている。

1. 先天異常症候群

　形成異常症が複数の臓器に起こっている状態を**先天異常症候群**とよんでいる[1]。単一遺伝子病，染色体異常症である可能性が高く，原因となる遺伝子は器官形成に重要な役割を果たしている。先天異常症候群の患児では，外表の形の異常だけではなく，内臓の異常の合併頻度が高いため，患児を慎重に診察・診断する必要がある。

2. 形成異常誘発因子

　形成異常症を起こす可能性が高い因子は誘発因子といわれ，薬剤，放射線，感染，アルコールなどがある。

1 薬剤

　1960年前後に，睡眠薬，胃腸薬として使用されていた**サリドマイド**を妊娠初期に摂取した母体から，形成異常をもつ児が高率に生まれた。その異常は，四肢の欠損，低形成が特徴であり，薬との関係がすぐに指摘され，欧米では使用が中止された。ところが，当時の日本では回収が遅れたため，サリドマイドによる障害者の半数は販売中止の後に生まれた人たちであった。

Ⅱ　重篤な形成異常症　085

2 | 放射線

母体に対する放射線照射は胎児に影響を与える可能性があり，放射線防護が必要であるが，通常の放射線検査の線量（胸部X線検査では0.1mSv未満）は胎児に影響を与える100mSvを下回っている。

3 | 感染症

病原微生物の母体感染によっても児に形成異常症が生じる。特に妊娠初期の女性が免疫のない状態で風疹に感染すると，風疹ウイルスが胎児に感染して種々の形成異常症を引き起こす。**先天性風疹症候群**といわれ，白内障，先天性心疾患，聴力障害などがみられる。妊娠前の女性だけでなく，パートナーも抗体価が低い場合はワクチン接種を受けて感染を防ぐことが重要である。

そのほか，感染症による形成異常症として，トキソプラズマ感染による水頭症，サイトメガロウイルス感染による小頭症，パルボウイルス感染による胎児水腫などが知られている。

III 染色体異常

先天異常を起こす染色体異常について詳しくみていく。染色体異常は全妊娠の約7.5%に出現するが，そうした異常のある胚の9割は妊娠早期の間に失われるため，新生児での染色体異常の頻度は1%以下である。

1 | 減数分裂

精子，卵子が形成されるとき，染色体は**減数分裂**という過程を経て半数の23本になる（図7-3）。減数分裂時には，通常の細胞分裂と同じくDNA2倍体からスタートするが，ここから先は違って，もともとの父方，母方由来の相同染色体が隣り合うように並ぶ。この際に相同染色体どうしで組み換えなどの新たな編成が起きる。そして，減数分裂の第1段階では，染色体の本数として半数（それぞれの染色体で母方，父方のどちらが選ばれるかはランダム），DNA量として1本につき2倍量の細胞が2細胞できる。次いで第2段階の分裂が起こり，染色体数が半数でDNA1倍量の精子，卵子となり，最終的に1細胞から4細胞ができることになる。

2 | 染色体分配の異常

相同染色体が分離するときや，組み換えで染色体が交換されるときには，染色体の数，構造に異常を起こしやすい（図7-4）。特に卵子の場合は，胎児段階の卵巣内で卵母細胞（卵

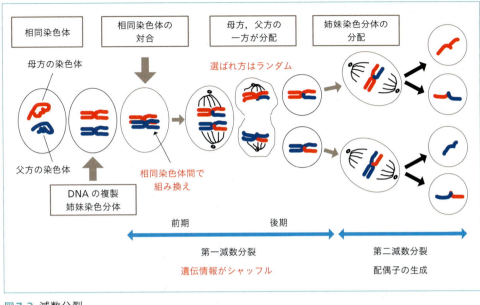

図7-3 減数分裂

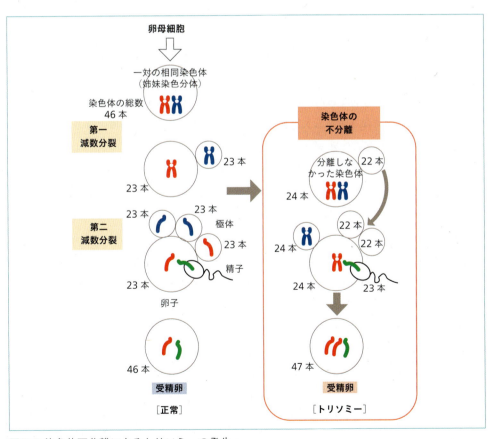

図7-4 染色体不分離によるトリソミーの発生

Ⅲ 染色体異常

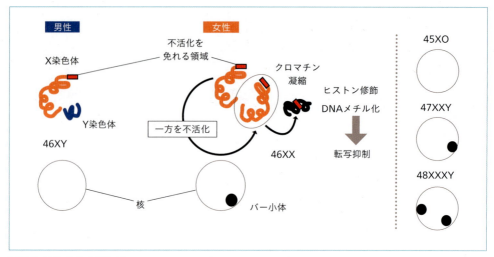

図7-5 X染色体と不活化

子のもとになる細胞）が細胞周期を止めた状態（減数分裂の第1段階前期）で留まり，思春期以降にホルモンの影響を受け一定数が分裂を再開し，減数分裂の最終段階で1個が卵子として排卵に至る。こうした卵子自身の特性や，長い休眠期間（老化）のため，卵子は精子に比べ減数分裂の際の染色体の分配に異常が起こりやすくなっている。

3 性染色体

性染色体は女性では **XX**，男性は **XY** である（図7-5）。X染色体はY染色体に比べはるかに大きく，生命の維持に必須の遺伝子を多数含んでいる。男性ではX遺伝子1個が発現しているが，女性では2個あるX遺伝子すべてが発現すると胎生期に生存できないため，個々の細胞レベルでどちらか一方のX染色体を凝縮させ，X遺伝子を不活化する現象が起こっている。凝縮したX染色体は細胞の核の周縁部にみられ（バー小体），たとえば正常女性の口腔粘膜でも観察できる。

4 ゲノムとエピゲノム

すべてのDNA配列（遺伝子，染色体）を総称して**ゲノム**とよんでいるが，ゲノムの情報が100%，すべての細胞で発現しているわけではなく，異なった種類の細胞で異なった遺伝子セットが発現している。これはゲノムや関連たんぱく質を化学的に修飾するしくみ（DNAメチル化，ヒストン修飾）があるためで，そのようなしくみを**エピゲノム**とよんでいる。X遺伝子の不活化もエピゲノムの現象の一例である。

常染色体異常症

1 ダウン症候群

　代表的な常染色体の異常で，出生頻度が高く，日本ではおよそ出生 500 人に 1 人の割合である。その多くは 21 番染色体が 1 本多くなった **21 トリソミー**で起こる。これは母親の卵子において染色体が分離しない異常（染色体不分離）が起こりやすくなり，過剰染色体が生じやすくなるためである（図 7-4 参照）。実際，ダウン症児の出産の頻度は，母親の年齢が 20 歳の場合おおよそ 1500 人の出産に 1 人の割合だが，30 歳代から増加し，40 歳を超えると 1/100 を超える頻度になる。

▶ **特徴**　ダウン症候群の身体的特徴として特有の顔貌（外側に向かってつり上がる眼裂，目の内側を縦に走る皺，内眼角開離，扁平な鼻梁），短頭，短頸などがあり，知的障害がある。内臓では心臓の心内膜床欠損の頻度が高く，甲状腺機能低下，白血病の合併も多く認める。また，30 歳以上になるとアルツハイマー様の脳病変が起こる率が高い。このように，染色体の広い領域にわたって遺伝子コピー数が 2 から 3 コピーに増加することで広範な影響がもたらされる。21 番染色体のなかで特に病気に関係する責任領域があり，その内の多数の遺伝子について解明が進んでいる。

B 性染色体異常症

1 ターナー症候群

　ターナー症候群は女性のみに起こり，2 本の X 染色体のうち 1 本全体あるいは一部欠失した状態で，核型は主に 45XO である。外部生殖器は女性型で，低身長，頸から肩にかけてみられる「水かき」のような皮膚（翼状頸），外反肘がみられる。生殖器は胎生期に退縮，瘢痕化した組織だけになるため，2 次性徴を欠き無月経となる。正常女性では片方の X 遺伝子が不活化されているが，そのなかで不活化を受けない領域がある。その場所がターナー症候群の症状に関係した遺伝子領域で，1 コピー分のたんぱく質の発現量が低下するため特徴的な症状を引き起こしている。

2 クラインフェルター症候群

　クラインフェルター症候群は男性に起こり，X 染色体が 2 本以上となる異常（核型が 47XXY など）である。この場合にも片方の X 遺伝子が種々の程度に不活化されるが，遺伝子コピー数が過剰になる異常が生じる。症状としては，主にからだは男性で身長は高いが，女性様の体型を示し，精巣は小さく，無精子症で男性不妊である。

Ⅲ　染色体異常　　089

Ⅳ 遺伝性疾患

遺伝子異常に基づく疾患の代表例をあげる。単一遺伝子の異常で起こり，メンデルの法則にしたがって遺伝する病気を**メンデル遺伝病**ともいう。約1万種類が知られている。

A メンデル遺伝学の復習

人間は母親と父親からそれぞれ1セットの染色体を受けとっている。遺伝子の染色体上の位置は座位（ローカス）とよばれ，各遺伝子の座位は決まっている。言い換えると，各遺伝子には母親由来，父親由来のものがある。

1 顕性と潜性

一方の遺伝子が他方に比べ，より影響を及ぼしやすいことがある。より強い影響力を発揮する遺伝子を**顕性**，より少ないものを**潜性**という。たとえば瞳の色の場合，褐色の瞳の遺伝子は顕性，青い瞳の遺伝子は潜性である。一方の親から褐色瞳遺伝子，他方から青色瞳遺伝子を受け継いだ子どもの瞳は，顕性遺伝子によって褐色になる。瞳の色遺伝子のように座位が同じで対となっている遺伝子を**対立遺伝子**とよび，その片方の遺伝子を**アレル**という。アレルのDNA配列が異なっている状態は**ヘテロ接合体**，同じ場合は**ホモ接合体**というが，遺伝子変異のない人は正常アレルのホモ接合体である。

2 遺伝子異常の遺伝

常染色体上の遺伝子の異常が遺伝するしくみには2通りある。病気の原因遺伝子が**顕性**（**常染色体顕性遺伝**）の場合，片親が異常遺伝子を1つもち，病気をもっていれば，健常者との間に生まれた子どもの半数に病気が伝わる（図7-6-a）。一方，**常染色体潜性遺伝**では，正常なほうの遺伝子が顕性であるから，異常な遺伝子を1つもっているだけでは病気にならない（図7-6-b）。このようなヘテロ接合の状態を保因者（キャリア）という。両親が保因者どうしであった場合，1/4の確率で子どもに病気が出現する。

3 X遺伝子異常の遺伝

X染色体上の遺伝子異常の場合は，通常，**X連鎖潜性遺伝**（伴性潜性遺伝，図7-6-c）の形をとる。男性はX染色体を1本しかもたないため病気を発症し，女性は保因者となる。保因者は通常は無症状だが，特定の細胞群で正常X遺伝子のほうに偏って不活化が起こった場合，異常なX遺伝子の発現が優勢になり，その保因者に症状が出る場合がある。

a. 常染色体顕性遺伝
　　例：マルファン症候群

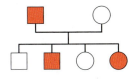

	親：病気	
	A	a
親：正常　a	Aa 病気	aa 健常
a	Aa 病気	aa 健常

■, ●：患者　□：男性　○：女性

b. 常染色体潜性遺伝
　　例：フェニルケトン尿症ほか代謝異常性疾患

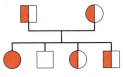

	親：保因者（ヘテロ接合）	
	B	b
親：保因者（ヘテロ接合）　B	BB 正常	Bb 保因者
b	Bb 保因者	bb 病気

◨, ◐：保因者　■, ●：患者
□：男性　○：女性

c. X連鎖潜性遺伝
　　例：血友病，筋ジストロフィー

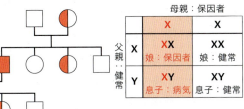

男性のみが発症．
□：男性　○：女性
◨, ◐：保因者

d. 母性遺伝
　　例：ミトコンドリア病

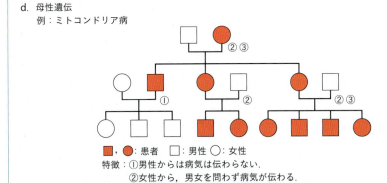

■, ●：患者　□：男性　○：女性
特徴：①男性からは病気は伝わらない．
　　　②女性から，男女を問わず病気が伝わる．
　　　③保因者はなく，全員に病気が伝わる．

図7-6　遺伝形式と病気

B 常染色体潜性遺伝による疾患

以下の項では，それぞれの遺伝形式で代表的な疾患を紹介していく。

常染色体潜性遺伝（図7-6-b 参照）を示す疾患には，様々な代謝異常性の疾患を起こすものが多い。アミノ酸代謝異常症，有機酸代謝異常症，糖質代謝異常症，脂肪酸代謝異常症，尿素サイクル異常症，核酸代謝異常症，金属代謝異常症のほか，細胞内小器官（リソソーム，ペルオキシソームなど）関連疾患など数百種類が知られている。

1 フェニルケトン尿症

アミノ酸代謝異常の代表的疾患である。必須アミノ酸のフェニルアラニンは体内で代謝されチロシンとなり，甲状腺ホルモン，カテコールアミン，メラニンなどの合成に使われる（図7-7）。フェニルケトン尿症では，フェニルアラニンをチロシンに変換する酵素の遺伝子に変異があるため，肝臓でこの酵素量が低下し，高フェニルアラニン血症となり，尿中にフェニルケトンとして排出される。高フェニルアラニン血症を放置しておくと生後4か月の間に中枢神経障害（精神発達遅滞）を引き起こしてしまう。また，チロシン低下のため色白，赤毛などの色素欠乏が起こり，異常代謝物質のため体臭，尿臭が変化する。現在，出生後のスクリーニングで早期に診断可能で，フェニルアラニンを制限する食事療法で，脳の発達障害をかなり予防することができる。

この病気では，多くの場合，父と母で変異の部位が異なっている両親から変異遺伝子を受け継ぐことになる。このように異なる変異アレルを母，父から受け継いだ人を**複合ヘテロ接合体**とよんでいる。

2 新生児マススクリーニング

先天性代謝異常のなかで，フェニルケトン尿症以外にも食事療法などで早期の治療が期

Column 病気の原因になる遺伝子の頻度

36万人に1人の割合で発症する常染色体潜性遺伝病の原因遺伝子の頻度 q を例に考えてみよう。全人口中の正常遺伝子の頻度 p は，p = 1 − q となる。

2つの遺伝子の組み合わせは，$(p+q) \times (p+q) = p^2 + 2pq + q^2$ となり，p^2 が正常の人の頻度で，q^2 が病気の人の頻度のため，$q^2 = 1/360000$ である。したがって，q = 1/600 となる。2pq が保因者の割合で，$2pq = 2(1−q) \times q ≒ 2q = 1/300$ となるため，300人に1人は異常遺伝子をもっていることになる。

遺伝子の異常に基づく疾患が3000種類以上知られていることから（そのすべてが同じ頻度であると仮定すると），およそ1人につき10個は異常遺伝子をもっている計算となる。

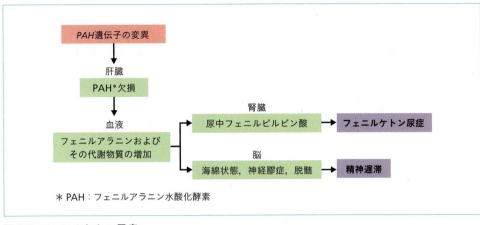

図7-7 フェニルケトン尿症

待できるアミノ酸代謝異常症，有機酸代謝異常症，脂肪酸代謝異常症など，20疾患を検出する検査である．生後4日から6日の間に踵から1滴の血液を採取し，専用のろ紙に吸い込ませ，主にタンデム型質量分析計で検査する（タンデムマス法）．

C X連鎖潜性遺伝による疾患

1 血友病

凝固因子の量の減少を示す**血友病**が有名で，凝固因子第Ⅷ因子の欠損は血友病A，第Ⅸ因子の欠損は血友病Bで，ともにX連鎖潜性遺伝子病で男性にだけ発症する（図7-6-c 参照）．関節内や筋肉内に出血しやすい．イギリスのヴィクトリア女王から最後のロシア皇太子につながる家系が血友病家系として有名である（本編 - 第6章 -Column「血友病家系」参照）．

2 筋ジストロフィー

筋ジストロフィーは，ジストロフィン遺伝子の変異によって，全身の筋肉が変性・萎縮する進行性の筋疾患である．重症の**デュシェンヌ型**の場合は生後4歳までに発症し，起立，歩行の障害が起き，進行性で歩行不能，呼吸不全となる．多くは20歳までに死亡する．ジストロフィン遺伝子はヒトの遺伝子中最大で，突然変異が新たに起こる頻度も高い．患者の1/3は親から由来した異常ではなく，新しく生じた変異が原因である．

D 常染色体顕性遺伝による疾患

常染色体顕性遺伝による疾患（図7-6-a 参照）では，若年成人，成人になってから症状が現れるものも多い．

1 | マルファン症候群

マルファン症候群は，心臓，大動脈，骨格，水晶体，皮膚など多数の臓器に障害を引き起こす遺伝性の結合組織疾患である。遺伝子の変異のため，フィブリリンというたんぱく質が異常となり，結合組織の異常が起きる。

長身で，四肢が長く，指はクモ状というくらいに長い。肋骨も異常で，漏斗胸，鳩胸になる。水晶体の位置異常が起こり，眼球長が増加するため近視となる。大動脈では，中膜に異常が起こり，**大動脈解離**などを起こしやすい。かつては 30〜40 歳代で死亡することが多かったが，降圧薬による治療や大動脈の人工血管による置換で寿命は改善している。

Ｅ メンデル遺伝学以外の機序による遺伝性疾患

メンデル遺伝学に従わない遺伝病もある。代表としてミトコンドリアの機能異常に由来するミトコンドリア病がある。

1 | 母性遺伝

ミトコンドリアは，生体のエネルギー産生の場で，ミトコンドリアの機能障害は中枢神経，骨格筋の障害となって現れる。ミトコンドリアは卵子に由来し，母親から受け継いだもので，精子からミトコンドリアは受け継がれない。このため，ミトコンドリアの障害は母親からしか伝わらない（母性遺伝（図 7-6-d））。

2 | ミトコンドリア DNA

ミトコンドリアは太古の時代の原始細胞に寄生した生命体と考えられており，核にある DNA とは別の DNA をもち，独自のたんぱく質をコードしている。このため，ミトコン

Column ミトコンドリア遺伝子

ミトコンドリア遺伝子は，人間を含め動物では母方からしか伝わらない。世界各地の固有の人種でこの遺伝子配列の違いを分析してみると，違いに規則性があって，違いが起こる順番があることがわかった。この作業によって，ミトコンドリア遺伝子の系統樹をつくりあげたところ，アフリカの集団のほとんどは，系統樹の最初に分岐するグループだった。つまり，アフリカに最も古い人類のミトコンドリア遺伝子があったわけである。アダムの居場所はたどれないが，イヴの居場所を突きとめることはできたのである。

また，500 年以上たって最近駐車場の敷地から発見された過去のイギリス国王リチャード 3 世の遺骨が，実際に彼のものであると確認されたのも，ミトコンドリア遺伝子の系統が決め手になった。

ドリア異常の原因としては，核遺伝子だけでなく，ミトコンドリア遺伝子の変異に基づくものがある。

3 リー（Leigh）脳症

呼吸鎖複合体に関連した核遺伝子やミトコンドリア遺伝子の変異に基づいて，同じような病気が起こる。発育遅滞，退行を示す難治性進行性の疾患で，発症後数年で死亡する。特徴として脳幹，大脳基底核に左右対称性の病変が起こる。

4 高乳酸血症と脳卒中様発作を伴うミトコンドリア脳筋症（MELAS）

主にミトコンドリア DNA の変異により，ATP 産生の障害が起こり，痙攣，脳卒中様発作，低身長，難聴，網膜色素変性，糖尿病など多彩な症状を示す。成人ではタウリン大量投与の有効性が示されている。

V 出生前診断と遺伝子治療

1 出生前遺伝学的検査

近年，母体血を用いた新しい出生前遺伝学的検査を受けることが可能になった（非侵襲性出生前遺伝学的検査［NIPT］）。この検査は母体血漿中の胎児由来 DNA を，母体由来の DNA 断片とともに検出し，両者の DNA 断片の量の差を求めることで，胎児の染色体の数の異常を診断する。21 トリソミー（ダウン症候群），18 トリソミー，13 トリソミーの 3 つのトリソミーの診断に用いられている。この検査は非確定的検査で，診断の確定のためには羊水，あるいは絨毛検査が必要になる。また，日本医学会では，結果を妊婦，パートナーに正しく理解してもらうため，遺伝子カウンセリングのある認証施設で検査を受けることを推奨している[2]。

2 遺伝子治療

単一遺伝子の異常で起こる遺伝性疾患の場合に，患者由来の細胞を取り出して遺伝子改変して患者に戻す，あるいは正常遺伝子を導入したウイルスを感染させることによって不足するたんぱく質を補充するなどの遺伝子治療が開発され，実際に臨床応用されるものもある。また，最近，遺伝子の特定の部位を選択的に変えるゲノム編集の技術が進歩し，体外での受精卵のゲノムの編集により病気を治すゲノム編集治療も考慮される状況となった。ただし，このような受精卵を用いた治療開発には，解決すべき倫理的・技術的な課題が多い。

文献

1) 難病情報センター：先天異常症候群（指定難病 310），2017. https://www.nanbyou.or.jp/entry/5501（最終アクセス日：2023/12/21）
2) 出生前検査認証制度等運営委員会：出生前検査について相談できるところ．https://jams-prenatal.jp/consultation/（最終アクセス日：2023/12/21）

第1編 病理学総論

第 **8** 章

様々な病因と病気 2
感染症

この章では

- 感染症を起こす病原体（ウイルスや細菌など）を理解する。
- 感染に対する生体の防御システムを理解する。
- 感染経路から感染防御の方法を理解する。
- 代表的な感染症について，その原因と防御方法について理解する。

I 感染症と病原体

　何らかの生物が生体に感染して引き起こす病気を感染症とよび，病気を起こす生物を病原体という。病原体には，細菌，リケッチア，クラミジア，ウイルス，真菌，原虫などの微生物のほか，寄生虫（吸虫，条虫，線虫），節足動物が含まれる（表 8-1）。まず，簡単に病原体の特徴を復習する。

II 主な病原体

A ウイルス

　ウイルスは DNA（デオキシリボ核酸）や RNA（リボ核酸）のような遺伝物質が，たんぱく質の殻の中に入った 0.02〜0.3μm の微小な病原体である。独立した代謝・増殖能がなく，自己複製のために生きた細胞に寄生する必要がある（表 8-1 参照）。

▶**ウイルス感染**　ウイルスは細胞に感染した後，感染細胞の代謝を阻害し，盛んに自己複製を開始し，感染細胞を破壊してしまうことが多い。かぜの場合は気道上皮細胞が破壊され，炎症を引き起こす。また，ウイルスが体内から排除されず，感染した細胞（宿主細胞）内に長期に継続して共存することもあり，その細胞の機能を障害し，病気につながる場合がある。たとえば，ヒトパピローマウイルスは子宮頸がんを発症させ，肝炎ウイルスは肝硬変をもたらす。

表 8-1　ヒトに感染する主な病原体

病原体	構　造	大きさ		主な感染症
ウイルス	殻＋DNA または 殻＋RNA		0.02〜0.3μm	インフルエンザ，麻疹，風疹，ウイルス性肝炎，AIDS
細菌	原核単細胞 (原核生物)	クラミジア	0.2〜0.4μm	トラコーマ，オウム病，性感染症
		リケッチア	0.8〜2μm	発疹チフス，ツツガ虫病，紅斑熱
		グラム陰性菌 グラム陽性菌	0.1〜10μm	コレラ，ペスト，百日咳，淋病，食中毒，ジフテリア，肺炎，結核
		スピロヘータ	10〜20μm	梅毒，ライム病
真菌	真核多細胞 真核単細胞		2〜200μm	カンジダ症，皮膚白癬 日和見感染症（アスペルギルス症，クリプトコッカス症，ニューモシスチス肺炎）
原虫	真核単細胞 (原生動物)		2〜30μm	アメーバ赤痢，マラリア，トキソプラズマ症
蠕虫	真核多細胞		3mm〜1m 以上	回虫症，フィラリア症

▶ **潜伏感染** 臨床的な症状を示さず，体内に病原体が持続的に感染している状態である。宿主の免疫低下に伴って再活性化して症状を呈することがある。代表的なものとしてヘルペスウイルスがあげられる（本章-V-B「ヘルペスウイルス」参照）。

B 細菌

細菌には核膜で仕切られるはっきりした核がなく，遺伝子は細胞質に存在している。細菌の大きさは0.1～20μmで，細胞分裂により増える。なお，細菌のように核をもたない生物を**原核生物**とよび，核をもつ**真核生物**と区別している。原核生物は細菌と古細菌から成り，それ以外のほとんどの生物は真核生物である。

▶ **細菌の分類** 細菌は，形状から球菌，桿菌，らせん菌に分類される。また，細菌の細胞壁の性質を反映する**グラム染色性**によってグラム陽性菌とグラム陰性菌に分けられる（図8-1）。さらに生存に酸素が必要か否かで，好気性，嫌気性に分けることができる。

▶ **外毒素と内毒素** 病原性細菌は細胞傷害性のたんぱく質（毒素）をもっている。毒素には，細菌の毒性遺伝子からつくられ菌体の外に分泌される**外毒素**と，菌体の構成成分である**内毒素**（エンドトキシン）がある（表8-2）。コレラ毒素は小腸上皮に働き，イオンの排泄を障害し，難治性の下痢を引き起こす外毒素である。一方，エンドトキシンはグラム陰性菌の外膜の構成物であるリポ多糖（Lipopolysaccharide：LPS）であり，菌体が破壊されることで遊出してくる。LPSは急性炎症を引き起こし，発熱やエンドトキシンショックの原因になる（表8-2参照）。

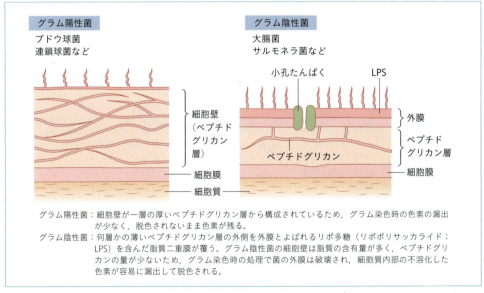

図8-1 細菌の細胞壁構造

II 主な病原体

表8-2 外毒素と内毒素

	外毒素	内毒素（エンドトキシン）
存在	菌体外に分泌	グラム陰性菌の細胞壁外膜
毒素の本体	特異的なたんぱく質 またはポリペプチド	リポ多糖（LPS）
抗原性	容易に抗体ができるためワクチンが可能	抗体ができにくい
症状	下痢（コレラ毒素，エンテロトキシン） 神経麻痺（ボツリヌス毒素，破傷風毒素）	発熱 敗血症性ショック（エンドトキシンショック）

C 真菌

　真菌とはいわゆるカビのことで，真核単細胞，あるいは多細胞の微生物である（表8-1
参照）。形態により，酵母（酵母様真菌）と糸状菌に分類され，生活環の中で両方の形態をと
る真菌もいる。真菌は土壌や腐敗した植物の中で増殖し，小さな胞子をまき散らして繁殖
する。空気中や土壌中の胞子が体内に吸い込まれたり，皮膚などの体表面と接触したりす
るため，真菌感染症は通常，肺や皮膚から始まる。真菌感染症（表8-3）は，肺アスペル
ギルス症のように，肺の空洞病変に菌の塊（アスペルギローマ）をつくるだけで組織に障害
を与えないこともあるが，血管をはじめ組織に対して破壊性に発育し，肉芽腫性の反応を
引き起こすことも多い。また，免疫能の低下したヒトに病気を起こす日和見感染症の原因
病原体として重要である。

D 原虫

　原虫は単細胞の真核生物で，生物学では原生動物とよばれている。人体に病気を引き起
こす原虫には，マラリア原虫，トキソプラズマ，トリコモナスなどがあり，それぞれ，昆
虫媒介，経口，性交などによって感染する（表8-1 参照）。

表8-3 主な真菌感染症

真菌症	感染部位	主な病変・症状	特徴
皮膚糸状菌症（白癬症）	表皮角層，爪，毛 （ケラチン）	落屑，潰瘍など	接触感染，脱落角質により感染 まれに深在化
カンジダ症	皮膚，口腔，性器， 深在性（全身）	化膿，肉芽腫	常在菌 代表的な日和見感染症
アスペルギルス症	気道，肺，消化管	肺にアスペルギローマ形成，肺炎，膿瘍，肉芽腫	大半は日和見感染症 自然界に広く分布（コウジカビ）
クリプトコッカス症	肺，髄膜，全身	凝固壊死～肉芽腫	ハトの糞で増殖 日和見感染症
ムコール症（接合菌症）	肺，気管支，全身	血栓性血管炎～潰瘍	重症疾患を背景に好発
ニューモシスチス肺炎	肺	重篤な肺炎	日和見感染症
コクシジオイデス症	肺，全身	急性気道感染症状	風土性に発生

100　　第1編／第8章　様々な病因と病気2　感染症

III 感染に対する生体防御のしくみ

　感染によって臨床症状が発現（発症）するかどうか，また発症した後の経過は，ヒトの自然抵抗性や免疫応答によって大きく左右される。ヒトは微生物と同じ生活環境で生きている限り，感染という危険は避けられない。この危険に対して，生体は**自然免疫**と**獲得免疫**の2段構えの防御機構を備えている（本編-第5章「免疫とその異常」参照）。ここでは自然免疫を中心に，感染防御のしくみをまとめる（図8-2）。

A 上皮細胞によるバリア

　体外から生体への病原体侵入に対する防御機構として，粘膜や皮膚による生体バリアがある。皮膚や粘膜などの上皮細胞は細胞同士の密着性，分泌物による被覆や洗浄効果によ

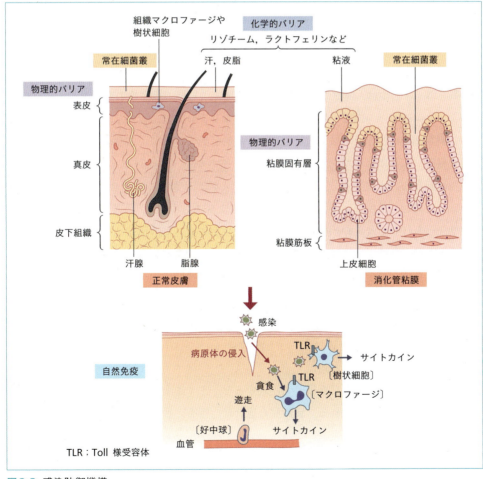

図8-2 感染防御機構

る物理的バリアを形成している。また，皮脂や汗，気管や消化管では，上皮を覆う粘液に殺菌力のあるリゾチームやラクトフェリンなどが含まれていて，病原微生物の侵入や増殖を日常的に阻止している（化学的バリア，図 8-2 参照）。

B 常在細菌叢（生物学的バリア）

皮膚，口腔，大腸，腟表面には，正常でも細菌が一定量存在しているが，病気をもたらすことはない。これらは生体と共生関係にあって**常在細菌叢**とよばれる。この状態は，宿主の生体にとって好都合で，病原性の強い細菌が住みつくことを阻害している（図 8-2 参照）。

▶ **菌交代現象**　目的とする菌以外にも効果をもつ抗菌薬（広域抗菌薬）が不用意に長期間投与されると，常在細菌叢が破壊され，通常では存在しない，あるいは少数しか存在しない菌が異常に増殖してしまう（**菌交代現象**）。この結果引き起こされる臨床症状を**菌交代症**という。

C 細胞による防御（自然免疫）

病原体の侵入を前線で食い止めているしくみとして，バリアによる防御のほかに，免疫応答による防御のしくみ（自然免疫，図 8-2 参照）が存在する。

▶ **傷害作用**　ひとつは，マクロファージや好中球による侵入微生物の貪食・殺菌や NK 細胞による感染細胞への傷害作用である。補体・レクチン系は，侵入した病原体に直ちに反応し，異常細胞に標識をつけて食細胞による異物認識を補助し，貪食の手助けをする。

▶ **TLR 経路**　さらに，単球・マクロファージ，樹状細胞，B 細胞など多種の免疫細胞は，微生物に特有の病原体関連分子パターンをパターン認識受容体（Toll 様受容体*〔TLR〕）などを介して認識し，免疫反応が活性化される（図 8-2 参照）。

初期防御を行うこれらの前線部隊は，病原微生物に対して，迅速に第一線で攻撃をしかける。また多彩なサイトカインシグナルを介して互いに影響し合い，次の強力な防衛手段である獲得免疫システムの誘導と制御を行っている。

IV 感染の成立

病原体が生体防御機構を打ち破って侵入すると，ますます炎症性の反応が盛んになって発熱や痛みなどの症状が現れる。感染症の症状は，感染と戦う免疫応答の現れによる場合

＊ **Toll 様受容体**：Toll 様受容体（TLR）は，細菌やウイルスなどの特徴的な構造を見分ける受容体（センサー）である。主にマクロファージや樹状細胞など自然免疫系の細胞がもっている。ヒトでは 10 種類の TLR が同定されており，ウイルスや細菌由来の DNA や RNA などに対して個別の TLR を介して認識し，応答する。

が多い。

　また，先天性あるいは後天性免疫不全症の患者や，何らかの原因で防御機構に破綻を生じている場合には，容易に感染症を繰り返し，重篤となることも多い。

A 感染経路と伝播

　病原体は，感染源から様々な様式で運ばれ，皮膚の傷口，呼吸，摂食，性行為などを通して，防御機構をかいくぐって人体に侵入する。感染経路に関する知識は，感染の予防という観点からも重要である（図8-3）。一部の病原体は最初に感染した場所で限局して増殖するが，リンパ管，血液，神経などを経由して当初の感染部位とは離れた位置に広がることもある（伝播）。

B 日和見感染症

　AIDS（エイズ，後天性免疫不全症候群）では，CD4陽性T細胞やマクロファージにヒト免疫不全ウイルス（HIV）が持続感染することによって，これらの免疫担当細胞の機能不全や減少を引き起こし，免疫不全をもたらす（本編-第5章「免疫とその異常」参照）。このよう

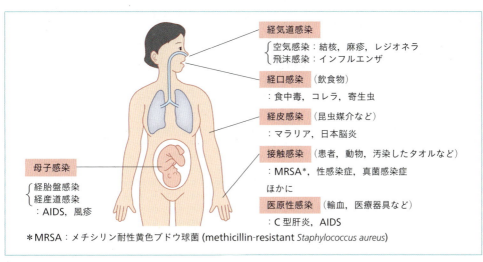

図8-3 感染経路

Column　菌血症と敗血症

　細菌が血流中に検出される状態を菌血症という。一方，敗血症は，感染症によって不適切な生体反応が起こり重篤な臓器障害がもたらされる状態をいう。菌血症と敗血症は重複するところがあるが，別の概念である。

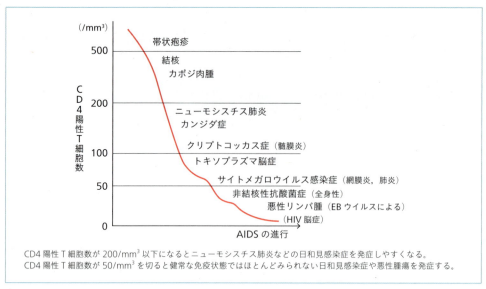

図8-4 AIDSの進行に伴う日和見感染症

な免疫不全状態では，健康な状態のヒトでは感染力をもたない，病原性が極めて弱い微生物によって感染症が発生する。これを日和見感染という（図8-4）。免疫抑制剤や抗がん剤を投与されている患者においても，免疫能の低下から日和見感染が起こりやすい。

▶ **ニューモシスチス肺炎**　真菌の一種であるニューモシスチス・イロベチイによる日和見感染症である。免疫抑制剤などの薬剤投与やAIDSなどの免疫抑制状態において間質性肺炎を発症する。以前はAIDS患者の60〜80％程度に発症する肺炎であった。その後，ニューモシスチス肺炎の予防・治療法や抗HIV療法の導入により，ニューモシスチス肺炎の発症率は著明に減少した。しかし，HIVに感染していることを知らずに，ニューモシスチス肺炎によってAIDSと診断される患者は未だ多く，本疾患はAIDS指標疾患*のなかで最も頻度の高い疾患である。

＊ **AIDS指標疾患**：AIDS発症の基準となる合併症。23種があげられている。

V 代表的なウイルスとその感染症

A 麻疹ウイルス

　いわゆるはしか（麻疹）のウイルスで，パラミクソウイルスに属する1本鎖RNAウイルスである（表8-4）。**空気感染**，飛沫感染，接触感染と様々な感染経路を示し，その感染力は極めて強く，麻疹への免疫力がない集団においては，1人の患者から12〜18人に感染させる。ヒト体内で，免疫を担う全身のリンパ組織を中心に増殖するため，宿主に一過性の強い免疫機能抑制状態をもたらす。

　麻疹は急性熱性発疹性疾患であり，発熱，上気道症状，結膜症状が現れ，口腔粘膜に特徴的な白色小斑点（**コプリック斑**）が出現し，次いで発疹が顔面から全身に広がる（図8-5）。麻疹の2大死因は肺炎と脳炎であり，注意を要する。まれに，麻疹罹患後平均7年の期間を経て亜急性硬化性全脳炎（subacute sclerosing panencephalitis；SSPE）を発症することがある。麻疹ワクチン接種により麻疹発症リスクの低減が期待される。

B ヘルペスウイルス

　ヘルペスウイルスは2本鎖DNAウイルスで，ヒトに対して多くの重要な急性・慢性疾患をもたらす（表8-4参照）。生体内に侵入したヘルペスウイルスは発症の有無にかかわらず特定の臓器・組織に潜伏感染する特徴をもつ。

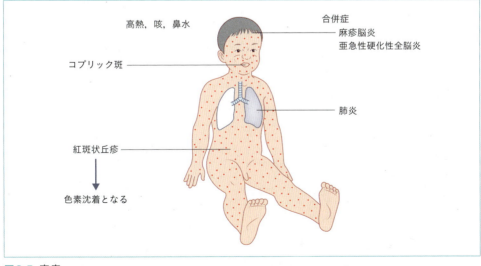

図8-5 麻疹

▶**単純ヘルペスウイルス**　単純ヘルペスウイルス1型は口唇周囲の歯肉炎や口内炎を，単純ヘルペスウイルス2型は性器ヘルペスや皮膚ヘルペスを生じる。

▶**水痘・帯状疱疹ウイルス（VZV）**　水痘（水ぼうそう），帯状疱疹の原因ウイルスである。水痘は，VZVの初感染として現れる疾患である。VZVは初感染の後，知覚神経節に潜伏感染し，宿主は長期間無症状で過ごす。帯状疱疹では，潜伏感染していたVZVが宿主の免疫力の低下により再活性化し，神経の支配領域に限局した疾患をもたらす。帯状疱疹の発疹は，神経の走行に沿って片側のみにみられることが大きな特徴で，水疱を形成する（図8-6）。高齢者では水疱がおさまった後も疼痛が持続することがある（帯状疱疹後神経痛）。そのほか，妊娠初期に水痘に罹患すると，胎児に重篤な障害をもたらすことがある（先天性水痘症候群）。

▶**エプスタイン-バーウイルス（EBウイルス）**　EBウイルスは95％以上の健常成人が感染し

表8-4 病気を起こす主なウイルス

	ウイルス科	主なウイルス	感染症
RNAウイルス	オルソミクソウイルス	インフルエンザウイルス	インフルエンザ
	パラミクソウイルス	麻疹ウイルス	麻疹
		ムンプスウイルス	流行性耳下腺炎
	レトロウイルス	ヒトT細胞白血病ウイルス	成人T細胞白血病，リンパ腫
		ヒト免疫不全ウイルス	AIDS
	トガウイルス	風疹ウイルス	風疹
	コロナウイルス	SARSコロナウイルスなど	SARS，MERS，COVID-19など
DNAウイルス	ヘルペスウイルス	単純ヘルペスウイルス	1型：口唇病変 2型：性器感染症
		水痘・帯状疱疹ウイルス	水痘，帯状疱疹
		EBウイルス	リンパ腫，伝染性単核球症，胃がん
		サイトメガロウイルス	胎児感染，日和見感染症
	パポバウイルス	ヒトパピローマウイルス	子宮頸がん

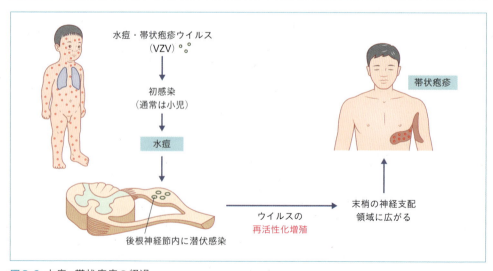

図8-6 水痘・帯状疱疹の経過

終生共生している「誰もが感染するウイルス」であると同時に，低頻度でリンパ球系や上皮系の腫瘍の原因となる「がんウイルス」でもある。EB ウイルスは主に唾液を介して感染し，主として B リンパ球に潜伏感染する。EB ウイルスの初感染が乳幼児期の場合は不顕性感染であることが多いが，思春期以降の場合は，強い全身反応が起こり，伝染性単核球症をもたらす。臓器移植後や AIDS 患者など，免疫機構が破綻すると EB ウイルスに感染したリンパ球が腫瘍性に増殖する。また，バーキットリンパ腫などのリンパ腫，鼻咽頭がん，一部の胃がんの発生に関係している。

▶ **サイトメガロウイルス（CMV）**　通常は幼小児期に感染し，生涯宿主に潜伏感染する。妊婦が CMV 感染あるいは再活性化をきたすと，CMV が胎盤を経由して胎児に感染し，流産や先天性 CMV 感染症をもたらす。また，免疫不全によって潜伏感染状態から再活性化すると，網膜炎，腸炎，脳炎，肺炎などを引き起こす。

C　ムンプスウイルス

　1 本鎖 RNA ウイルスで，飛沫や唾液により伝播する（表 8-4 参照）。両側の唾液腺の腫脹を特徴とする**流行性耳下腺炎**（ムンプス，おたふくかぜ）をもたらす。流行性耳下腺炎の好発年齢は 3〜6 歳で，通常 1〜2 週間で軽快するが，成人が感染すると症状が重くなる傾向がみられ，精巣炎，髄膜炎，膵炎などを発症することがある。

D　風疹ウイルス

　1 本鎖 RNA ウイルスで，風疹への免疫がない集団において，1 人の風疹患者から 5〜7

Column　パンデミック

　大陸をまたがって世界的な規模で流行する疾病を「パンデミック」という。人類の歴史を通じて，天然痘，結核，ペスト，インフルエンザ，新型コロナウイルス感染症などのパンデミックが数多く発生している。最も致命率の高いパンデミックは，14 世紀のペスト（黒死病）のパンデミックで，75 万〜2000 万人以上が死亡したとされる。また，第 1 次世界大戦のまっただ中に流行したスペインかぜ（新型インフルエンザ）は，全世界で推定 8000 万〜1 億人が死亡した。これは戦死者をはるかに上回り，ある意味でパンデミックが戦争を終結させたといえるかもしれない。また，14 世紀のイタリア，フィレンツェの住人，ボッカッチョは黒死病（ペスト）に遭遇した。著作「デカメロン」には，黒死病の渦中の人々や町の様子が如実に書かれている。黒死病は東方に始まり，恐ろしい勢いでヨーロッパを席巻し，そこで 3000 万人以上の死者を出したとされている。パンデミックは歴史のなかで何度も登場し，人々の暮らしや世界史に大きな影響を与えてきたのである。

V　代表的なウイルスとその感染症　107

人にうつす強い感染力を有する（表8-4参照）。**風疹**は，発熱，発疹，リンパ節腫脹を特徴とする急性ウイルス性発疹症である。妊娠20週頃までの，風疹に感受性のある妊婦が風疹ウイルスに感染すると，出生児が先天性風疹症候群を発症する可能性がある。妊娠可能年齢の女性で風疹抗体がない場合には，積極的なワクチン接種が望まれる。ただし，風疹含有ワクチンはウイルスの毒性を弱めてつくられたワクチンであり，ウイルスが胎児に感染する可能性を完全に否定できないため，妊娠中のワクチン接種は受けることができない。

E コロナウイルス

　コロナウイルスはRNAウイルスで，約3万塩基（RNAウイルスとして最長）のゲノムRNAをもつ（表8-4参照）。ヒトに感染するコロナウイルスには，風邪の病原体として人類に蔓延しているものに加え，今世紀になってヒト感染を認めたSARSコロナウイルス，MERSコロナウイルス，そして2019年にパンデミックをもたらしたSARSコロナウイルス2の3種類が確認されている。

▶ **かぜのコロナウイルス**　ヒトに日常的に感染する4種類のコロナウイルスがあり，冬季に流行のピークがみられる。ほとんどのヒトが6歳までに感染を経験し，生涯にわたって何度も感染するが，基本的には軽症にとどまる。

▶ **SARSコロナウイルス**（severe acute respiratory syndrome coronavirus：SARS-CoV）　SARSは2002年に中国広東省で発生した。コウモリのコロナウイルスがヒトに感染して重症肺炎を発症するようになったと考えられている（致死率9.6％）。一人の感染者から十数人に感染を広げる「スーパースプレッダー」がみられた。2004年以降，ヒトへの感染はみられていない。

▶ **MERSコロナウイルス**（Middle East respiratory syndrome coronavirus：MERS-CoV）　ヒトコブラクダにかぜ症状を引き起こすウイルスであるが，種の壁を超えてヒトに感染すると重症肺炎を引き起こすと考えられている。2012年にサウジアラビアで初めて検出された。致死率34.4％とされてきたが，一般のサウジアラビア人の0.15％がMERS抗体を保有しており，数値に現れない何万人もの感染者が存在していると推察され，その大多数はウイルス感染しても軽症あるいは不顕性感染で経過していると考えられる。

▶ **SARSコロナウイルス2**（severe acute respiratory syndrome coronavirus 2：SARS-CoV-2）
Coronavirus disease 2019（COVID-19〔日本ではいわゆる「新型コロナウイルス感染症」〕）をもたらす病原体である。SARS-CoV-2は2019年に中国武漢市で発見され，全世界に感染拡大し，2023年時点で数億人の感染者と600万人以上の死亡者をもたした。どのような経緯でこのウイルスがヒトに感染するようになったのかは明らかになっていない。感染力は事例により様々である。ヒトからヒトへの伝播は咳や飛沫を介して起こるが，時にエアロゾル感染も生じる。高齢者や心臓病・糖尿病などの基礎疾患を有する人で重症の肺炎を引き起こすことが多い。パンデミックを機に，新技術であるmRNAワクチンの開発が進み急速に

108　　第1編／第8章　様々な病因と病気2　感染症

普及した。

F インフルエンザウイルス

インフルエンザウイルス（表8-4参照）にはA，B，Cの3型があり，A型とB型が大きな流行をもたらす。インフルエンザウイルスを病原体とする気道感染症が**インフルエンザ**であるが，重症度や感染力が高いため一般の「かぜ症候群」とは分けて考えるべきである。A型インフルエンザはヒト，鳥，ウマ，ブタなどに広く感染する人獣共通感染ウイルスで，抗原性が小さく変化しながら毎年世界中のヒトの間で流行している（季節性インフルエンザ）。一方，抗原性が大きく異なるウイルスが出現すると，多くのヒトが免疫を獲得していないため急速に蔓延する「新型インフルエンザ」をもたらす（過去のスペインかぜも新型インフルエンザである）。日本の流行は冬季にピークとなるが，年により流行の程度とピークの時期は異なる。

G エボラウイルス

エボラウイルスは野生動物からヒトに伝播し，ヒトからヒトに拡大する。エボラウイルス病（旧エボラ出血熱）はウイルス性出血熱に分類される一疾患で，平均致死率が50％と極めて高い。アウトブレイク（一定の期間内に特定の地域の特定の集団で，予想されるより多くの感染症が発生すること）の制御には地域社会での感染症危機管理が必要である。

VI 代表的な細菌とその感染症

A ブドウ球菌

▶ 黄色ブドウ球菌　黄色ブドウ球菌は皮膚に常在しているが，創傷などで感染防御の障壁が破壊されると，体内に侵入し化膿症を起こす。毛包炎，膿瘍，創傷感染の原因となる。乳幼児に起こる伝染性膿痂疹では，表皮に菌が感染し，産生された表皮剝離毒素によって炎症を起こし，大きな水疱をつくる。全身的に広がった場合は，ブドウ球菌性熱傷様皮膚症候群となる。

また，黄色ブドウ球菌は，**食中毒**の原因ともなる（表8-5）。菌が食品内で増殖し，**エンテロトキシン**を産生する。この毒素は加熱処理後も毒性をもっていることが多く，食事をして1〜5時間後に嘔吐で発症する。

▶ メチシリン耐性黄色ブドウ球菌（MRSA）　黄色ブドウ球菌は抗菌薬による治療で死滅

表8-5 主な細菌性食中毒

分類	原因菌	特徴・症状など
毒素型（食品内で増殖した菌の毒素による）	黄色ブドウ球菌 ボツリヌス菌	調理者の指先の化膿巣から汚染 神経麻痺症状
感染毒素型 （腸内での増殖と毒素による）	腸管出血性大腸菌 O157 腸炎ビブリオ菌 病原性大腸菌 ウェルシュ菌	ベロ毒素を産生 魚介類から感染 乳幼児胃腸炎を起こす 自然界に広く分布，集団発生
感染侵入型 （腸内での増殖による）	サルモネラ菌 カンピロバクター	未洗浄鶏卵，ペットなどから感染 生肉または加熱不十分な肉から感染

が，突然変異などで抗菌薬に抵抗性を示す菌が出現することがある。なかでも MRSA は，強力な広域抗菌薬であるメチシリンに耐性を獲得し，**MRSA 院内感染**の原因細菌である。医療者や患者の露出部である顔面皮膚，特に鼻前庭部に定着しやすい。医療者の手指を介して広がりやすいため，患者の処置の前にはきちんと手洗いすることが重要である。

B 腸管出血性大腸菌

大部分の大腸菌は非病原性であるが，一部の大腸菌は下痢を引き起こす下痢原性大腸菌であり，5種類に分類されている。

▶ **O157** 下痢原性大腸菌の一つである腸管出血性大腸菌であり，日本では 1996（平成 8）年，集団食中毒の原因となった。O157 は胃酸に抵抗性で，細菌数が少なくても大腸に感染し，下痢を起こす。重症の症例では，溶血性尿毒症症候群，脳症を引き起こす。溶血性尿毒症症候群は，微小血管の内皮細胞障害によるもので，O157 が産生するベロ毒素（志賀毒素）が原因の一つである。

C レジオネラ（Legionella）菌

アメリカのフィラデルフィア市で在郷軍人（legionnaire）の大会が開かれたときに集団発生した急性肺炎の病原体として名づけられた。この菌は環境中に広く分布しており，不衛生な冷房用水に混入し，汚染空気を介して感染が広がった。日本では温水循環型の浴槽が感染源となった例が報告されている。

D 破傷風菌

破傷風菌は，菌が産生する神経毒素による神経疾患である破傷風の原因菌である。破傷風菌は嫌気性（酸素があると増えることができない）グラム陽性桿菌で，土壌などの環境に広く分布する。創傷から侵入し，嫌気状態の創傷部で増殖し，毒素を産生する。毒素が血行性およびリンパ行性に末梢神経に到達し，抑制性の神経伝達を減少させるため，神経が過

活動の状態になる。その結果，痙攣や筋肉のこわばりなどの，破傷風の臨床症状を引き起こす。

E コレラ菌

コレラ毒素産生コレラ菌（O1血清型またはO139血清型コレラ菌）は急性感染性腸炎で，コレラの原因菌である。近年世界で流行しているコレラは，軽症の水様性下痢や軟便で経過することが多いが，重症例では大量の水様便（米のとぎ汁様）と嘔吐がみられる。日本におけるコレラ患者は海外からの輸入症例が大部分を占めるが，輸入食品からの感染と考えられる国内発症事例も散見される。

VII 肉芽腫性細菌感染症

細菌感染症のなかで肉芽腫を形成する代表的なものは，結核，ハンセン病，梅毒である。

A 結核

結核は結核菌による飛沫感染あるいは**空気感染**による感染症である。かつては国民病といわれ，その後著減したが，現在でも全国で毎年1万人ほどが新たに罹患している。結核菌の細胞壁には脂質が多く，色素で染色されると酸性アルコールでも脱色されにくい。こ

Column　ベロ毒素と志賀毒素

ベロ毒素は，アフリカミドリザルの腎臓細胞に由来するベロ細胞を激しく破壊することが特徴的であることから名づけられた。ベロ細胞は，本来はヴェーロ（Vero）と書くのが正しく，エスペラント語の「緑（verda）」と「腎（reno）」を合成したという。志賀潔が世界で初めて分離した赤痢菌がもつ毒素，志賀毒素と同一か，極めて近いもので，非病原性の大腸菌が，毒素遺伝子を取り込んで，病原性となったと考えられている。

Column　輸入感染症

経済活動の活発化，交通網の発達による人的・物的往来の増加によって，本来日本ではみられなかった感染症が輸入される事例が増加している。黄熱病，デング熱などのウイルス感染症，ヒストプラズマ症やコクシジオイデス症といった真菌感染症，マラリアなどの原虫症があげられる。

のことを「抗酸性」といい，このような性質の菌は抗酸菌とよばれている。詳しくは第2編 - 第3章 - Ⅰ -B-4-2「肺結核」参照。

▶ **肉芽腫の形成**　結核菌は空気感染で気道から肺に入り，肺胞マクロファージに貪食される。結核菌は貪食されることを利用するかのように，一部は殺菌されることなくマクロファージの中で増殖を繰り返し，マクロファージを破壊する。その周囲では結核菌の細胞壁の分子などに対する免疫反応が起こり，活性化されたマクロファージ，多核巨細胞が集まって肉芽腫ができる（本編 - **図4-8**「肉芽腫性炎：結核性肉芽腫」参照）。

▶ **乾酪壊死**　肉芽腫の中心部の凝固壊死は，チーズのように見えることから**乾酪壊死**とよばれており，結核菌の膜脂質を大量に含む。

B ハンセン病

　ハンセン病は結核菌と同様，抗酸菌であるらい菌による慢性感染症で，おもに皮膚と末梢神経に病変をつくる。ヒトからヒトへの感染の後，感染者のごく一部が長い潜伏期の後に発病する。らい菌は細胞内に寄生し，宿主の免疫状態により，結節性または肉芽腫性病変をつくる。顔貌が変形するため，根拠のない社会的差別，隔離の対象となった。

Column 性感染症

　　性行為によって感染する疾患を sexually transmitted diseases；STD あるいは sexually transmitted infection；STI とよぶ。多種の病原体が性行為で感染することが知られている（表）。予防，早期発見・早期治療が重要である。

　　非淋菌性尿道炎はクラミジアによって起こるが，感染者の男性の約50％，女性の約75％は症状が出ない。このためクラミジア感染症は，世界でも日本でも最も頻度の高い性感染症である。不妊，子宮外妊娠，流産の原因にもなる。

表　主な性感染症

性感染症	病原体	病原体の分類
AIDS	ヒト免疫不全ウイルス（HIV）	ウイルス
B型肝炎	B型肝炎ウイルス	
C型肝炎	C型肝炎ウイルス	
尖圭コンジローマ	ヒトパピローマウイルス	
性器ヘルペス	単純ヘルペスウイルス2型（HSV-2）	
クラミジア感染症	クラミジア・トラコマチス	クラミジア
淋病	淋菌	細菌
梅毒	トレポネーマ・パリダム	
性器カンジダ症	カンジダ	真菌
腟トリコモナス症	トリコモナス	原虫

表8-6 梅毒の病期と特徴

	出現時期	症状
第Ⅰ期	感染後数週間（3週間程度）	性器など（硬結，硬性下疳）
第2期	第Ⅰ期の症状出現から4～10週間経過	全身播腫（リンパ節腫脹，発疹，粘膜斑）
第3期	数年～数十年後	大動脈炎，神経梅毒，ゴム腫

C 梅毒

梅毒は性感染症で，性交時に皮膚や粘膜の小さな傷口からスピロヘータ型の細菌である梅毒トレポネーマが侵入し，主に生殖器に感染する。以前は減少傾向であったが，近年，特に 20～50 歳代で急増している。

第 1 期は感染後 3 か月までで，初期硬結という赤褐色の硬結ができ，その後潰瘍化し辺縁が隆起した病変（硬性下疳）となり，無痛性の鼠径リンパ節腫脹を伴う。第 2 期は，血行性に広がり全身に多彩な皮膚病変が起こる。未治療で放置すると第 3 期となり，ゴム腫が皮膚や臓器に発症する（表 8-6）。また，母子感染により，流産，死産，先天梅毒などを起こし得る。

Ⅷ 代表的な原虫感染症

A マラリア

マラリアは，先進諸国では根絶されたが，熱帯，亜熱帯地域では現在も蔓延している。日本では輸入感染症として重要である。病原体であるマラリア原虫は，蚊を媒介としてヒト赤血球に感染し，それを破壊する。貧血，脾腫，悪寒と高熱の発作を起こすのが特徴的である。致死率は 20～50％である。

Ⅸ そのほかの感染病原体

A プリオン

プリオンとは proteinaceous infectious particle からつくられた造語であり，たんぱく質からなる感染性因子である（プリオンたんぱく質〔PrP〕）。プリオン病はヒトおよび動物におい

て伝達性（感染性）のある異常型プリオンたんぱく質が脳に蓄積し，脳が海綿状に変化することによって起こる。人獣共通感染症であり，動物ではウシ海綿状脳症（狂牛病），ヒトではクロイツフェルト‐ヤコブ病などが知られている。

　異常型の PrP はたんぱく質分解酵素に抵抗性を示し，さらに異常型 PrP が正常型 PrP を異常型に誘導するため，脳内に異常型 PrP が高度に蓄積する（図 8-7）。

▶ **クロイツフェルト‐ヤコブ病**（Creutzfeldt-Jakob disease：CJD）　急速進行性かつ致死性の認知症疾患で，典型例では数か月で無動無言となり死亡する。発症は年間 100 万人に 1 人程度で，孤発性，感染性，遺伝性がある。感染性 CJD は，狂牛病からの感染（変異型 CJD）や，CJD 汚染成長ホルモン投与や汚染脳硬膜移植などによって起こる医原性 CJD などがある。大脳は海綿状に変化し，神経細胞が脱落し，異常型 PrP が沈着する。

Column　## 人獣共通感染症

　ヒトと動物が共通に感染する感染症のことである。動物の保有する病原体が，新たにヒトに感染するようになった後，ヒトからヒトへ伝播し，ヒトの間で感染が拡大する場合は，新型コロナウイルス感染症のように，特に公衆衛生上の問題となる。ここで取り上げたインフルエンザ，SARS，変異型 CJD を含め，現在 200 以上の人獣共通感染症が知られている（表）。

表　主な人獣共通感染症

	疾　患　名
細菌感染症	サルモネラ症，エルシニア症，ペスト，炭疽，ブルセラ症，野兎病，リステリア症，結核，カンピロバクター感染症，腸管出血性大腸菌 O157 感染症，赤痢，レプトスピラ症，回帰熱
クラミジア，リケッチア感染症	オウム病，ネコひっかき病，ツツガ虫病，発疹熱，Q 熱
ウイルス感染症	狂犬病，日本脳炎，黄熱，インフルエンザ，SARS
真菌感染症	コクシジオイデス症，ヒストプラズマ症，クリプトコッカス症，アスペルギルス症
原虫感染症	アメーバ赤痢，リーシュマニア症，トリパノソーマ症，トキソプラズマ症，ランブル鞭毛虫症，クリプトスポリジウム症，ニューモシスチス肺炎
線虫症	旋毛虫症，イヌ・ネコ・ブタ回虫症，東洋毛様線虫症，イヌ糸状虫症，アニサキス症，顎口虫症
吸虫症	住血吸虫症，肺吸虫症，肝吸虫症，肝蛭症，横川吸虫症
条虫症	広節裂頭条虫症，日本海裂頭条虫症
異常たんぱく質	プリオン病（CJD，ウシ海綿状脳症）

114　　第 1 編／第 8 章　様々な病因と病気 2　感染症

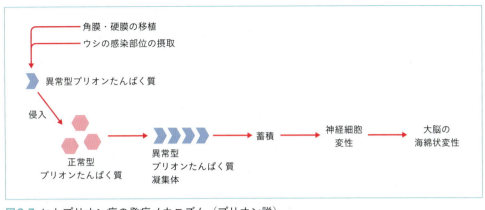

図8-7 ヒトプリオン病の発症メカニズム（プリオン説）

X 院内感染症・薬剤耐性菌

　院内感染症とは，① 医療機関において患者が原疾患とは別に新たに罹患した感染症，② 医療従事者等が医療機関内において感染した感染症と定義される。通常，① に関しては入院して48時間以降に発症した感染症で，市中で感染し一定の潜伏期間を経て入院後に発症したものを除いたものとされる。

　医療現場では院内感染症の発生を事前に予防し，万一発生した場合には，感染を広げないようにコントロールする必要がある。病原体の伝播を防ぐ基本的な方策が標準予防策であり（表8-7），感染源の有無にかかわらず，血液・体液，分泌物，排泄物，創傷のある皮膚・粘膜を介する微生物の伝播リスクを減らすために，すべての患者に対して実施される。すでに感染症（もしくは病原体）の種類が判明している場合は，標準予防策に加えて，その病原体の伝播様式に応じた，感染経路別（空気感染，飛沫感染，接触感染の3つの感染経路）の予防策を講じる。

　院内感染の病原体は様々であるが（表8-8），抗菌薬による治療が困難な**薬剤耐性菌**の増加が問題となっている。薬剤耐性菌の代表として，メチシリン耐性黄色ブドウ球菌（MRSA）

表8-7 標準予防策

- 手指衛生
- 個人防護具の使用
- 呼吸器衛生・咳エチケット
- 患者ケアに使用した器材・器具・機器の取り扱い
- 周辺環境整備およびリネンの取り扱い
- 患者配置
- 安全な注射手技
- 腰椎穿刺時の感染予防策
- 血液媒介病原体曝露防止

表8-8 院内感染症の主な病原体

種類		病原体
細菌	グラム陽性菌	黄色ブドウ球菌（MRSA を含む），コアグラーゼ陰性ブドウ球菌，腸球菌（VRE を含む）などの連鎖球菌
	グラム陰性菌	腸内細菌，セラチア，緑膿菌，アシネトバクター
	嫌気性菌	クロストリジオイデス・ディフィシル
	抗酸菌	結核菌
	真菌	カンジダ，アスペルギルス，ニューモシスチス・イロベチイ
ウイルス		インフルエンザウイルス，ノロウイルス，ロタウイルス，アデノウイルス，サイトメガロウイルス，肝炎ウイルス，HIV，麻疹ウイルス，風疹ウイルス，水痘・帯状疱疹ウイルス，ムンプスウイルス

やバンコマイシン耐性腸球菌（vancomycin-resistant enterococci；VRE），多剤耐性緑膿菌がある。不適切な抗菌薬投与により多数の抗菌薬感受性菌が駆逐されると，本来は少数のみ存在していた，抗菌薬に耐性を示す細菌（薬剤耐性菌）が増殖する環境をつくってしまう。したがって，薬剤耐性菌を増やさないために抗菌薬を適正に使用することが大切で，できるだけ短期間に，できるだけ狭域の抗菌薬を投与し，広域の抗菌薬で治療を開始した場合も，途中で狭域抗菌薬に変更できないか検討する必要がある。

Column　院内感染とゼンメルワイス

　19世紀の半ば，ウィーン大学医学部の産婦人科病棟では，分娩の後に敗血症を起こして死亡する産婦が後を絶たなかった（産褥熱）。特に病理解剖に熱心な医師のいる病棟で多く発生していた。実は，この当時，臨床医は解剖も行っていたが，通常，素手で行い，解剖の後，手も洗わずに次の患者の診療を行っていたのである。細菌が発見される前の時代であった。医師ゼンメルワイスは，この経路を断ち切ることが重要と考え，手洗い，消毒を徹底することで産褥熱の発生を抑えることに成功した。

第1編 病理学総論

第 **9** 章

様々な病因と病気 3 環境による疾患

この章では

● 病気の原因となる環境因子を理解する。
● 環境因子のなかで最も重視される喫煙の有害性について理解する。
● アスベストの有害性について理解する。
● 治療に用いられる放射線や薬剤について正しい知識をもつ。
● 飲酒，ビタミン，食物，水と病気の関係について正しい知識をもつ。

I 環境因子と病気

　病気を起こす原因として遺伝因子，環境因子があり，多くの病気では両方の原因が様々な比率で関与している。本章では，特に環境因子が重要な役割を果たしている病気について紹介する（感染症については前章「感染症」参照）。病因と疾患のつながりを確認することで，病因の除去・規制・制限により病気の悪化を食い止め，予防に役立てることができる[1]。また，病因と疾患との結びつきが必ずしも 1 対 1 に対応しているものではなく，1 つの病因が複数の臓器の疾患に関係していることも理解しておきたい。

　日本人の死亡リスク要因（取り除くことができる要因）としては，喫煙，高血圧・高血糖・肥満などの生活習慣要因，アルコール・塩分摂取などの食事内容や，発がんに関連した感染症（ヘリコバクター・ピロリ感染など）があげられる。生活環境において病因への曝露や病因食物の摂取が長期に及んでいることが多いため，患者の生活歴，生活環境，職業歴を確認することは重要である。

II 生活環境と疾患

　患者個人だけでなく，生活環境を通して周囲の人たちにも同じように健康被害を及ぼす病因として，喫煙，アスベストを取り上げる。

A 喫煙

　喫煙は取り除くことが可能な病気の原因のなかで最大のものであり（表9-1），日本人の死亡リスク要因の第 1 位で，およそ 13％の死亡に関係していると推定されている[2]。喫煙が死因として関係した病気の内訳は，半数ががん，約 1/3 が循環器疾患，残りが慢性閉塞性肺疾患などの呼吸器疾患などである。

表9-1 喫煙が関連する疾患

がん	肺がん，喉頭がん，口腔がん，咽頭がん，食道がん，胃がん，肝臓がん，膵がん，膀胱がん
循環器疾患	狭心症，心筋梗塞，大動脈瘤，バージャー病
呼吸器疾患	慢性閉塞性肺疾患（肺気腫，慢性気管支炎）
消化器疾患	胃・十二指腸潰瘍，口内炎
精神疾患	ニコチン依存症
妊娠への影響	早産，自然流産，周産期死亡，胎児性たばこ症候群（低出生体重児）
受動喫煙による影響	肺がん

1 タバコの成分

　タバコの煙はガス成分と粒子成分（タール）から成り，200種類以上の有害物質を含む。粒子の直径は0.4〜1μmで，大気中の健康影響で問題となっているPM2.5（粒子径2.5μm以下）よりさらに微小で肺の奥深くまで侵入する。タバコのガス成分には一酸化炭素，粒子成分には心血管系に悪影響を及ぼすニコチン，**芳香族炭化水素**など発がん性物質や多種類の有害化学物質が含まれている。このため，喫煙は死因に至らないまでも様々な健康障害を引き起こしている。ここでは，特にタバコの煙の侵入経路となる呼吸器系の疾患についてみていく。

2 喫煙と肺気腫

　タバコの煙は気管，気管支などの粘膜を通過する際に慢性気管支炎を引き起こし，微粒子は細気管支，肺胞に到達・沈着して炎症を引き起こす（図9-1）。このため肺の小葉中心部の細気管支を中心に炭粉とともに微粒子が沈着し，気道末端周囲の肺胞上皮を傷害するため，肺胞が破壊される。破壊の範囲が広くなると肺胞の血管も減少し，ガス交換，すなわち血液の酸素化，二酸化炭素の排出が十分に行えなくなる。この状態が肺気腫で，慢性気管支炎と合併することも多く，ともに慢性閉塞性肺疾患とよばれている。

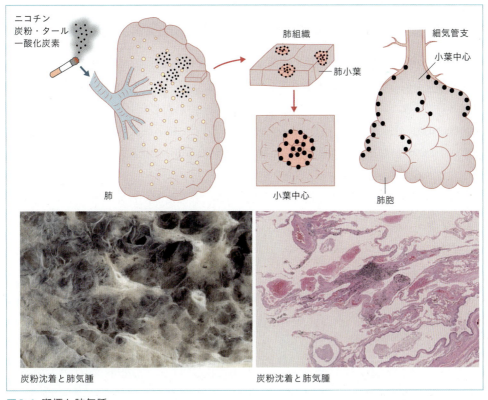

図9-1 喫煙と肺気腫

3 | 喫煙と肺がん

　タバコの煙に含まれる多種類の発がん物質は，気道から血中に移行して多くの臓器の発がんに関係しているが，気道系では直接的な影響を及ぼす。喫煙者では非喫煙者に比べ，肺がん，喉頭がんになる危険性が，男性でそれぞれ4.5倍，32.5倍である。また喫煙者では，肺がんのなかでも太い気管支に発生する扁平上皮がん，小細胞がんが多い。

　芳香族炭化水素の代謝に関係する酵素の遺伝的多型性など，肺がんの発症しやすさには体質的な違いもあるが，タバコの害は肺以外の臓器に及ぶばかりでなく，環境を介して周囲の人の健康被害にもつながっている。

4 | 受動喫煙

　タバコの煙には，喫煙者が直接吸う主流煙に加え，火のついているタバコから発生する副流煙がある。副流煙には主流煙よりも多量の有害物質が含まれている。副流煙を非喫煙者が吸いこむ「受動喫煙」は，周囲の非喫煙者に肺がん，虚血性心疾患，脳卒中，乳幼児突然死症候群などを引き起こしている。このため，受動喫煙をなくす対策が立遅れていた日本でも，ようやく2018（平成30）年の健康増進法の改正により，施設ごとの禁煙措置が義務づけられた。家庭においても受動喫煙の起こらない環境が大切である。

Ｂ｜アスベスト

　環境因子のなかには職業と密接に関係している因子がある。なかでも**アスベスト**（石綿）は，安価で有効な断熱材，絶縁体であったため，様々な工場で使用された[3]ほか，建築用資材として学校，病院など多くの建造物に大量に用いられてきた。アスベストはケイ酸塩化合物（鉱物）であるが，直径が$1\mu m$に満たない極めて細い繊維状で，空気中に飛散しやすい。このため職業による長期曝露に加え，周囲の環境中に広がることでも病気を引き起こしている。

　1960年代にアスベストによる健康被害が明らかになったが，日本では規制が段階的なものにとどまり，2006（平成18）年にようやく全面的に製造・使用等が禁止された。ただし，

Column｜ニコチン依存症と禁煙

　通常のタバコはもちろん，非燃焼・加熱式タバコにもニコチンが含まれている。ニコチンは肺から直ちに吸収され脳に到達し，ドパミンの放出を促し，快感，満足感を生じさせる。このためニコチンへの依存が強まり，喫煙しないと不安，イライラなどニコチン離脱症状が出現する。

　禁煙のためには禁煙補助薬（ニコチンガム，ニコチンパッチ）の利用も助けになるが，依存度の強い人には医療機関に設けられている禁煙外来を受診することが勧められる。

今後もアスベストが使用された建物を解体するときに飛散する危険性があり、防止対策の徹底が求められている。

1 アスベストの有害性

アスベストは吸入されると肺胞に到達し、肺に滞留し、組織に沈着する。マクロファージが貪食しても、アスベストを消化・処理することができないため、周囲に炎症を引き起こす。一方、アスベスト繊維に鉄を含むたんぱく質が付着して、「鉄アレイ状」「団子状」「ビーズ状」となったアスベスト小体ができる。アスベスト小体は喀痰中に排出されることもある。

2 アスベスト関連疾患

アスベストの吸入によって引き起こされる疾患には、アスベストーシス、胸膜の限局性の肥厚（胸膜肥厚斑［胸膜プラーク］）、胸水、そして肺がん、**胸膜中皮腫**などがある（図9-2）。

アスベストーシスは、比較的長期にわたって職業的に曝露された人[4]に生じる肺線維症で、肺の拡張、収縮が妨げられる拘束性障害を引き起こす。石綿鉱山、石綿製品製造をはじめ、造船所、製鉄工場、建築現場での石綿吹付、張り付けなど、石綿を直接取り扱う作業だけではなく、そのような環境での事務仕事であっても長期に曝露している可能性がある。アスベスト長期曝露により肺がんのリスクは5倍に上昇するといわれ、喫煙者ではリスクは相乗的に高まり、50倍になるとの報告もある。

一方、アスベスト曝露量が低くても発症する疾患として、胸水、胸膜プラーク、胸膜中皮腫がある。特に胸膜中皮腫は胸膜に発生するまれな腫瘍で、腫瘍によって胸膜がびまん性に厚くなって肺を取り囲み、さらに周囲臓器に浸潤する。胸膜中皮腫の場合、曝露から発症までの期間（潜伏期）は20年から40年と長く、家庭内曝露（アスベスト繊維が付着した

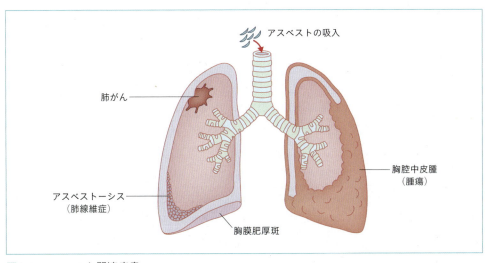

図9-2 アスベスト関連疾患

Ⅱ 生活環境と疾患

作業着の洗濯など）や，アスベスト工場の近隣での環境曝露でも発症している。

III 治療と疾患

　医療のために用いられた放射線や薬剤によって病気が起こってしまうことがある。治療をする側は，常に有害事象発生の危険性を念頭において患者の症状を観察すべきである。また，患者が常用している漢方薬，サプリメントなどの情報も重要である。

放射線

　放射線への被曝[5]には，放射線事故以外に3つの様式がある。一つは自然界からの低線量の被曝であり，これは日常的な被曝である。次に，胸部X線撮影，胃の検診など放射線画像診断による被曝，そして悪性腫瘍の治療のための被曝である。

1 放射線の単位

　物質に吸収される放射線のエネルギー（吸収線量）は**グレイ**（gray；**Gy**）で表される。1Gyは物質1kg当たり1ジュール（J）のエネルギー吸収をもたらす量である。一方で，ガンマ線，中性子線など放射線の種類によって人体組織に及ぼす影響が異なるため，それを補正した「人体に影響する線量」をシーベルト（Sv）という単位で表す。年間の自然放射線による被曝量（世界平均）は2.4/1000 Sv（2.4mSv）で，胃がん検診では1回当たり0.6mSv，胸部CT検査では7mSvの被曝である。

2 放射線の有害性

　放射線が組織を通過すると，主に組織中の水分子が励起されて電子が遊離し，フリーラジカルを発生する。フリーラジカルは細胞のDNAに作用して，DNA鎖の切断，塩基配列の変異などの損傷を引き起こす（図9-3）。

　放射線の人体への影響には2種類ある（表9-2）。**確定的影響**とは，一定の線量（しきい値）を超える放射線を受けると影響が現れる現象で，しきい値より少ない線量だと症状が現れない。急性の放射線障害，妊娠中の大量放射線曝露による胎児への影響などである（妊娠前期でのしきい値100mSV）。一方，**確率的影響**とは，一定の放射線を受けても必ず影響が出るわけではなく，受ける量が多くなるほど影響が現れる確率が高くなる現象である。がんの発生などのように，細胞のDNAの損傷や修復の途中で突然変異が起こってしまう影響である。突然変異を起こした細胞の運命は，ほかの様々な影響を受けるため，しきい値を決めることができない。そして，その影響は時間が経った後，ようやくわかることになる。1945（昭和20）年の原子爆弾による被曝後，長期間経って，がんの発生頻度が明らかに高

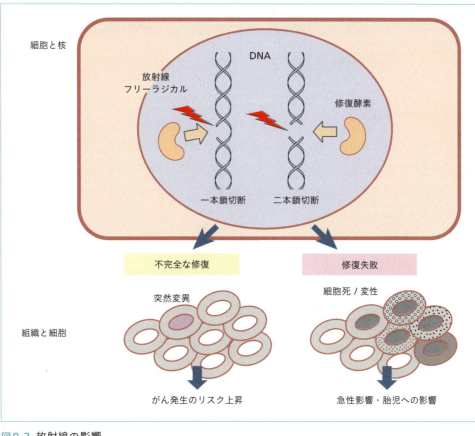

図9-3 放射線の影響

表9-2 放射線の影響

	機序	しきい値	潜伏期間	例
確定的影響	多くの細胞が細胞死，細胞変性	あり	急性影響 （早期，数週間以内）	急性皮膚障害，嘔吐，下痢，血球減少，出血，脱毛
			晩発影響 （数か月以降）	胎児の発生異常，発達異常（形成異常症）
確率的影響	個々の細胞での突然変異	なし	晩発影響 （数か月〜数十年）	相対的発症リスクの上昇（白血病，がん［皮膚，乳腺，肺，結腸，胃，甲状腺]）
			遺伝性影響	ヒトでは確認されていない

くなっていることで実証されている。

3 治療のための照射

　がん治療のための放射線照射の場合は，照射が腫瘍に限局するように注意を払い，照射回数を分割して数十Gy照射される。がんの部位や広がりによって，肺がんでは周囲の肺組織に，骨盤領域では直腸などに障害を起こす場合がある。特に血管の内皮細胞が傷害され，組織壊死，線維化が起きる。

表9-3 放射線全身照射の影響

放射線量	100Sv	10Sv	1Sv	100mSv	10mSv
照射後時間	数時間	数日	数週	年〜	不明
影響	中枢神経障害	腸管障害	骨髄不全	発がん	不明

4 | 放射線事故

放射線事故の場合には，一度に大量の放射線（2〜20Gy）を全身に浴びる。骨髄，皮膚，腸管に重篤な障害が起き，骨髄低形成，表皮細胞の壊死，消化管粘膜の壊死などが起きる（表9-3）。近年では1999（平成11）年に東海村核燃料加工工場で臨界事故が起こり，その後，大量被曝者2人が死亡した。

B 薬剤

薬剤によっては，予期しない反応が生体に起こることがある。ここでは治療として用いられる薬剤の有害作用に注目する。薬剤の有害事象を知っていながら，これを放置して販売を続ける，あるいは投薬を続け多くの人に被害をもたらした場合は「薬害」とよばれ，先にサリドマイドによる形成異常症の例を紹介した（本編 - 第7章 - Ⅱ-C-2「形成異常誘発因子」参照）。

1 | 薬剤の有害作用

主に2つの機序で起こる。1つは薬理作用によるもので用量に依存して起こるが，目的の臓器での薬理作用が強すぎて起こる場合と，目的外の臓器に作用して起こる場合がある。もう1つはアレルギーによるもので，用量には依存しない。たとえば肺がんに対するEGFレセプター阻害薬が肺組織を傷害して間質性肺炎（**薬剤性肺炎**）を引き起こす場合は薬理作用によるものであるが，漢方薬（小柴胡湯）で起きる薬剤性肺炎は主にアレルギーによる。

最近，多くの治療場面で分子標的薬，生物学的製剤，免疫阻害剤が次々と登場し，予期

Column ADR（薬物有害反応）

医薬行政に関連した用語として，悪い副作用を薬物有害反応（adverse drug reaction；ADR）とよんでいる。健康被害が起きても，民法でその賠償責任を追及することが難しく，多大な労力と時間がかかる。このため重篤なADRについては，医薬品副作用被害救済制度が設けられている[6]。

なお，ADRいう略語は，医療事故などのときに裁判外紛争解決手段（alternative dispute resolution；ADR）として用いられることもあるため混同しないように注意が必要である。

しない有害作用も起こっている。有害事象は，同じ薬剤を使った患者に一定の頻度で発症がみられた場合に，ようやく認識される。ある薬剤による有害作用の発生頻度が1％だとすると，全国的にモニターして報告された例が数十人程度になって初めて異常病態と認識されるが，そのときには，すでに数千人が薬剤を服用している。そればかりか，直ちに危険を知らせないと異常の発生はますます増加することになる。

このため，副作用を疑った場合には，医薬品医療機器総合機構のホームページなどで副作用に該当しないか，患者本人，医療者ともにチェックすることが重要である[6]。

IV　食事と疾患

食事と疾患の関係では，アルコールならびに食事内容が問題になる。アルコールについては，若年層での飲酒率が低下している一方，アルコール消費量は増加している。食事については，肥満だけでなく，近年は高齢者のサルコペニア，フレイル，あるいは若年女性の過度の摂食制限も問題となっており，豊かな時代の栄養失調，「新型栄養失調」という言葉も生まれている。ここでは，食事のなかでも気づかれにくい微量栄養素のビタミン不足を取り上げる。また，食物・飲料水のなかに有害物質が含まれているのに気がつかず摂取し続けて病気が発症してしまうことがある。代表例は微生物，毒素の摂取による食中毒であるが，長期にわたって摂取して重大な病気が起こる場合もある。

A　アルコール（飲酒）

アルコールは生体に様々な影響を及ぼす（表9-4）[7]。男性では1日当たり純アルコール20g，女性では9gまでは死亡率に影響は少ないものの，1日当たりのアルコール量が増加するにしたがい死亡率が上昇する。「節度ある適度の飲酒」とは，男性の場合1日平均純アルコール20g程度とされ，度数5％のビールであれば500mLということになる（アルコールの比重は0.8のため20g÷[0.8×5％]）。また，多量飲酒者とは1日平均60g以上消費する人である。

表9-4　アルコールの影響

神経疾患	アルコール依存症，急性アルコール中毒
循環器疾患	高血圧，脳血管疾患，アルコール性心筋症
消化器疾患	マロリー・ワイス症候群，急性膵炎，慢性膵炎，アルコール性肝障害（脂肪肝，肝炎，肝線維症，肝硬変）
がん	口腔・咽頭がん，喉頭がん，食道がん，肝臓がん
妊娠への影響	胎児性アルコール症候群

IV　食事と疾患　125

1　アルコール性肝障害

　アルコール（エタノール）は主に肝臓でアセトアルデヒドに変換され，アルデヒド脱水素酵素（ALDH）などで代謝される（図9-4）が，エタノールの代謝過程で生じた過剰なフリーラジカルにより肝細胞障害が起こる。また，アルコールによる腸内細菌叢の変化なども加わってアルコール性肝障害が起こる。

　アルコール性肝障害は，脂肪肝，肝線維症，肝炎，肝硬変，肝がんの5病型に分類されている。一定量のアルコールを飲むと，肝小葉中心部の静脈周囲の肝細胞に障害が起こり，脂肪滴が沈着する。さらに肝細胞周囲に線維が増生する肝線維症を起こす。さらに大量飲酒を繰り返すと，脂肪肝の人の10〜20％がアルコール性肝炎を発症する。こうしてアルコール性肝線維症，アルコール性肝炎から肝機能が高度に低下した肝硬変や肝がんへと進展する（図9-5）。

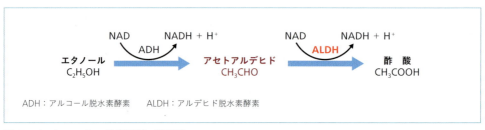

図9-4　アルコールの代謝経路（肝臓）

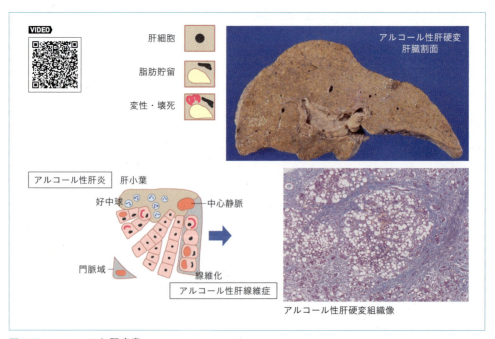

図9-5　アルコールと肝疾患

2 | アルコールと素因

　アルコールと病気の関係については，素因が重要である。たとえばアルデヒド脱水素酵素（ALDH）（図9-4 参照）をコードしている遺伝子に一塩基の多型があってアミノ酸が変化し，酵素の働きに影響する。たとえば，*1/*2 型の ALDH は*1/*1 型の活性の 10% しかなく，*2/*2 型ではさらに低い。*1/*2 型および*2/*2 型の人は，アルコールによって顔が赤くなり，心臓がドキドキする。こうしたアルコール感受性は，アルコールパッチテストで簡単に調べることができる。

　病気との関係では，アルコール感受性の低い*1/*1 型の人には習慣的飲酒者の頻度が高く，アルコール依存症になる危険性がある。一方，*1/*2 型で飲酒者の場合は，発がん性のあるアセトアルデヒドの処理が遅いため，口腔・咽頭がん，食道がんの危険度が高くなる。

B ビタミン

　現代，通常の生活においてビタミンあるいは微量元素不足に陥ることはあまりないが，特殊な治療あるいは病態において欠乏症が起こることがあり，注意が必要である。欠乏症の原因として，大量のアルコール常習，静脈栄養，極端な偏食などが考えられる。

　ビタミンの多くは，からだの中で合成されないため，食物などから適切に摂取する必要がある。ビタミンは水溶性および脂溶性に大別される（表9-5）。水溶性ビタミンの場合は体内蓄積量が少なく尿中に排泄されるため，過剰になることは少なく欠乏症が問題になる。一方，サプリメントの過剰摂取で過剰症になる代表的なビタミンとしては，ビタミン D，A などがあり，いずれも脂溶性ビタミンである。

▶**ビタミン B₁ 欠乏症**　ビタミン B₁ はエネルギー代謝において補酵素として重要な役割を果たし，神経伝達物質の産生にもかかわっている。脚気は明治時代に国民病といわれ，日本の軍隊，工場などで発生し大問題になったが，これはビタミン B₁ 欠乏症で，末梢神経障害（dry beriberi, 乾性脚気），心筋障害による心不全（wet beriberi, 湿性脚気）を引き起こす。当時，精米してビタミン B₁ を含む胚芽を取り除いた白米だけを総菜もなく摂っていたた

Column

SNP （スニップ，一塩基多型）

　アルデヒド脱水素酵素（ALDH）の遺伝子にみられる多型は，一塩基多型（single nucleotide polymorphism；SNP）の典型例である。ヒトのゲノムには 200 万以上の SNP が存在している。そのうち 20 万は遺伝子の領域にあり，遺伝子や遺伝子産物の機能に影響を与えている可能性がある。このため現在，SNP と病気との関係を調べる研究が，大規模な集団を対象に世界中で進行中である。

IV　食事と疾患

表9-5 代表的ビタミンと欠乏症

	ビタミン	生理作用	欠乏症
水溶性	ビタミンB_1	糖代謝の補酵素	脚気（心不全，末梢神経障害），ウェルニッケ脳症，コルサコフ症候群
	ビタミンB_{12}	核酸代謝の補酵素（吸収には胃から産生される内因子が必要）	悪性貧血（神経症状＋巨赤芽球性貧血）
	ナイアシン	電子伝達系の補酵素	ペラグラ（光線過敏性皮膚炎，下痢，精神異常）
	葉酸	核酸代謝の補酵素	巨赤芽球性貧血 出生児の神経管閉鎖障害
	ビタミンC	コラーゲン合成，抗酸化作用	壊血病
脂溶性	ビタミンA	上皮細胞の維持 ロドプシン構成要素	皮膚粘膜の角化亢進，エナメル質形成不全，夜盲症
	ビタミンD	カルシウム，リンの吸収・代謝，骨の石灰化，成長促進	くる病，骨軟化症
	ビタミンE	抗酸化作用	脱力感，不妊
	ビタミンK	血液凝固	血液凝固障害

めに発生した。それ以降でも，ビタミンB_1の添加されていないインスタント食品の偏食，ビタミンB_1のない長期輸液などで多発したことがある。また，イオン飲料水（スポーツドリンクなど）の与えすぎで乳幼児にビタミンB_1欠乏が起こることがある。

　低栄養によるビタミンB_1欠乏に大量の飲酒（あるいは炭水化物摂取）が加わると，アルコール中毒者に代表される中枢神経病変（ウェルニッケ脳症）が起こり，無治療では死に至る。X線画像上，脳病変の分布が特徴的で，第三脳室周囲，乳頭体，中脳水道，第四脳室底部で血管内皮細胞が傷害され，点状出血，神経細胞の脱落が起きている。

C 食物，水

　環境中の金属，化学物質が食物，水を介して体内に摂取されて，病気の原因となることがある（表9-6）。なかでも，有機水銀化合物やダイオキシンなどの化学物質は環境中では

脚気論争

　明治時代，脚気の発症は大きな問題であった。当時，西洋医学の書物に脚気は記載されていなかったし，ビタミンも発見されていなかった。病因が細菌（脚気菌）か栄養障害か，大論争となった。

　当時，陸軍軍医総監であった森鷗外は日本古来の食事の優秀性を頑強に主張し，陸軍の白米の食事を変えなかった結果，脚気が多発した。一方，海軍では高木兼寛（東京慈恵会医科大学の創始者）の主張を取り入れ，パン食に切り替えることで，いち早く脚気を予防できた。しかし，この業績はビタミンB_1欠乏症という病態が明確になるまで，メカニズムが不明という理由で正当な評価を受けることはなかった。

分解されにくく，生物の体内に蓄積され，食物連鎖を通じて濃縮されていくこと（生物濃縮）で，最終の摂食者であるヒトに障害を及ぼす。とくにダイオキシン類，PFAS（有機フッ素化合物）などの化学物質は，残留有機汚染物質として世界的に廃絶，削減が求められている。

▶水俣病　　水俣病は，化学工場から海や河川に排出されたメチル水銀化合物を，魚，エビ，カニ，貝などの魚介類が直接エラや消化管から吸収して体内に高濃度に蓄積し，これを日常的にたくさん食べた住民の間に発生した中毒性神経疾患である[8]。生物濃縮の結果，メチル水銀が神経系の特定の部位の神経細胞を破壊し，運動失調，視野狭窄，聴力障害などを引き起こした。また，胎盤を通して胎児の中で濃縮し，生後に精神，運動に障害をきたし，重症の場合は寝たきりの重度心身障害児となった。

表9-6　環境と病気

	物質	摂取経路，疾患名	障害臓器，症状
金属	カドミウム	水質汚染 イタイイタイ病	腎尿細管障害，続発性骨軟化症
	ヒ素	土壌汚染，地下水 ヒ素ミルク中毒	皮膚障害，皮膚がん，多臓器がん，動脈硬化
有機化合物・化学物質	メチル化水銀化合物	魚介類の摂取 水俣病，新潟水俣病	中枢神経（運動失調，視野狭窄，難聴），胎児（運動・発達障害）
	ポリ塩化ビフェニル（PCB） ダイオキシン類	食物 カネミ油症	急性（皮膚障害，末梢神経障害，胎児毒性） 慢性（がん，生殖毒性，中枢神経毒性）
	有機フッ素化合物（PFAS）	地下水，水道水，魚介類	発がん性，発達毒性

文献
1)　環境省：保健・化学物質対策．https://www.env.go.jp/chemi/index.html（最終アクセス日：2023/12/21）
2)　日本呼吸器学会：呼吸器専門医からあなたに贈る肺の寿命の延ばしかた，2020．https://www.jrs.or.jp/file/hainojumyo.pdf（最終アクセス日：2023/12/21）
3)　厚生労働省：石綿にばく露する業務に従事していた労働者の方へ．https://www.mhlw.go.jp/stf/seisakunitsuite/bunya/koyou_roudou/roudoukijun/sekimen/roudousya2/index.html（最終アクセス日：2023/12/21）
4)　前掲2.
5)　環境庁：放射線による健康影響等に関する統一的な基礎資料の作成．https://www.env.go.jp/chemi/rhm/basic_data.html（最終アクセス日：2023/12/21）
6)　医薬品医療機器総合機構：重篤副作用疾患別対応マニュアルとは？．https://www.pmda.go.jp/safety/info-services/drugs/adr-info/manuals-for-public/0003.html（最終アクセス日：2023/12/21）
7)　厚生労働省：アルコール，健康日本21．https://www.mhlw.go.jp/www1/topics/kenko21_11/b5f.html（最終アクセス日：2023/12/21）
8)　環境省水俣病情報センター：水俣病と水銀について．http://nimd.env.go.jp/archives/minamata_disease_in_depth/（最終アクセス日：2023/12/21）

IV　食事と疾患　　129

第1編 病理学総論

第10章

病因・病態を理解する1
がん

この章では

● 腫瘍の分類を悪性腫瘍と良性腫瘍に分けて理解する。
● 腫瘍の組織分類を理解する。
● 腫瘍の進展，宿主への影響を理解する。
● 腫瘍の発生・進展を遺伝子の変化から理解する。
● 発がん物質からがん予防のあり方を理解する。

I 腫瘍とは

悪性腫瘍，すなわち「がん」は日本人の死因の第1位を占めている。このことからも，がんの発生や広がるしくみ，病態を理解することは重要である。

腫瘍とは，組織の異常増殖であり，自律的に増殖が続いている状態である。腫瘍の増殖は，周囲の正常組織と調和することがなく，からだにとって不必要なもので，寄生性である。

また，腫瘍は1個の細胞に由来し，それが分裂を繰り返して**単クローン**の細胞集団となり，やがて肉眼でも認識できる結節となり，さらに臨床的に発見される腫瘤になるまで増殖し続ける。このような腫瘍細胞の増殖が起こるしくみについて学ぶ前に，腫瘍には様々な種類があり，性質も異なることを学ぶ。

A 悪性腫瘍と良性腫瘍

腫瘍は**悪性腫瘍**と**良性腫瘍**に大別される（**表10-1**）。悪性腫瘍は，放置すれば必ず患者の生命を奪う腫瘍であり，一方，良性腫瘍の場合は，その腫瘍が直接の原因で死に至ることはない。両者は増殖の速度・形式が異なっており，またからだの中への広がり方，与える影響も大きく異なっている。

▶ **増殖**　腫瘍の増殖様式には，細胞がばらばらに分離して，周りの組織に浸みこむように広がる**浸潤性増殖**と，周囲に対して押しのけるように広がる**圧排性増殖**がある。悪性腫瘍では浸潤性増殖，良性腫瘍では圧排性増殖を示す。

▶ **転移**　さらに，悪性腫瘍は良性腫瘍と異なり，一か所にとどまることがなく，遠く離れた臓器やリンパ節に到達し，新たに増殖を始める。このような広がり方を**転移**（metastasis）とよび，血管を介して転移する**血行性転移**と，リンパ管を介する**リンパ行性転移**の2種類がある。また，悪性腫瘍は，腹腔，胸膜腔，心囊腔などの体腔内に，多数の結節がばらまかれたように広がることが多い。これは**播種**という広がり方で，腹水，胸水，心囊水が大量に貯留することが多い（**図10-1**）。

表10-1 良性腫瘍と悪性腫瘍

	良性腫瘍	悪性腫瘍
増殖速度	通常ゆっくり	通常速い
境界・被膜	明瞭・あり	不明瞭・なし
周囲との関係	圧排	浸潤
腫瘍の広がり	局所限局性	転移性
からだへの影響	圧迫症状	浸潤・破壊

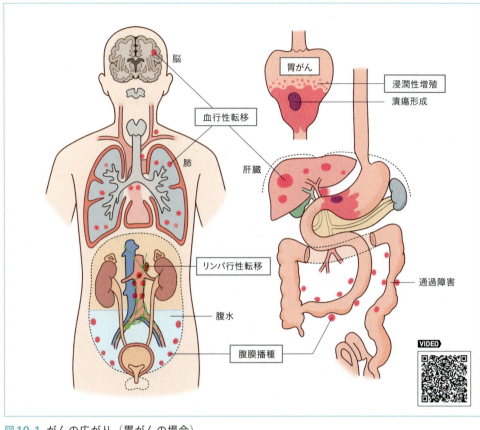

図10-1 がんの広がり（胃がんの場合）

B 腫瘍の分類

腫瘍の種類は非常に多く，どの細胞に由来したか（あるいはどの細胞に分化しているか）によって分類される（表10-2）。

1 上皮性腫瘍と非上皮性腫瘍

まず，上皮細胞に由来した上皮性腫瘍と，それ以外の非上皮性腫瘍に分けられる。上皮は，皮膚や管腔をもつ臓器の内面を覆っている細胞群で，支持組織（間質）に支えられ，

表10-2 腫瘍の分類

	上皮性	非上皮性
良性腫瘍	腺腫，乳頭腫	線維腫，脂肪腫，軟骨腫，骨腫，平滑筋腫，粘液腫など
悪性腫瘍	がん腫	肉腫（線維肉腫，脂肪肉腫，軟骨肉腫，骨肉腫，平滑筋肉腫，横紋筋肉腫，粘液腫など） 白血病，リンパ腫

I 腫瘍とは 133

外界と接している。一方，上皮以外の細胞群は，間質をつくっている線維，脂肪，平滑筋，横紋筋などの細胞群や，血球，リンパ球などである。

　悪性腫瘍のなかで，上皮性のものをがん（癌，carcinoma）あるいは**がん腫**とよび，非上皮性腫瘍の場合は**肉腫**（sarcoma）とよぶ（図10-2）（なお，「がん」は悪性腫瘍全般を表し，「がん腫」は肉腫に対する場合に用いることが多い）。がん腫の発生頻度は肉腫に比べ圧倒的に高い。

2 ┃ 上皮性腫瘍の分類

　上皮には大別して3種類あり，悪性上皮性腫瘍（がん）も3種類に分けることができる（表10-3）。

　扁平上皮がんは，がん細胞が層をつくるように並び，表面に向かって角化していくという性質を残している。扁平上皮がんは，皮膚，食道など，もともと重層扁平上皮で覆われている臓器ばかりでなく，加齢によって扁平上皮に置換される子宮頸部や，喫煙などによって線毛上皮が扁平上皮化生を起こす気管支にも発生する。

　一方，分泌物が腺腔に分泌されるような腺構造をとるがんは**腺がん**とよばれ，消化管，肺，乳腺，前立腺などから発生する。

　尿路に発生するがんは尿路上皮から発生し，**尿路上皮がん**（**移行上皮がん**）に分類される。

　上皮性の良性腫瘍の場合には，扁平上皮と尿路上皮では乳頭腫，腺上皮からは腺腫が生じる。

3 ┃ 非上皮性腫瘍の分類

　非上皮性腫瘍は，それが由来した細胞の種類に基づいて，良性腫瘍であれば線維腫，脂肪腫，平滑筋腫など，悪性腫瘍であれば線維肉腫，脂肪肉腫，平滑筋肉腫というように命名される（表10-2参照）。

　造血細胞，リンパ球に由来する悪性腫瘍の場合には，それぞれ白血病，悪性リンパ腫とよばれている。

4 ┃ 混合性腫瘍

　腫瘍には，増殖している腫瘍成分が2種類以上の場合があり，これを広く混合性腫瘍とよぶ。上皮性成分，非上皮性成分からできている良性腫瘍の代表は，乳腺の線維腺腫である。悪性腫瘍の代表はがん肉腫であり，様々な臓器に発生し得る。

5 ┃ 奇形腫

　受精卵はその発生過程において，様々な器官を形成する前段階で「三胚葉」（外胚葉・中胚葉・内胚葉）を形成する。臓器への分化前の，この三胚葉成分でできている腫瘍を奇形腫（テラトーマ）という。卵巣，精巣，縦隔に発生し，皮膚，脳，消化管，骨，軟骨などの組織が一つの腫瘍の中に不規則に混在している。胎生期の未熟な成分を伴っている場合，そ

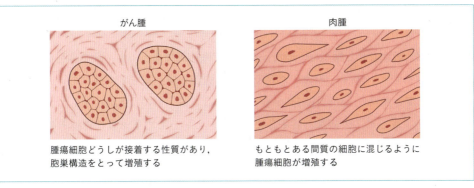

図10-2 がん腫と肉腫

表10-3 がんの組織型

	扁平上皮がん	腺がん	尿路上皮がん
	層状構造 層に応じた分化 角化	腺構造 篩状構造 粘液分泌	層状構造
組織像			
好発臓器	皮膚，食道，子宮頸部，気管支	消化管，末梢肺，腎，前立腺，甲状腺	膀胱，尿管

の成分が多いと，悪性腫瘍と同様のふるまいをする。

C 腫瘍の形

1 異型

　悪性腫瘍と良性腫瘍を組織学的に観察すると，悪性腫瘍では細胞・組織の形状は正常からかけ離れており，細胞や核の形が変化し，配列の規則性が失われている。これらの特徴は**異型**(いけい)（atypia）とよばれている（表10-4）。逆にいえば，強い異型性を示している細胞・組織は，多くの場合，悪性腫瘍ということになる。

　良性，悪性の判断が難しい腫瘍の場合には，「境界悪性」とよぶ場合もある。卵巣腫瘍の場合に用いられており，がんよりは低い頻度であるが，再発，転移を起こす。

2 │ 分化度

　悪性腫瘍と診断される腫瘍も一様ではない。悪性腫瘍であっても，腫瘍細胞が発生した組織や正常細胞（母体組織，母細胞）の形状への類似性を様々な程度で残している。この類似性を**分化度**と表現し，類似性が高いものは高分化，低いものは低分化として分類している（図10-3）。さらに，母細胞から著しくかけ離れているものを未分化腫瘍あるいは退形成性腫瘍とよぶことがある。

　一般に分化度が低いものほど，浸潤性が強く，転移しやすい。脂肪肉腫などでは，高分化な腫瘍が年月を経て，次第に分化度が低下するとともに，急速に増大し，転移を起こす場合がある。このような現象を**脱分化**とよんでいる。

表10-4 細胞異型

	正常	異常
核の大きさ・形状	N（核） C（細胞質）	核の増大（N/C比増大） 大小不同と多形性
クロマチン		増量　　粗大顆粒凝集
核小体		肥大　　増数
核分裂像	まれ	非対称性　　多極性（3極・4極）

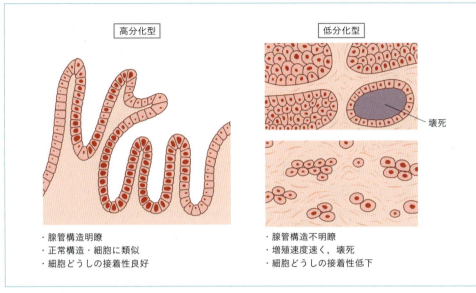

図10-3 腫瘍の分化度

II　がんの自然史と臨床

　がんは遺伝子異常の蓄積によって引き起こされるが，明らかながんに先行する病変，すなわち前がん病変がみられることがある。前がん病変をはじめ，がんの診断・進展を理解するために必要な項目を整理しておく。

A 前がん病変

　子宮頸部，食道などの上皮細胞に異型性があり，その異型がある程度持続する病変を**異形成**（dysplasia）とよんでいる。異形成は，放置すればがんになる確率が高く，前がん病変と考えられている。このため，実際の前がん病変を細胞・組織の形から3段階，あるいは2段階に分けて経過を観察する。

　大腸腺腫は良性の上皮性腫瘍であるが，様々な異型性を示し，内部に腺がんが発生することがある。

B がんの進展

1　上皮内がん

　がんが発生した初期の段階で，上皮の中にまだとどまっているものは**上皮内がん**とよば

れる。この段階では浸潤していないがん，つまり非浸潤がんである。

2 早期がんと進行がん

　非浸潤がんとわずかな浸潤に限られるがんを**早期がん**とよぶ。胃がんでは，粘膜下までの浸潤にとどまっている場合，早期胃がんとよんでいる（図10-4）。臨床的に，早期がんの段階で発見されると，治癒の可能性が非常に高い。早期の段階を超えた場合は**進行がん**とよばれる。

　早期がんから進行がんに進展する場合は，細胞分裂に伴って単純に容積が増えていくわけではない。胃がんでは粘膜の中で10年以上も容積を増加させないでとどまっている前臨床期があり，いったん粘膜下に浸潤し始めると急速に増大していくと考えられている（図10-5）。

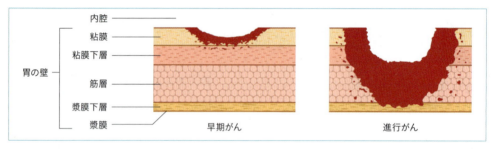

図10-4　早期胃がんと進行胃がん

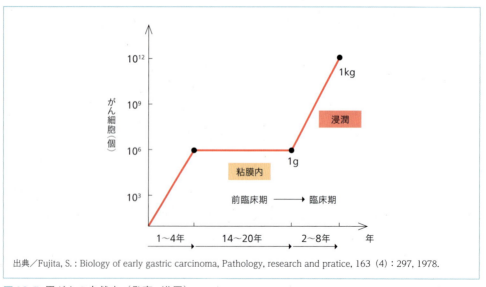

出典／Fujita, S. : Biology of early gastric carcinoma, Pathology, research and pratice, 163（4）：297, 1978.

図10-5　胃がんの自然史（発育・進展）

3 TNM分類

がんが浸潤すると，リンパ節，他臓器に転移を起こす確率が高くなる。さらに転移のあるがんでは，治療によって治癒しない確率が高くなる。臨床では，がんの広がり（tumor），リンパ節転移（node），遠隔転移（metastasis）の3つの要素でがん患者の病期を分類している。おのおのの頭文字をとって**TNM分類**とよばれている。

C がんの宿主への影響

1 悪液質

腫瘍，特に悪性腫瘍は，宿主に様々な影響を与える。消化管狭窄，気管支狭窄などの機能障害や，消化管出血，喀血，肝がんの腹腔内出血などを起こす。また，がんの進行に伴って患者は食欲不振，体重減少を示し，全身状態が極度に悪くなることがあり，これは**悪液質**とよばれている。

2 機能性腫瘍

ある種の腫瘍では，ホルモンを産生することがあり，**機能性腫瘍**（ホルモン産生腫瘍）とよばれる。この場合には過剰なホルモンによる症状が出ることがある。また，腫瘍に伴って様々な全身性疾患が引き起こされることもある。一方，腫瘍が異物として認識され，免疫反応が起こり，腫瘍の退縮が自然に起こる場合がまれに観察されている。

III 腫瘍の発生・進展のしくみ

環境中には非常に多くの発がん因子があり，それにより細胞のDNAは繰り返し傷害を受けているが，通常は修復機構によって，異常の除去や修復が行われる。傷害が修復されない細胞が出現した場合には，細胞がアポトーシスを起こして排除されるか，あるいは免疫学的に除去されている（本編-第5章「免疫とその異常」参照）。こうした防御機構をすり抜けて，遺伝子の変化が積み重なった腫瘍細胞が1個発生すると，その1つの細胞から臨床的な腫瘍へと進展していく。

A 多段階発がん

1個の細胞が腫瘍細胞になるためには，複数の遺伝子の変化が必要である。多くのがんでは，20〜25年をかけ，5〜6個程度の重要な遺伝子変化が起こって保存されている。た

とえば大腸がんの場合では，良性腫瘍である腺腫から異型の強い腺腫，そして粘膜内のがん，さらに大腸の壁に浸潤し，転移を起こす進行がんというように進んでいく．このような腫瘍の進展に応じて，特定の遺伝子の異常，遺伝子発現の異常が集積していくことが知られている．これを**多段階発がん**とよんでいる（図10-6）．

このようながんの発生の過程に関与する重要な遺伝子には，2種類あることが知られている．**がん遺伝子**と**がん抑制遺伝子**である．このほかにがんの発生に関係している機序として，DNA修復酵素の異常，エピジェネティックス異常なども注目されている．

B がん遺伝子

がん遺伝子（オンコジーン；oncogene）とは，その遺伝子の働きが過剰になったり，異常になったりすると細胞をがん化させる遺伝子である．がん遺伝子は，当初，動物にがんを発生させるレトロウイルスがもっている特殊な遺伝子として発見された．ところが，このような遺伝子は，実は宿主の正常遺伝子が変異を起こしたもので，ウイルス内に取り込まれていたものであることが判明した．がん遺伝子は本来，正常細胞が増殖あるいは分化するときに発現して機能を発揮する重要な遺伝子（がん原遺伝子）であり，正常ではがん化を

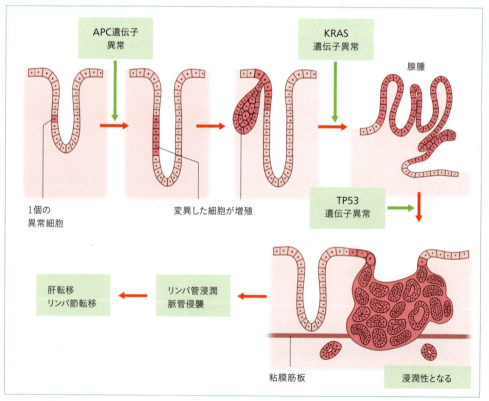

図10-6 多段階発がん（大腸がんモデル）

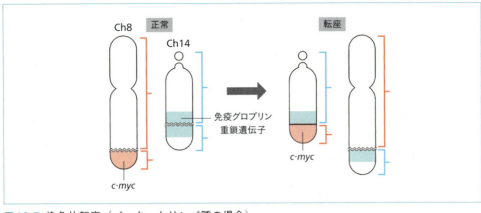

図10-7 染色体転座（バーキットリンパ腫の場合）

表10-5 主ながん遺伝子の活性化機構

活性化の機構	がん遺伝子	がん
染色体転座 　9, 22 転座 　8, 14（22）転座	c-abl（bcr） c-myc（免疫グロブリン遺伝子）	慢性骨髄性白血病 バーキットリンパ腫
点突然変異	RET KRAS EGFR	家族性内分泌腺腫症 膵がん，大腸がん 肺腺がん
遺伝子増幅	c-erbB2 c-kit	乳がん 消化管間葉系腫瘍

起こす作用はない。

　がん原遺伝子に変異が起きて常時活性化した場合にがん遺伝子となり，がんが誘導される。活性化のしくみの代表的なものは，染色体転座によるキメラ遺伝子の形成（図10-7），点突然変異，遺伝子増幅などである（表10-5）。

C がん抑制遺伝子

　がん抑制遺伝子（tumor suppressor gene）は，細胞のがん化を抑制する作用をもつ遺伝子で，その働きが失われた場合には，細胞をがん化させることになる。がん抑制遺伝子は，遺伝性のがんである網膜芽細胞腫の家系を分析し，原因遺伝子を突き止めたことで発見された。その後も家族性大腸腺腫症などの遺伝性のがんから，がん抑制遺伝子が同定されている（表10-6）。

　こうした遺伝性のがんでは，対になってもっているがん抑制遺伝子の一方に生まれつき変異があり，出生後，もう一方の正常遺伝子に欠失などの新たな異常が加わることで，がん抑制遺伝子の機能がまったくなくなってしまうために，がんが発生する。遺伝性のないがんでは，一つのがん抑制遺伝子に2回異常が起こる必要があるため，遺伝性のがんに比べ，発生までに時間がかかることになる。

表10-6 がん抑制遺伝子とがんの種類

がん抑制遺伝子	遺伝性腫瘍（症候群）	がんの種類
RB1	網膜芽細胞腫	網膜芽細胞腫，骨肉腫
TP53	リー・フラウメニ症候群	肉腫，副腎皮質がん，乳がん，脳腫瘍，白血病
APC	家族性大腸腺腫症	大腸ポリポーシス，大腸がん，デスモイド腫瘍
BRCA1, BRCA2	遺伝性乳がん卵巣がん症候群	乳がん，卵巣がん
WT1	ウィルムス腫瘍	ウィルムス腫瘍
NF1	神経線維腫症Ⅰ型	多発性神経線維腫，脳腫瘍，白血病
NF2	神経線維腫症Ⅱ型	聴神経腫瘍，髄膜腫

D がん細胞の性質

1 分裂

　正常の細胞を培養した場合には，細胞の分裂回数に限りがある。一方，がん細胞では無限に分裂することが可能である。これは，がん細胞ではテロメア（本編-第2章-Ⅱ-A-3「細胞レベルの老化現象」参照）を伸張する酵素が活性化しているからである。また，正常の細胞では互いに接触すると分裂が停止するが，がん細胞では増殖が続き，盛り上がった塊をつくる。がん細胞をヌードマウスに移植すると腫瘍をつくるなど，生体にあったときの性質が再現できる。

2 転移

　がんの特徴として**転移**する能力があげられる。転移が完成するまでには，がん細胞が間質に浸潤し，血管に侵入，さらに血流から出て遠隔臓器に到達し，定着して増殖を開始，血管新生を促すという過程が起こっている。現在，それぞれの過程において特異的な分子が発現し，重要な役割を果たしていることがわかっている（図10-8）。このような事実をもとに，転移を抑制する分子標的医薬品も開発されている。

Column ラテントがん

　ラテントがんとは，臨床的に，症状も所見も現さず，病理解剖によって初めて見つかるがんのことをいう。甲状腺，前立腺に多く，中高年者の十数％に認められている。臨床的な前立腺がんの頻度は欧米人のほうが日本人よりも高いが，ラテントがんの頻度は日本人と欧米人で同程度である。これは生活，環境因子によって，がんの進展に差が生じているためだと考えられている。

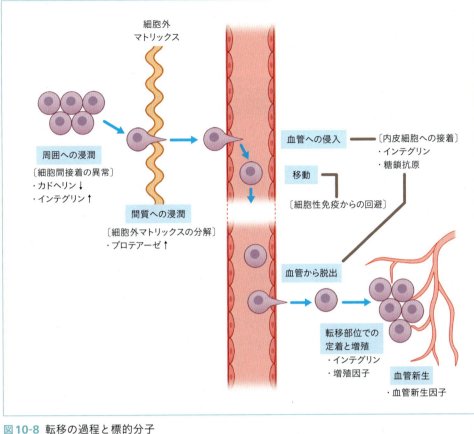

図10-8 転移の過程と標的分子

Column 分子標的治療とがんゲノム医療

　がん遺伝子の活性化が起こっている腫瘍では，その遺伝子産物を標的分子として，その機能を抑えることによって腫瘍の増殖を阻止できると考えられている。このように腫瘍特異的な標的分子を選び出し，抗体・阻害薬を開発し，治療に用いることを分子標的治療とよぶ。遺伝子情報に基づいたがんの個別化治療を行うことをがんゲノム医療とよび，日本では2019（令和元）年より次世代シーケンサーを用いてがんの網羅的遺伝子解析を行う「がん遺伝子パネル検査」が保険診療で実施できるようになった。がん遺伝子パネル検査で得られた結果は，がんを専門とする多職種の医療者で構成されるエキスパートパネルで検討され，患者ごとに最適な分子標的治療を選択することに役立てられている。

Ⅲ　腫瘍の発生・進展のしくみ　143

IV 発がん物質と変異原性

A 化学物質

1 発がん物質

18世紀の後半，ロンドンの煙突掃除人に陰嚢がんが多いことが報告され，原因はからだにこびりついた煤ではないかと推定された。これが**発がん物質**（carcinogen）の存在に目を向けた最初であり，職業がんとしても最初の報告であった。煤のなかの発がん成分は，ベンゾピレンをはじめとした多環芳香族炭化水素である。その後，そのほかの職業がんの原因として芳香族アミン（アニリン膀胱腫瘍），六価クロム（肺がん），アスベスト（胸膜中皮腫），ニトロソ化合物（肝がん）などが同定されている。なお，タバコの煙には種々の多環芳香族炭化水素が含まれている。喫煙者は非喫煙者に比べ発がんの危険性が高く，喉頭がんで約33倍，肺がんで約4〜5倍となっている。

2 食物中の発がん物質

様々な物質について，発がん性の有無や環境中の許容濃度が検討されるようになった。マウス，ラットを使用した発がん実験で確認されている食物中の発がん性物質には，野菜に含まれている硝酸塩や亜硝酸塩，胃の中で発生するニトロソ化合物，魚や肉の焦げに含まれるヘテロサイクリックアミン，カビが産生するアフラトキシン B_1 などがある。

3 作用機序

発がん物質が作用する機序は，質的に異なる2種類の段階からなる（図10-9）。**イニシエーション**（initiation）と**プロモーション**（promotion）である。

イニシエーションは，がん化に重要なDNA損傷が起こる段階で，発がん物質（イニシエーター）による直接的なDNA損傷とともに，活性酸素を介した間接的な損傷が関与している。

プロモーションは，イニシエーションで開始され，がん化に重要な遺伝子異常（ドライバー変異）が蓄積した発がんが促進される過程である。発がん性のない物質（イニシエーターではない）でもプロモーション作用をもっていることがある。このことは，人の発がんに非常に多くの物質がかかわっていることを意味している。

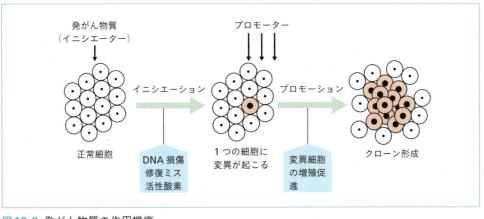

図10-9 発がん物質の作用機序

B 物理的因子

1 放射線

　1895年，ドイツの物理学者，レントゲンによってX線が発見されたが，見世物などで使用されたため，7年後にはすでに皮膚がんの発生がみられている。そのほか，**放射線**とがんとの関係を示す事例としては，ラジウム鉱山における肺がん，小児期放射線治療による甲状腺がんの発生などがある。また，長崎，広島に投下された原子爆弾の被爆者では，被爆後からの短期間には白血病の発生がみられ，現在でも様々な臓器のがんで発生率が高いことが知られている。

2 紫外線

　紫外線もDNA損傷を引き起こす。実際，皮膚がんは紫外線の強い低緯度地域，メラニンの少ない白色人種に多発する。

C ウイルス，細菌

　ヒトのがんの約2割には，ウイルスが関与しているといわれている。

> **Column　化学発がん物質と日本人研究者**
>
> 　化学物質ががんを引き起こすことを初めて実際に証明したのは，日本人の病理学者，山極勝三郎である。20世紀の初めに市川厚一とともに，ウサギの耳に長期的にコールタールを塗布することによって，実験的にがんをつくることに成功した。

1 | 肝炎ウイルス

B型・C型肝炎ウイルスの持続的感染によって肝炎が引き起こされ，肝硬変症を経て肝がんが発生する。

2 | EBウイルス

EBウイルス感染は，免疫不全状態で発生する日和見（ひよりみ）リンパ腫の原因となっている。またEBウイルスは，バーキットリンパ腫，上咽頭がん，胃がんの一部に関与する。

3 | その他のウイルス

ヒトパピローマウイルスは子宮頸がん，中咽頭がんを引き起こす。また**ヒトT細胞白血病ウイルスI型**は成人T細胞白血病（ATL）の原因となっている。ヒト腫瘍ウイルスの場合，多くの感染者の中で一部の人だけにがんが起こるが，その機構はよくわかっていない。

4 | ヘリコバクター・ピロリ

胃への**ヘリコバクター・ピロリ**の持続的感染は胃炎，胃潰瘍，十二指腸潰瘍を引き起こし，胃がんの発生にも関係している。抗菌薬などによるヘリコバクター・ピロリの除菌によってこれらの疾患が予防できる。

V 日本人のがんと予防

A 日本人のがんの特徴

1 | 臓器別の死亡率

日本人のがんによる死亡を臓器別にみると，男性では肺，大腸，胃，膵，肝の順，女性では大腸，肺，膵，乳房，胃，肝，子宮の順になっている（2022［令和4］年）（**図 10-10**）。

2 | 臓器別の推移

最近の傾向としては，胃がん発生率が減少傾向にあり，ヘリコバクター・ピロリの感染機会の減少と除菌治療の普及が背景にあるといわれる。一方，肺がんは増加しており，昭和30年代より増加した喫煙率を反映した高齢者の肺がんが影響している可能性がある。乳がんも増加傾向にあり，食事内容・ライフスタイルの変化，乳腺のホルモン環境の変化（エストロゲンの増量）が関係しているといわれる。

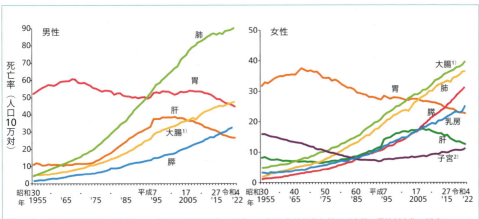

図10-10 がんの主な部位別死亡率（人口10万対の年次推移）

B がんの予防

がんの予防は，3つの段階に分けられており，いずれもがんの死亡率を下げることを目的としている。

1 １次予防

１次予防はがんの発生を防ぐもので，あらゆる人が取り組むことのできる予防法であり，がん以外の疾患予防にも効果的である。人々の健康意識を高め，がんになりやすいリスクをもつ人たちの自覚を促し，減塩などの食事指導，禁煙などの生活指導をすることなどが重要である。感染症による発がん予防のために，ヘリコバクター・ピロリの除菌（胃がん予防）やヒトパピローマウイルスワクチンの接種（子宮頸がん予防）が推奨されている。

2 ２次予防

２次予防はできるだけ早期のがんを発見することである。特に症状のない健康な人を対象とした住民検診や人間ドックなどを受診することにより，がんの早期診断につなげることが重要である。

がんの早期発見のためのがん検診には，がんのできる部位ごとに適切な検査法がある。まず，スクリーニングとよばれる一次検診を行い，健康な人とがんの可能性がある人をふるい分ける。胃のＸ線検査，子宮頸部の細胞診，乳房マンモグラフィ，胸部Ｘ線検査や喀痰細胞診（肺がん），便潜血検査（大腸がん）などが一次検診として実施されている。一次

検診でがんの可能性があるとされた人は二次検診に進み，内視鏡（消化管，気管支）検査や病理組織診などの精密検査を受ける。二次検診の結果，がんと確定診断された場合は，がんの進行状態に応じた治療を受けることになる。

　がん検診には，集団全体の死亡率を下げる目的で実施される対策型検診と，個人が自分自身の死亡リスクを下げるために行う任意型検診がある。市区町村が健康増進法に基づく健康増進事業として行っている住民検診は対策型検診にあたり，無料もしくは少額の自己負担で受けることができる。人間ドッグは任意型検診であり，全額自己負担で実施する。

3 ｜ 3次予防

　3次予防は再発対策で，がんの治療を受けた人たちが次のがんになるのを定期検診などで防ぐことである。

第1編 病理学総論

第**11**章

病因・病態を理解する2 生活習慣病

この章では

- 「成人病」が「生活習慣病」とされた背景を理解する。
- 動脈硬化の発生と進展過程を理解する。
- 高血圧の原因と，それが生体に及ぼす影響を理解する。
- 糖尿病の分類とその特徴を理解する。
- 脂質異常症とその合併症について理解する。
- 肥満症の定義と，病気として捉える必要性を理解する。

I 生活習慣病とは

　従来，成人病と称されていた疾患は，病気の発症や進行に個人の生活習慣が深く関与していることが明らかになり，1996（平成8）年に厚生省（現厚生労働省）は**生活習慣病**という概念を提唱し，その後，一般的に用いられるようになった（図11-1）。食事や運動など生活習慣を見なおし，また，子どもの頃から病気になりにくい生活習慣を身につけさせることによって，これらの病気を予防しようという考え方である。

　ここでは，生活習慣病として，がん以外の動脈硬化，高血圧，糖尿病，脂質異常症の病理を整理する。さらに，これらとの関連で，いまや疾患ととらえられるようになった肥満症を取り上げる。

II 動脈硬化

　動脈硬化は動脈の壁が厚く硬くなることであるが，ほとんどの場合は**アテローム**（粥状）**硬化**を指している。柔らかい粥状の病変の周囲が硬化していくため，その名がある。

A アテローム硬化の病理

　アテローム硬化は比較的大きな動脈，特に大動脈と，そこからすぐ枝分かれした動脈に起こりやすい。アテローム硬化の病変を示す（図11-2）。

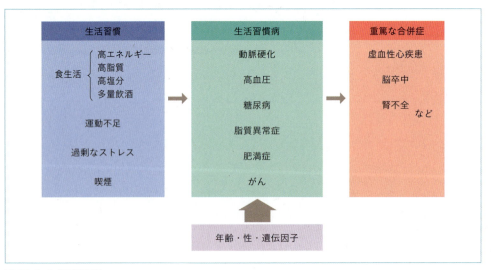

図11-1 生活習慣病

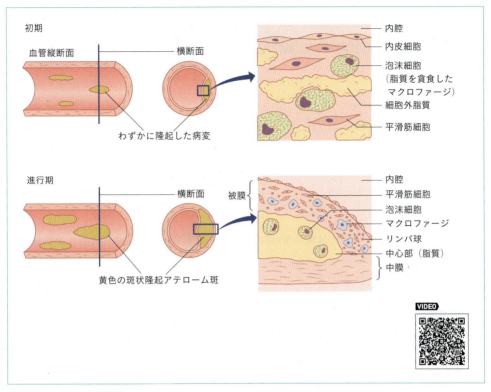

図 11-2 アテローム硬化

1 アテローム斑

　アテローム斑（プラーク）は，血管の内面から見ると黄色の斑状の隆起である。それを断面で見ると，3層から構成される血管壁の最も内側の内膜を中心に病変が生じる。アテロームの内容は脂質で，針状のコレステロール結晶がみられることも多い。また，マクロファージが多数浸潤しており，貪食した脂質が細胞質に充満している。このようなマクロファージは，組織標本で見ると細胞質が泡状に見えることから，**泡沫細胞**とよばれる。アテロームは，内皮細胞の下，内膜の中で大きくなり，次第に線維組織で取り囲まれていく。

2 複合病変

　アテロームが形成された部位では血管の内腔が狭くなるため，血流に変化が起こる。そのためにアテロームを覆っている内皮細胞に損傷が起こりやすく，血栓ができやすい。時に，内皮細胞が剝がれ，むき出しになったり，アテロームの内部に出血が起こったりする。一方で，石灰が沈着することもある。このように，アテロームに変化が加わった病変を，**複合病変**とよんでいる。

B アテローム硬化の進展

1 動脈瘤

　アテロームは大きくなるにつれ，下方の中膜組織を破壊するため，中膜の層構造が失われ，血管壁の弾力性がなくなる。このため，血圧によって拡張が進み，さらに部分的に外側に突出して**動脈瘤**を起こすことがある（図11-3）。

2 血圧上昇

　冠状動脈のアテローム硬化は**虚血性心疾患**に，内頸動脈から大脳動脈の硬化は**脳梗塞**につながる。腎動脈のアテローム硬化で血流が少なくなると，血流を保つように内分泌系の調節が働き，血圧を上昇させる。

C 動脈硬化の発生メカニズム

　動脈硬化はいくつかの要因が重なって起こる。

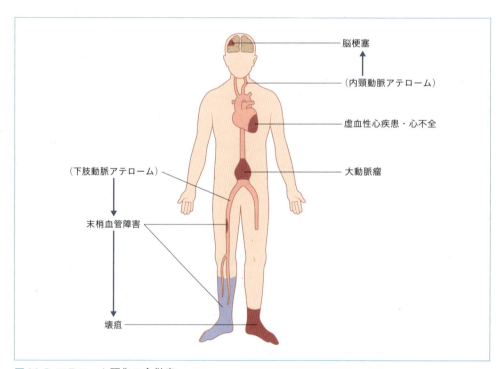

図11-3　アテローム硬化の合併症

1 内皮細胞の傷害

高血圧はもとより，糖尿病，脂質異常症，喫煙によって血管内皮細胞は傷害を受けやすい状態にある。内皮細胞に傷害が起こると，単球が内皮に付着，内膜に侵入してマクロファージに分化する。

2 血中LDLコレステロール高値（脂質異常症）

脂質のなかでも特に血中LDLコレステロール値が高い場合，コレステロールを包んで運んでいるLDLというリポたんぱく質が内膜に蓄積し，有害な**酸化LDL**に変化する。マクロファージはこれを大量に貪食して泡沫細胞となるが，酸化LDLの毒性によって壊死に至る。処理しきれない脂質の蓄積も進んで，アテローム斑が進展していく。

3 増殖因子の作用

血小板や内皮細胞からの増殖因子により，中膜の血管平滑筋の遊走・増殖，線維芽細胞の増殖が起こり，全体として血管内膜が厚く，硬くなっていく（図 11-2 参照）。

このように，アテローム形成，動脈硬化には，脂質代謝，凝固系，組織修復，炎症などの過程が関与している。

Ⅲ 高血圧

高血圧は体循環の動脈圧が病的に高い状態であり，日本高血圧学会（2019年）によれば収縮期血圧140mmHg以上かつ／または拡張期血圧90mmHg以上と定められている。正常血圧（収縮期血圧120mmHg未満かつ拡張期血圧80mmHg未満）と高血圧の中間的な値は正常高値血圧，高値血圧とされている（表 11-1）。

表11-1 高血圧の定義（診察室血圧）

分類	収縮期血圧（mmHg）		拡張期血圧（mmHg）
正常血圧	＜ 120	かつ	＜ 80
正常高値血圧	120 ～ 129	かつ	＜ 80
高値血圧	130 ～ 139	かつ / または	80 ～ 89
Ⅰ度高血圧	140 ～ 159	かつ / または	90 ～ 99
Ⅱ度高血圧	160 ～ 179	かつ / または	100 ～ 109
Ⅲ度高血圧	≧ 180	かつ / または	≧ 110
（孤立性）収縮期高血圧	≧ 140	かつ	＜ 90

出典／日本高血圧学会高血圧治療ガイドライン作成委員会編：高血圧治療ガイドライン 2019，ライフサイエンス出版，2019，p.18.

Ⅲ　高血圧　153

A 高血圧による細動脈硬化

前述のように，高血圧は動脈硬化を促進する。また，高血圧自体によって，筋性動脈の中膜が肥厚し，**細動脈硬化**を起こす（表11-2）。これは，細動脈の内皮細胞の下に均一な沈着物（ヒアリン）がたまり，内腔が狭くなる病変である。さらに高度になると血管壁に壊死が起こり，フィブリノイド壊死とよばれる病変となる。なお，同じ形態の病変は血管炎のときにもみられるが，起こる機序が異なっている。

B 諸臓器への影響

高血圧は様々な臓器に影響を及ぼす（表11-2 参照）。心臓では，高い圧を生み出すために左室の心筋は肥大し，壁が厚くなる（**心肥大**）。圧に見合った収縮が十分にできなくなると，**心不全**となる。脳や腎では細動脈硬化による影響が現れ，脳の場合には血管が破綻し，**脳出血**を起こす。腎では糸球体への血流が減少するため，糸球体が**硬化**する。

表11-2 高血圧の影響

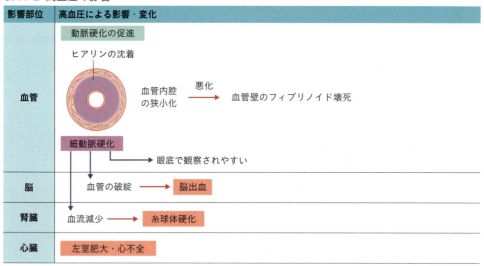

Column 高血圧と食塩

本態性高血圧の発症には，遺伝的因子とともに，環境因子が重要である。狩猟・採取による伝統的なライフスタイルを送っているアフリカ，南米などのヤノマミ族では調味料としての食塩の摂取はない。このような部族では高血圧症はなく，また加齢による血圧の上昇もないといわれる。

表11-3 高血圧の原因

原因による分類	原因
本態性高血圧	原因は解明されていないが，以下が関与する。 ・遺伝的因子 ・環境因子（食塩の過剰摂取など）
二次性高血圧	・腎疾患（腎動脈狭窄，慢性腎不全） ・内分泌疾患（原発性アルドステロン症，クッシング症候群） ・薬剤（副腎皮質ステロイド薬，経口避妊薬）

C 高血圧の原因

　高血圧のほとんどは原因が明らかではない**本態性高血圧**である（表11-3）。原因が明らかなものは**二次性高血圧**とよばれ，原因として腎疾患や内分泌疾患（原発性アルドステロン症）が多い。

IV 糖尿病

　糖尿病は，インスリン分泌の不足や拮抗因子の過剰によって慢性的に生じる高血糖のために，全身に引き起こされる病気である。

A 糖尿病の分類

　糖尿病は主に2つの型に分類される（表11-4）。**1型糖尿病**は主に若年で発症し，インスリン分泌低下による。**2型糖尿病**は主に成人で発症する糖尿病で，インスリンが作用する標的臓器においてインスリンに対する感受性が落ちている（インスリン抵抗性）。

1 ｜ 1型糖尿病

　1型糖尿病では，膵β細胞が消失している。これは，細胞傷害性T細胞が自己の膵β細胞を攻撃し，破壊するためと考えられている。

表11-4 1型糖尿病と2型糖尿病

	1型糖尿病	2型糖尿病
発症年齢	小児，若年者に多い	成人に多い
全体に占める比率	5％以下	95％以上
特徴	インスリン分泌が減少	インスリン感受性の低下（インスリン抵抗性）
原因	細胞傷害性T細胞による膵β細胞の破壊 自己免疫疾患	肥満症によるアディポサイトカインの産生・機能の調節機構の破綻 生活習慣病

IV　糖尿病　155

2 | 2型糖尿病

2型糖尿病では，遺伝的要因が濃厚で，一卵性双生児の片方が糖尿病であれば，もう一方もほとんど糖尿病を発病する。このような素因によるインスリン抵抗性が，加齢，過食，肥満，運動不足などの環境要因によって顕在化して発症する。

B 糖尿病による微小血管障害

1 | 糖尿病の発症機序

糖尿病は細小血管を中心とした合併症を伴う（表11-5）。これらの合併症は高血糖状態を重要な背景としており，2つの発症機序が重要だと考えられている。

1つは，高血糖が続くと，様々な機能性たんぱく質にグルコースが結合して，終末糖化産物（advanced glycation end products：**AGE**）となり，本来の機能が損なわれ，様々な合併症を導くこととなる。

もう1つは，神経，腎臓，水晶体などの組織では，グルコースがソルビトールに転換され，組織に蓄積する機序をいう。ソルビトールが貯留すると浸透圧勾配によって組織が腫脹し，組織障害が起こり合併症につながるとされる。

表11-5 糖尿病の合併症

細小血管病変	3大合併症	網膜症 ──────→ 失明
		腎症 ──────→ 腎不全
		末梢神経障害 ──────→ 末梢感覚神経異常，麻痺
大血管病変	脳血管障害 ──────→ 脳梗塞	
	虚血性心疾患 ──────→ 心筋梗塞	
	閉塞性動脈硬化症 ──────→ 足指の壊疽	
そのほか	細菌感染症	
	真菌感染症	

Column ヘモグロビンA1c

ヘモグロビンA1cとは，糖化（グリコ）ヘモグロビンのことである。赤血球の寿命が120日（4か月）のため，ヘモグロビン中の糖化ヘモグロビンの割合は，過去1～2か月の平均的な血糖値の状態を反映している。糖尿病診断や血糖コントロールの指標となる。ヘモグロビンA1cは正常では4.6～6.2%，血糖のコントロールが悪いと8%を超える。

2 │ 細小血管障害

細小血管障害の実際をみていく。AGE の生成によって細動脈・毛細血管の基底膜が肥厚し，その機能が障害されて血管透過性が亢進する。その結果，網膜症，腎症，末梢神経障害（ニューロパチー）の 3 大合併症が生じる。

糖尿病網膜症では，網膜に微小動脈瘤，出血，白斑が生じる。さらに血管新生が起こってくると，硝子体出血，網膜剝離につながり失明に至る。

糖尿病性腎症ではたんぱく尿，腎不全が起こる。糸球体毛細血管の基底膜の肥厚，基底膜様物質の結節状の沈着がみられる。

糖尿病末梢神経障害では，末梢の感覚神経に異常が起こり，足裏のしびれや痛みなどの感覚障害が初発することが多く，やがて上半身に広がる。最終的には感覚が鈍麻，消失する。また，自律神経や運動神経障害による症状も発生する。

C そのほかの合併症

糖尿病では粥状動脈硬化の範囲・程度が増強され，冠動脈疾患，脳梗塞を合併することが多い。下肢の動脈の閉塞による足指の壊疽も起こる。血糖コントロールの悪い糖尿病患者では，細菌・真菌感染を合併しやすい。

V 脂質異常症

脂質異常症とは，血液中の脂質の値が基準値から外れた状態のことを指す（**表11-6**）。過食や過度の飲酒，運動不足，喫煙などの生活習慣，加齢，遺伝的因子，基礎疾患や薬物などの影響により発症する。脂質のうち LDL コレステロールは悪玉コレステロール，HDL コレステロールは善玉コレステロールとよばれ，前者が動脈硬化を促進するように働くのに対し，後者は末梢組織から過剰なコレステロールを回収することで，コレステロール蓄積を防ぎ，動脈硬化を抑制する。

A 脂質異常症の合併症

脂質異常症は前述の動脈硬化の主要な原因であり，心筋梗塞，脳梗塞などを合併し得る。血液中のコレステロールが高値の状態が続くと（高コレステロール血症），四肢や眼瞼の黄色腫（脂質を貪食したマクロファージが浸潤した病変）や胆石を生じる。胆石は急性および慢性胆嚢炎の原因となる。高トリグリセライド（中性脂肪）血症では膵炎をきたすことがある。

脂質異常症がみられた場合，すでに虚血性心疾患（狭心症，心筋梗塞）を発症していれば，

表 11-6 脂質異常症診断基準

LDL コレステロール	140mg/dL 以上	高 LDL コレステロール血症
	120〜139mg/dL	境界域高 LDL コレステロール血症**
HDL コレステロール	40mg/dL 未満	低 HDL コレステロール血症
トリグリセライド	150mg/dL 以上（空腹時採血*）	高トリグリセライド血症
	175mg/dL 以上（随時採血*）	
Non-HDL コレステロール	170mg/dL 以上	高 non-HDL コレステロール血症
	150〜169mg/dL	境界域高 non-HDL コレステロール血症**

＊基本的に 10 時間以上の絶食を「空腹時」とする．ただし水やお茶などカロリーのない水分の摂取は可とする．空腹時であることが確認できない場合を「随時」とする．
＊＊スクリーニングで境界域高 LDL-C 血症，境界域高 non-HDL-C 血症を示した場合は，高リスク病態がないか検討し，治療の必要性を考慮する．
・LDL-C は Friedewald 式（TC-HDL-C-TG/5）で計算する（ただし空腹時採血の場合のみ）．または直接法で求める．
・TG が 400mg/dL 以上や随時採血の場合は non-HDL-C（＝ TC-HDL-C）か LDL-C 直接法を使用する．ただしスクリーニングで non-HDL-C を用いる時は，高 TG 血症を伴わない場合は LDL-C との差が＋ 30mg/dL より小さくなる可能性を念頭においてリスクを評価する．
・TG の基準値は空腹時採血と随時採血により異なる．
・HDL-C は単独では薬物介入の対象とはならない．
出典／日本動脈硬化学会（編）：動脈硬化性疾患予防のための脂質異常症診療ガイド 2023 年版．日本動脈硬化学会，2023．p31

生活習慣の改善と同時に薬物による治療を開始する．虚血性心疾患の合併がない場合でも，糖尿病や慢性腎臓病などの合併がある場合は，将来的に虚血性心疾患の発症のリスクが高いため，生活習慣の改善による効果をみつつ，適切なタイミングで薬物治療を導入する．

VI 肥満症

　日本では，成人において体格指数（body mass index：**BMI**）25 以上の場合が肥満とされ，脂肪組織が過剰に蓄積した状態である．健常人では通常，脂肪組織は体重の 20％前後を占めるが，肥満者では 30〜40％に達する．ふだんはあまり注目されないが，脂肪組織はからだの中で一番大きな組織の一つである．特に内臓脂肪型の肥満は，生活習慣病の基盤であることが明らかになり，肥満症という病気としてとらえられるようになった．

肥満症の定義

1 日本人のBMI

　BMI は**体重（kg）/ 身長（m）²** から求められ，上記のように肥満の判定に用いられている（図11-4）．日本での BMI 25 以上の肥満者は，2019（令和元）年には男性の 33.0％，女性の 22.3％であり，男性では長期的に増加傾向が認められる．

2 内臓脂肪蓄積

　肥満に伴って合併症が起こるには，脂肪の重量だけではなく，脂肪蓄積の分布，特に内

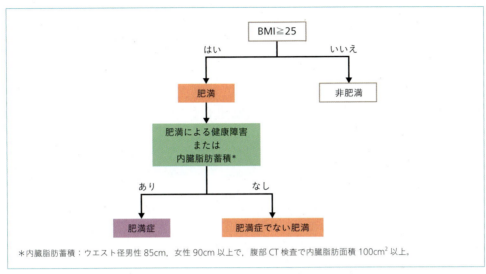

図11-4 肥満症の診断

臓脂肪蓄積が重要である。簡便には，BMI 25 以上でウエスト径（腹囲）が男性で **85cm 以上，女性で90cm 以上**が内臓脂肪型肥満と診断される。糖尿病，脂質異常症などの有病率が最も少ない BMI は男女とも 22 前後である。

3 飽食因子レプチン

からだのエネルギー消費に比べ，慢性的に食物摂取が過剰になっていることが肥満につながる。肥満に関連した遺伝子異常は肥満マウスで同定され，脂肪細胞から分泌されている飽食因子レプチンの発見につながった。ヒトの肥満者では，レプチン濃度が高いのに摂食行動に抑制がかからないことが知られている（レプチン抵抗性）。

表11-7 メタボリックシンドロームの診断基準

1. 必須項目：内臓脂肪（腹腔内脂肪）蓄積
   ウエスト周囲径　男性≧ 85cm，女性≧ 90cm（内臓脂肪面積男女とも≧ 100cm^2 に相当）
2. 上記 1 に加え，以下の 3 項目のうち 2 項目以上を満たすものをメタボリックシンドロームと診断する
   1）脂質異常
   　　トリグリセライド血症≧ 150mg/dL　かつ/または　HDL コレステロール血症＜ 40mg/dL（男女とも）
   2）血圧高値
   　　収縮期血圧≧ 130mmHg　かつ/または　拡張期血圧≧ 85mmHg
   3）高血糖
   　　空腹時血糖値≧ 110mg/dL

＊CT スキャンなどで内臓脂肪量測定を行うことが望ましい。
＊ウエスト径は立位，軽呼気時，臍レベルで測定する。脂肪蓄積が著明で臍が下方に偏位している場合は肋骨下縁と前上腸骨棘の中点の高さで測定する。
＊メタボリックシンドロームと診断された場合，糖負荷試験が薦められるが診断には必須ではない。
＊高トリグリセライド血症，低 HDL コレステロール血症，高血圧，糖尿病に対する薬物治療を受けている場合は，それぞれの項目に含める。
＊糖尿病，高コレステロール血症の存在はメタボリックシンドロームの診断から除外されない。
出典／メタボリックシンドローム診断基準検討委員会：メタボリックシンドロームの定義と診断基準，日本内科学会雑誌，94（4）：794-809，2005.

B メタボリックシンドローム

メタボリックシンドロームとは，内臓脂肪型肥満に高血圧・高血糖・脂質異常症が組み合わさることにより，心臓や脳の血管疾患になりやすい病態を指す。メタボリックシンドロームには表11-7 に示すように診断基準が設けられている。

C 脂肪細胞の生物学

最近の研究によると，脂肪組織は単なるエネルギーの貯蔵装置ではなく，多彩な生理活性物質（**アディポサイトカイン**）を分泌する内分泌器官として，エネルギー代謝や食欲制御など，多彩な生理現象にかかわっていることがわかってきた。

肥満症状態の脂肪組織にみられる肥大化脂肪細胞は，遊離脂肪酸などを分泌してマクロファージを活性化し，局所に誘導する。そしてマクロファージの産生する炎症性サイトカインによって，脂肪細胞から悪玉アディポサイトカイン（遊離脂肪酸それ自体やTNF-αなど）の分泌が亢進する。

このように，肥満を背景にして，脂肪組織は慢性的な炎症をきたし，内分泌器官としての調節機構が破綻した状態となる。その結果として，メタボリックシンドロームの基盤病態が誘導され，高血圧や動脈硬化，糖尿病などの生活習慣病の発症につながる（図11-5）。

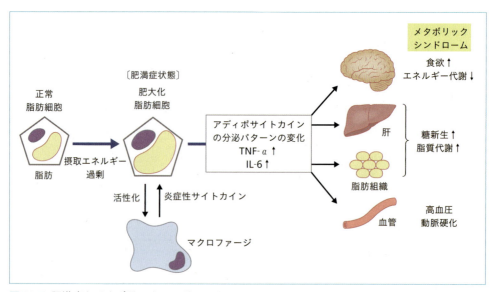

図11-5 肥満症とメタボリックシンドローム

第1編 病理学総論

第 **12** 章

病因・病態を理解する3 難病

この章では

● 難病の定義と難病に指定されている病気を理解する。
● 主な難病（免疫不全症，自己免疫疾患，血管炎，アミロイドーシス）について理解する。

I 難病とは

　難病とは「発症の機構が明らかでない」「治療方法が確立していない」「希少な疾病」「長期の療養が必要である」という4つの要件を満たす疾患として厚生労働省によって位置づけられている。さらに難病のうち「患者数がわが国で一定数（現在の基準：人口の0.1％程度）に達しない」「客観的な診断基準，またはそれに準ずる基準が確立している」という2つの要件を満たす疾患が「指定難病」と位置づけられ（表12-1），重症患者には医療費の助成が行われている。

　難病には免疫に関係した疾患をはじめ，神経変性疾患などが多く含まれるが，ここでは免疫不全症，自己免疫疾患，血管炎，アミロイドーシスを取り上げて学習する。

表12-1 主な指定難病

疾患群	疾患
血液系疾患	原発性免疫不全症候群，再生不良性貧血，免疫性血小板減少性紫斑病（免疫性血小板減少症）
免疫系疾患	悪性関節リウマチ，結節性多発動脈炎，混合性結合組織病，全身性エリテマトーデス，皮膚筋炎／多発性筋炎，ベーチェット病，巨細胞性動脈炎，バージャー病，シェーグレン症候群
内分泌系疾患	下垂体性ADH分泌異常症，下垂体性ゴナドトロピン分泌亢進症，下垂体性成長ホルモン分泌亢進症，下垂体性TSH分泌亢進症，下垂体性PRL分泌亢進症，下垂体前葉機能低下症，クッシング病
代謝系疾患	家族性高コレステロール血症（ホモ接合体），全身性アミロイドーシス，副腎白質ジストロフィー，ミトコンドリア病，ライソゾーム病
神経・筋疾患	球脊髄性筋萎縮症，筋萎縮性側索硬化症，重症筋無力症，脊髄小脳変性症（多系統萎縮症を除く），脊髄性筋萎縮症，多系統萎縮症，慢性炎症性脱髄性多発神経炎／多巣性運動ニューロパチー，もやもや病，パーキンソン病
聴覚・平衡機能系疾患	鰓耳腎症候群
視覚系疾患	網膜色素変性症，アッシャー症候群，黄斑ジストロフィー
循環器系疾患	拘束型心筋症，特発性拡張型心筋症，肥大型心筋症，エプスタイン病，高安動脈炎
呼吸器系疾患	サルコイドーシス，特発性間質性肺炎，肺動脈性肺高血圧症，慢性血栓塞栓性肺高血圧症，リンパ脈管筋腫症
消化器系疾患	潰瘍性大腸炎，クローン病，劇症肝炎（難治性肝炎のうち劇症肝炎），原発性胆汁性肝硬変，重症急性膵炎，自己免疫性肝炎，バット-キアリ症候群
皮膚・結合組織疾患	神経線維腫症Ⅰ型，神経線維腫症Ⅱ型，天疱瘡，膿疱性乾癬（汎発型），表皮水疱症，全身性強皮症，混合性結合組織病
骨・関節系疾患	黄色靱帯骨化症，後縦靱帯骨化症，広範脊柱管狭窄症，特発性大腿骨頭壊死症
腎・泌尿器系疾患	IgA腎症，先天性腎性尿崩症，非典型溶血性尿毒症症候群
染色体または遺伝子に変化を伴う症候群	コステロ症候群，コフィン-ローリー症候群，CFC症候群，ソトス症候群，チャージ症候群，ルビンシュタイン-テイビ症候群
スモン	スモン

2024（令和6）年4月現在，指定難病は341疾病。

162　第1編／第12章　病因・病態を理解する3　難病

Ⅱ 免疫不全症

　免疫は，生物が生きていくうえでの抵抗力として知られるように，生体防御において極めて重要なシステムであるが,先天性あるいは後天性に免疫が十分に機能できない状態（免疫不全状態）を生じることがある。後天性免疫不全症は様々な薬剤，放射線，ウイルス感染などによって起こってくる。**ヒト免疫不全ウイルス（HIV）**の感染で起こる**後天性免疫不全症候群（エイズ：AIDS）**については，特に感染症という観点から「感染症法」で予防などの対策が定められている。

A 原発性免疫不全症

　免疫系細胞，組織の分化過程における異常で，先天性に免疫不全状態を起こしてくる。多くは常染色体潜性（劣性）遺伝あるいはX連鎖性（伴性）遺伝で，ほかの奇形を伴うことも多い。

1 症状

　原発性免疫不全症では，感染症の頻度が高く，日和見感染が起こりやすい。B細胞系の異常では,抗体が欠乏し,臨床症状では細菌による気道感染を反復することが多い。一方，T細胞系の異常では，細胞性免疫が不全となり，真菌，ウイルス，ニューモシスチス・イロベチイによる感染が起こりやすい。

2 主な疾患

　B細胞系の異常では先天性無ガンマグロブリン血症，T細胞系の異常ではディジョージ症候群（第3-4鰓囊発生異常による胸腺低形成）が代表的疾患である。B・T細胞系ともに機能不全に陥っている場合は,重症複合免疫不全症(SCID)とよばれる。アデノシンデアミナーゼ（ADA）欠損症もSCIDの一つであり，核酸代謝の酵素ADAが遺伝子変異によって欠損していることが原因である。

B 後天性免疫不全症

　後天性免疫不全症は，抗がん剤，抗菌薬，免疫抑制剤などを用いた強力な治療によって引き起こされることが多い（表12-2）。一方，予防し得る疾患として重要なものは，HIVの感染で起こるAIDSである。

表 12-2 後天性免疫不全症の原因

分類	具体例
感染症	細菌, ウイルス (HIV を含む), 原虫 (マラリアなど)
腫瘍	血液・リンパ系組織の腫瘍 (白血病, リンパ腫, 多発性骨髄腫), 進行したがん
治療	抗がん剤, 抗菌薬, 免疫抑制剤, 副腎皮質ステロイド薬, 放射線
そのほか	自己免疫疾患, 慢性炎症, 栄養障害, 加齢

表 12-3 HIV の感染ルート

感染ルート	具体例
血液による感染	感染血液や汚染された血液製剤の輸血 汚染した注射針の針刺し事故や注射器具の共有 (麻薬の回し打ちなど)
性感染 (同性間, 異性間)	感染者とのコンドームを使用しない性交, 肛門性交 (精液, 腟分泌物)
母子感染	感染母体から胎盤を介した感染, 産道感染 母乳を介した感染

1 AIDS

AIDS は, 1981 年にアメリカから報告があって初めて気づかれたが, 中央アフリカで 1970 年代から HIV 感染の流行が始まり AIDS が世界中に広がったと推定されている。2023 年末現在, HIV 感染者は世界で 3990 万人である。

2 HIV 感染

HIV 感染には 3 つの感染ルートがある (表 12-3)。体内に侵入した HIV はヘルパー T 細胞表面の CD4 分子に結合し, 細胞に侵入する。感染標的細胞はマクロファージのこともある。感染直後には感冒様の症状が出るが一過性で, それ以降はほとんど無症状である。この間, ウイルス量の増加が急激に起こり, CD4 陽性ヘルパー T 細胞は破壊され減少する。その後, ウイルス量は一定のレベルにまで減少し, 約 6 か月以降は安定的に経過, CD4 陽性ヘルパー T 細胞もその期間, 一定数が維持される。数年以上経過後, 再びウイルス量が増加し, ついには末梢血で CD4 陽性 T 細胞が 200 個 / μL 以下になると AIDS 発症となり, 日和見感染症 (本編 - 第 8 章 - IV -B「日和見感染症」参照) などを起こすようになる。

3 HIV への薬物療法

HIV の複製を抑える逆転写酵素阻害薬とプロテアーゼ阻害薬またはインテグラーゼ阻害薬の併用で, 現在 HIV 感染者の死亡率は劇的に低下している。毎日服薬型のほか, 2022 (令和 4) 年には長期間作用型の注射薬による 1〜2 か月ごとの治療も可能となった。

表12-4 自己免疫疾患

全身性自己免疫疾患	臓器特異的自己免疫疾患
関節リウマチ	免疫性血小板減少性紫斑病（免疫性血小板減少症）
全身性エリテマトーデス	自己免疫性溶血性貧血
全身性強皮症	原発性胆汁性胆管炎（原発性胆汁性肝硬変）
多発性筋炎・皮膚筋炎	重症筋無力症
シェーグレン症候群	橋本病（慢性甲状腺炎）
混合性結合組織病	バセドウ病
ベーチェット病	

III 自己免疫疾患

　通常，自分のからだにある細胞や組織に対しては免疫系は攻撃しないが，自己の成分に対して免疫反応が起こった場合を自己免疫現象とよぶ。老化に伴ってみられる場合など，この現象自体は病気に進展しないことも多い。一方，自己免疫疾患では，自己免疫現象のために生体に強い障害が引き起こされる。その原因は現在もなお不明であるが，免疫に関係した遺伝的因子が重要な役割をもっていると考えられている。また，感染や薬剤などによって自己の成分が修飾されて抗原となる機序も考えられている。自己免疫疾患は，全身性自己免疫疾患と臓器特異的自己免疫疾患の2つに大別されている（表12-4）。ここでは，全身性自己免疫疾患の代表的な疾患を取り上げる。

関節リウマチ

　関節リウマチ（図12-1）は40〜60歳代の女性に好発し，日本での患者数は約80万人といわれる。

▶臨床症状　多発性関節炎を起こし，進行性で重篤な関節障害をもたらす。関節の病変を観察すると，滑膜は絨毛状に増生し，リンパ球形質細胞浸潤，リンパ濾胞形成を伴う。肉芽組織はパンヌスとよばれ，骨・軟骨組織を破壊し続け，最終的には関節腔が消失して骨どうしが線維性結合織でつながってしまう。血清中にはIgGに対する自己抗体，リウマトイド因子（RF）が認められる。

膠原病

　膠原病とは，結合組織にフィブリノイド変性という共通した変化を示す疾患群の総称である。関節リウマチ，全身性エリテマトーデス，全身性強皮症，多発性筋炎・皮膚筋炎，結節性多発動脈炎，リウマチ熱が含まれる。これらは系統的な血管，結合組織の急性・慢性炎症で，その発症には自己免疫の機序が働いていることが明らかになっている。今日，欧米では結合組織病とよばれることが多い。

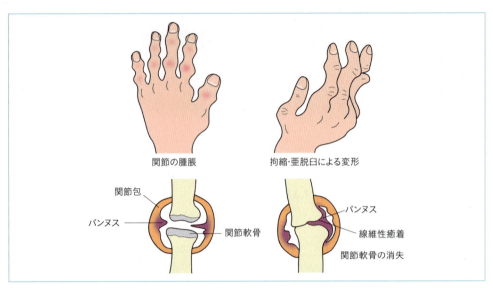

図12-1 関節リウマチ

　関節リウマチを有し，さらに血管炎を主体とする重篤な関節外症状を伴うものを悪性関節リウマチという。

B　全身性エリテマトーデス

　全身性エリテマトーデス（SLE）は特に20〜40歳代の女性に多く発症し，日本での推定患者数は6万〜10万人である。

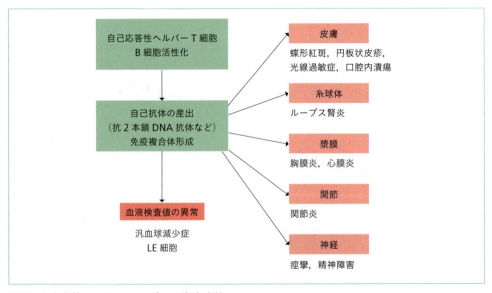

図12-2 全身性エリテマトーデスの臨床症状

▶ **臨床症状** 全身の様々な臓器に非常に多彩な症状を引き起こす。主なものは皮膚の蝶形紅斑，光線過敏症，口腔内潰瘍，関節炎，胸膜・心膜炎，腎障害，中枢神経障害，貧血などである（図 12-2）。特に腎の糸球体障害はループス腎炎とよばれ，予後に与える影響も重要である。抗原抗体反応によって生じた免疫複合体が糸球体の様々な部位に沈着することが，障害の原因となっている。自己の細胞の核成分に対して多種類の自己抗体（抗核抗体）ができ，なかでも 2 本鎖 DNA，非ヒストン核たんぱく Sm に対する抗体が特徴的である。

C そのほかの自己免疫疾患

1 全身性強皮症

全身性強皮症は，30〜50 歳代の女性に多い。皮膚，消化管，心，腎などの諸臓器の結合組織で膠原線維が増え，臓器が硬化し，機能障害を引き起こす。レイノー現象*が初発あるいは早期症状となることが多い。DNA トポイソメラーゼ I に対する自己抗体（Scl-70）が特徴的である。

2 多発性筋炎・皮膚筋炎

多発性筋炎は，筋肉の炎症により筋肉に力が入りにくくなったり，疲れやすくなったり，痛んだりする疾患であり，皮膚の炎症性病変を伴う場合は，皮膚筋炎とよばれる。抗 Jo-1 抗体が特異的である。悪性腫瘍，間質性肺炎の合併が多い。

3 シェーグレン症候群

シェーグレン症候群は，涙腺，唾液腺の慢性炎症を特徴とし，乾燥性角結膜炎，慢性唾液腺炎を主徴とし，ほかの自己免疫疾患を合併する。抗 SS-A 抗体，抗 SS-B 抗体が特徴的である。B 細胞の増殖性病変，リンパ腫を合併することも多い。

4 ベーチェット（Behcet）病

ベーチェット病は，口腔粘膜の再発性アフタ性潰瘍，皮膚症状，眼のぶどう膜炎，外陰部潰瘍を主症状とし，急性炎症性発作を繰り返すことを特徴とする疾患である。病因は不明であるが，特定の内的遺伝要因として，HLA-B51 抗原と相関があることが知られている。副症状では関節炎が多い。腸管・血管・神経ベーチェット病は生命予後に危険があり，特殊病型ベーチェット病とされている。

＊ **レイノー現象**：寒冷暴露や精神的緊張によって誘発される手指の循環障害による色調変化のことである。

IV 血管炎

血管壁に生じる炎症性機転（炎症が契機になりその後の経過を支配する病態）を総称して血管炎とよび，血管炎には，炎症の起こる血管の種類，部位にそれぞれ特徴がある（図12-3）。膠原病（Column参照）に合併して起こってくる血管炎もある。

A 大動脈炎症候群（高安動脈炎）

大動脈とその分枝の動脈に起こる肉芽腫性炎症で，若年の女性に多く，発症機序不明の血管炎である。動脈の壁が破壊され，閉塞や狭窄，あるいは動脈瘤ができる。頸部・四肢

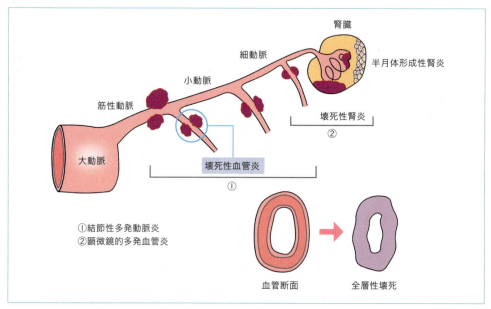

図12-3 血管炎の分布

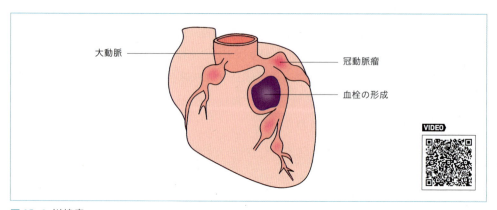

図12-4 川崎病

の動脈の拍動が外表から触れなくなるため，脈なし病ともいわれる。

B 川崎病

1歳前後をピークとして4歳以下の乳幼児に起こる原因不明の疾患である（図12-4）。急性の発熱，皮膚粘膜の発疹，眼球結膜の充血，リンパ節の腫大が起こる。1%の頻度で冠動脈に血管炎が起こり，風船状に拡張して冠動脈瘤を形成することがあり，急死の原因となることがある。

C 結節性多発動脈炎

40〜60歳の男性に発症することが多い疾患である。腎・心・肝・脾・肺・腸間膜・皮下組織などの筋型動脈にフィブリノイド血管炎が起こる。動脈全層に強い炎症が生じて壁に壊死が起こることが特徴である。破壊された血管，周囲の炎症が，動脈に沿って結節状にみられる。

D バージャー（Buerger）病

閉塞性血栓血管炎ともよばれ，四肢の主幹動脈に閉塞性の血管全層炎をきたす疾患である。特に下肢動脈に好発して，虚血症状として間欠性跛行や安静時疼痛，虚血性皮膚潰瘍，壊疽を示す。また，しばしば表在静脈にも炎症をきたし，まれには大動脈や内臓動静脈にも病変を認める。特定のHLAとバージャー病の発症との関連が強く疑われている。発症には喫煙が強く関与しており，喫煙による血管攣縮が誘因になると考えられるため，禁煙指導が重要である。

E そのほかの動脈炎

1 顕微鏡的多発血管炎

壊死性血管炎が細動脈以下に起こり，糸球体病変を合併することが多い。好中球のミエ

Column **大動脈炎症候群，川崎病の発見**

大動脈炎症候群は1908（明治41）年，日本人の眼科医，高安右人によって初めて報告された肉芽腫性動脈炎である。川崎病は1967（昭和42）年，小児科医の川崎富作により報告された小児急性熱性皮膚粘膜リンパ節症候群である。

Ⅳ　血管炎　169

ロペルオキシダーゼに対する自己抗体 MPO-ANCA（p-ANCA）が検出される。

2 | 多発血管炎性肉芽腫症

以前は**ウェゲナー肉芽腫症**とよばれていた疾患で，気道の壊死性肉芽腫症，全身の動脈炎，巣状肉芽腫性糸球体腎炎を起こす。好中球のライソゾーム成分の PR 3 に対する自己抗体 PR3-ANCA（c-ANCA）あるいは MPO-ANCA が認められる。

V アミロイドーシス

アミロイドーシスは，全身の諸臓器，組織に，組織学的には無構造で均一に見える物質（アミロイド）が蓄積することによって機能障害を引き起こす疾患群である（表 12-5）。

A アミロイド

アミロイドの性質は，たんぱく質がβシート構造をとっていることに由来する。通常，機能性たんぱく質は球状であることが多いが，たんぱく質の折りたたみ（2 次構造）に変化を生じてβシート構造をとるようになると，たんぱく質どうしが重合して巨大な分子となり，不溶性の細線維を形成する。これらが組織に大量に沈着してアミロイドとなり，細胞障害を引き起こす。アミロイドの細線維たんぱく質は，基礎疾患によって異なるたんぱく質に由来しているが，構造，組織への沈着のしかたに共通性がある。

アミロイド沈着物は，コンゴーレッド染色で赤橙色に染まり，偏光顕微鏡下で緑色の複屈折性を示す。

B 全身性アミロイドーシス

全身性のアミロイドーシスでは，全身の臓器に様々な度合いでアミロイドが沈着する。

表 12-5 アミロイドーシスの分類

種類		前駆たんぱく質	疾患
全身性	AL	免疫グロブリン軽鎖	原発性アミロイドーシス 骨髄腫に伴うアミロイドーシス
	AA	血清アミロイドたんぱく A	続発性アミロイドーシス
	ATTR	トランスサイレチン	家族性アミロイドポリニューロパチー 老人性アミロイドーシス
	Aβ_2m	β_2 ミクログロブリン	透析関連アミロイドーシス
限局性	ACal	プロカルシトニン	甲状腺髄様がん
	AIAPP	アミリン	2 型糖尿病
	Aβ	アミロイドβたんぱく質	老人斑，アルツハイマー病

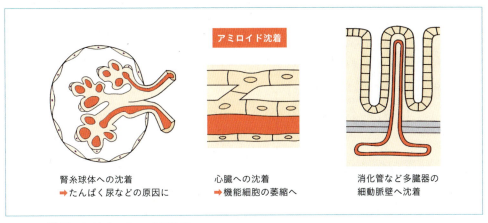

図12-5 臓器におけるアミロイド沈着

アミロイドが高度に沈着すると，沈着した臓器の細胞の機能を障害し（図12-5），さらに細胞の消滅をきたす。臓器は半透明でもろくなる。

1 ALアミロイドーシス

免疫グロブリンL鎖に由来するアミロイドが沈着したものである。ALアミロイドーシスには，多発性骨髄腫に伴う続発性ALアミロイドーシスと，先行疾患がなく原因不明の臓器障害で発症する原発性ALアミロイドーシスがある。続発性ALアミロイドーシスでは，骨髄腫の症状に新たな臓器障害が加わることとなる。

2 AAアミロイドーシス

アミロイドAたんぱく（AAたんぱく）が沈着したものである。AAたんぱくは肝臓でつくられる前駆たんぱく質SAAの分解に由来するもので，主として関節リウマチ，結核などの慢性炎症に続発して血管周囲などに沈着する。

3 全身性トランスサイレチン型アミロイドーシス

血清中の運搬たんぱく質であるトランスサイレチンに由来するアミロイドーシスで，遺伝子異常や加齢性変化でたんぱく質が正しい構造を保てなくなり，アミロイドとなって沈着する。遺伝子変異によるものは，特に成人期に末梢神経障害を起こす。常染色体性顕性の遺伝性疾患の形をとり，家族性アミロイドポリニューロパチーともよばれている。日本では長野県，熊本県などに集積地があるが，新たに起こった突然変異による場合もある。

一方，加齢によるものは遺伝子変異がなく，野生型のトランスサイレチンがアミロイドとなり，心臓，腱－靭帯などに沈着し，心不全，手根管症候群などを引き起こす。

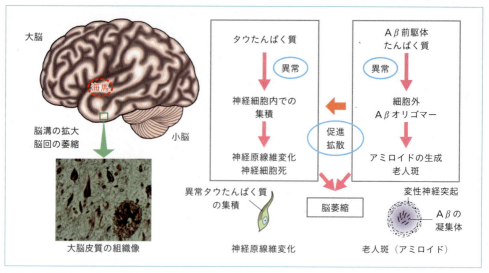

図12-6 アルツハイマー病における脳の変化の特徴

C 老人斑と認知症

　限局した場所に沈着して臓器に特異な病変を起こすアミロイドもある。その代表がアルツハイマー病で大脳皮質に多数みられる老人斑である。

1 アルツハイマー病

　日本では急速に超高齢社会を迎えたが，65歳以上の人口は29.1％（2023〔令和5〕年）であり，認知症高齢者の数は2025（令和7）年には約700万人，65歳以上の高齢者の約5人に1人に達することが見込まれている。アルツハイマー病が認知症のなかで最も多く，半数を超えている。女性に多い。アルツハイマー病の特徴は脳の萎縮で，一般に大脳の海馬周辺から始まり，次第に全体へと萎縮が広がる。

Column アミロイドーシスの治療

　最近まで有効な薬剤がなかったが，トランスサイレチンたんぱくを安定化させる薬が開発された。アミロイドを形成しにくくさせ，病気の進行を遅らせることができるようになった。また，トランスサイレチンのmRNAを標的にした核酸医薬品により，トランスサイレチンを産生する肝臓でmRNAに結合してトランスサイレチンの産生を抑えることで血中の濃度を下げて，進行を遅らせ，症状を改善させることができるようになった。

2 | 老人斑

　アルツハイマー病の大脳皮質における特徴病変は，神経原線維変化（細胞内の異常タウたんぱく質の集積）と老人斑（アミロイドβたんぱく質［Aβ］に由来するアミロイドの沈着）である（図12-6）。Aβは膜たんぱく質であるAβ前駆体たんぱく質が切断された断片で，神経細胞外に分泌されて多量体（Aβオリゴマー）を形成し，老人斑をつくる。一方でAβオリゴマーは神経細胞のシナプスを傷害し，タウたんぱく質の異常を促進して大脳の広範な領域で神経細胞死を引き起こす。その結果，脳は徐々に萎縮し軽度認知障害（mild cognitive impairment：MCI）から，軽度，中等度，高度認知症へと進行していく。

第2編 病理学各論

第1章

循環器の疾患

この章では

● 心臓，血管の構造を疾患との関係で理解する。
● それぞれ代表的な疾患の病理を理解する。

I 心疾患

A 病態理解のための基礎知識

1. 心臓の構造（図1-1-a）

　心臓は右心房，右心室，左心房，左心室の4つの部屋から構成されている。血液は上大静脈・下大静脈から右心房，右心室を通り肺動脈へ流れ，肺から戻った血液は肺静脈から左心房，左心室を通り大動脈へと送り出される。右心房と右心室の間に三尖弁，右心室と肺動脈の間に肺動脈弁，左心房と左心室の間に僧帽弁，左心室と大動脈の間に大動脈弁という4種類の弁があり，血液の逆流を防いでいる。

　大動脈の起始部からは左右2本の冠状動脈が出ており，心臓の筋肉に酸素や栄養を送っている。心臓の壁は心筋細胞から構成され，収縮することでポンプの役割を果たしている。また，心筋細胞に収縮する電気刺激を与える「刺激伝導系」を構成する特殊な心筋がある。上大静脈と右心房の間にある洞房結節（洞結節）で規則正しく刺激が発生し，心房から洞房結節を通って心室に刺激が送られ，規則正しい拍動がつくられる。

2. 心不全

　心不全とは，心臓がからだの需要に応じるだけの循環を維持できない状態のことである。心臓の機能に異常があり十分な血液を送り出せず，心拍出量が低下すると心不全になる。また，高度の貧血や甲状腺機能亢進症などにより全身の静脈還流が増えると，心拍出量が増えるにもかかわらず心不全になることもある。時間の経過により**急性心不全**と**慢性心不全**，左心系と右心系のどちらに異常があるかにより**左心不全**と**右心不全**に分類することができる。

1 急性心不全

　急速に心臓のポンプ機能が破綻し，主要な臓器への血液灌流が低下し，様々な症状が急速に出現または悪化した病態である。

2 慢性心不全

　慢性的に心臓のポンプ機能が低下し，肺や全身の臓器のうっ血や組織の低灌流が持続し，日常生活に支障をきたしている病態である。

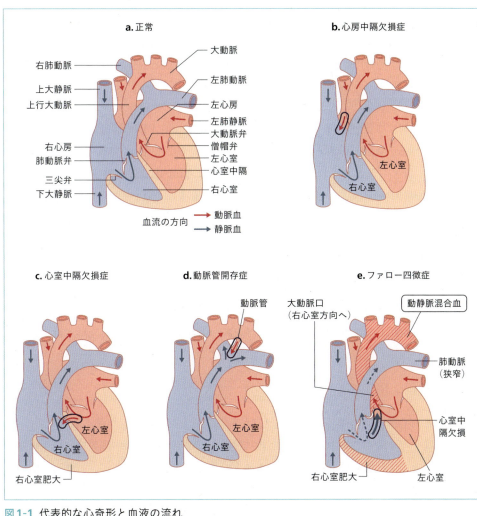

図1-1 代表的な心奇形と血液の流れ

3 左心不全

　虚血性心疾患，高血圧，大動脈弁疾患，僧帽弁疾患，心筋症などにより左心室から全身に十分な血液を送り出せなくなる。全身への血流が低下するほか，肺からの静脈還流が阻害され，肺うっ血や肺水腫が生じ，呼吸困難をきたす。

4 右心不全

　右心室から十分な血液が送り出せず，全身から右心房・右心室への血液還流が阻害される。肝臓のうっ血による肝腫大や，下肢の浮腫が生じる。右心不全は左心不全と共に生じることが多いが，慢性の肺疾患による肺高血圧症により右心不全が単独で生じることも，まれながらある。

I 心疾患　177

B 代表的な疾患の病理

1. 先天性心疾患

　心臓は胎生期に血管が屈曲，回転することにより形ができ，内部に心房や心室中隔，弁膜が形成される。この形成過程に異常が起こると先天性心疾患（心奇形）が生じる。新生児の約1%に認められるとされ，染色体異常のような遺伝的要因や，先天性風疹症候群のような環境的要因が原因となるが，原因が不明の場合も少なくない。先天性心疾患には様々な種類があるが，血液が左心系から右心系へ流れるもの（**左→右シャント**）と右心系から左心系へ血液が流れるもの（**右→左シャント**）に大きく分けることができる。左→右シャントの場合は，初期には**チアノーゼ***が生じないが，右→左シャントでは，肺を通らず酸素濃度の低い血液が，左心系に流れて全身に送られることから，病初期よりチアノーゼが生じる。左→右シャントでも肺への血流が大量で，長期間経過すると肺動脈血圧が上昇して右→左シャントが生じるようになる（**アイゼンメンジャー症候群**）。その結果，末期にはチアノーゼが生じる。以下，代表的な先天性心疾患について取り上げる。

1 心房中隔欠損症（図1-1-b）

　左心房と右心房の間の壁（心房中隔）に穴があり，左→右シャントが起こる病態である。心房中隔は一次中隔と二次中隔という2枚の膜から構成され，心房中隔欠損は発生機序から一次孔型と二次孔型に分けることができる。一次孔型の頻度は低いが，しばしば他の心奇形を合併する。

　なお，成人の約25%では，胎児期に右心房から左心房へ（肺を回避して）血液を送るための一次中隔の穴（卵円孔）が残存しており，卵円孔開存とよばれる。ただし左心房のほうが右心房より圧が高いため，二次中隔が卵円孔をふさいでおり，機能的には問題とならない。

2 心室中隔欠損症（図1-1-c）

　左心室と右心室の間の壁（心室中隔）に穴があり，左→右シャントが起こる病態である。穴を通して血液のジェット流が生じることから感染性心内膜炎（心臓の中の細菌感染）を起こすリスクがあるほか，前述した肺動脈血圧の上昇に伴う右→左シャント，チアノーゼに進展するリスクも高く，早期に外科手術による修復が必要となる。

---

* **チアノーゼ**：酸素の結合していないヘモグロビンが増えるため，皮膚や粘膜が青紫色になること。

3 | 動脈管開存症 （図1-1-d）

動脈管は胎児に認められる血管で，肺動脈と大動脈をつないでいる。先に述べた卵円孔と同様，動脈管により右心室からの血液が肺を回避して大動脈へ流れる。通常，動脈管は出生後に自然閉鎖するが，肺や心臓の何らかの疾患により低酸素状態になった新生児では動脈管閉鎖が遅れる。動脈管が開存した状態では左→右シャントが生じる。

4 | ファロー（Fallot）四徴症 （図1-1-e）

右→左シャントを起こす代表的な先天性心疾患である。「四徴」とは，①心室中隔欠損症，②大動脈が心室中隔欠損部の上に位置して左右の心室にまたがっている状態（大動脈騎乗），③右室流出路（肺動脈）の狭窄，④右心室肥大，である。右室流出路の狭窄のため右心室から肺動脈へ血液が流れにくく，また心室中隔欠損と大動脈騎乗があることから，右心室の血液が肺動脈ではなく大動脈へ流れる。そのため，酸素化の低い血液が全身に送られチアノーゼとなる。

2. 虚血性心疾患

心臓を構成する心筋細胞は，大動脈弁の直上から分岐する左右2本の冠状動脈によって血液の供給を受けている。この冠状動脈に動脈硬化による狭窄や，粥腫（動脈硬化による病変）の破綻による血栓形成が起こると，心筋への血流が低下する（心筋虚血）。心筋虚血が可逆的な場合は**狭心症**とよばれ，数分から数十分続く胸痛を生じるが，しばらくすると軽快する。しかし，心筋虚血が持続すると心筋細胞が壊死に陥り，**心筋梗塞**とよばれる不可逆的な状態となる。

冠状動脈のどの部位が閉塞するかにより，心臓のどの部位に心筋梗塞が発生するかが決まる（図1-2）。たとえば左前下行枝の閉塞では，左心室の前壁や心尖部および隣接する心室中隔に心筋梗塞が生じる。また冠状動脈の血液は心外膜側から心内膜側へ流れるため，心内膜側のほうが，より壊死に陥りやすい傾向がある。心筋のうち心内膜側だけに壊死が起こる梗塞のことを「心内膜下梗塞」とよぶ。

心筋梗塞により壊死に陥った部位では，数時間後から心筋細胞の波状の変化や凝固壊死が始まり，1～3日で好中球の高度の浸潤が生じる。4～7日で炎症細胞はマクロファージが主体となり，壊死心筋は貪食されていく。その後は肉芽組織が形成され，数か月で線維化した組織に置き換わる。

心筋梗塞の後に起こる合併症として，乳頭筋断裂による重篤な僧帽弁閉鎖不全，梗塞部の破裂による心タンポナーデ，心室瘤の形成，壁在血栓の形成，心外膜炎，虚血性心筋症などがある。

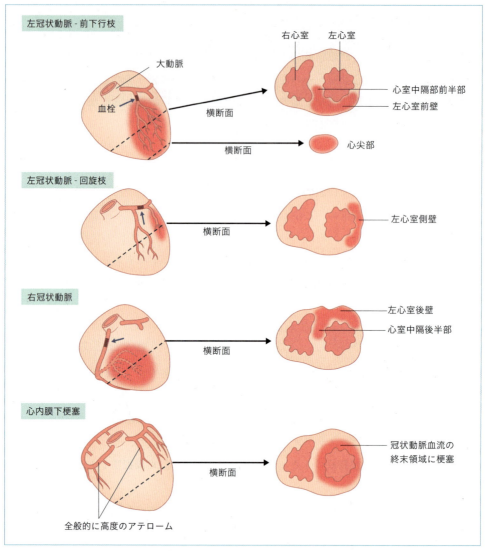

図 1-2 冠状動脈病変と心筋梗塞の領域

3. 心筋症

心筋症とは，心筋に原発する異常によって生じた心疾患のことをいう．主な心筋症として，**拡張型心筋症**と**肥大型心筋症**がある．また比較的まれな病態として**拘束型心筋症**がある．

1 | 拡張型心筋症（図1-3-b）

進行性の心筋拡張と収縮機能不全を特徴とする心筋症である．原因は多様で，ウイルス性心筋炎（本章-I-B-4「心筋炎」参照），アルコール，薬剤（アントラサイクリン系抗がん剤など）が原因となり得るが，原因不明の特発性拡張型心筋症も少なくない．同一家系内の複数の患者に拡張型心筋症がみられる場合もあることから，拡張型心筋症の発生には遺伝的素因

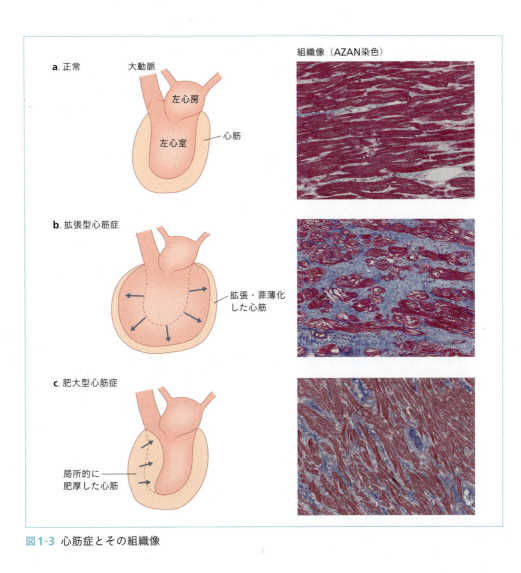

図1-3 心筋症とその組織像

も関係すると考えられる。また，周産期心筋症とよばれる妊娠の後期から出産後数か月に起こる特殊な心筋症もある。

　肉眼的には左右の心室が拡大し，心臓の重量が増す。組織学的には心筋細胞の肥大や核の形の不整，間質の線維化が生じる。

2 肥大型心筋症（図1-3-c）

　心筋肥大と拡張期の心室への血液充満の異常，心室流出路の閉塞を特徴とする心筋症である。様々な遺伝子異常によって生じることが知られている。

　肉眼的には心筋の肥大が特徴で，特に左室や心室中隔で著明となる。心室中隔が左室自由壁より肥大し（非対称性中隔肥厚），特に大動脈弁下の領域が著明に肥厚することにより，左心室流出路の狭窄をきたす。組織学的には肥大した心筋細胞がでたらめな配列を示すことが特徴であり，「錯綜配列」とよばれる。進行すると間質の線維化も生じる。

3 | 拘束型心筋症

拡張期に心室が十分に拡張せず，そのために拡張期に心室に流れ込む血液の量が減ってしまう病態である。心筋の収縮力は比較的保たれているものの，心室内に十分な血液がないため，全身に送り出せる血液の量が減少し，心不全となる。原因は様々で，アミロイドーシス（アミロイドとよばれる不溶性たんぱくが心筋に沈着する），ヘモクロマトーシス（鉄が心筋に沈着する），心筋の放射線障害などが知られている。また，熱帯地域の小児に多い心内膜心筋線維症も拘束型心筋症を引き起こす。

4. 心筋炎

炎症細胞浸潤により心筋細胞に傷害がもたらされる疾患である。原因は感染が多く，病原微生物としてはウイルス（コクサッキーウイルス，エコーウイルスなど）が最も多いが，細菌や真菌，寄生虫による心筋炎もある。ほかの原因として，膠原病（血管炎やサルコイドーシスを含む）や薬剤過敏反応，心臓移植後の拒絶反応などがある。臨床的には，無症状から重篤な心不全まで様々な症状を示す。自然治癒する場合もあるが，長期間の経過後，拡張型心筋症様の慢性心不全に進展する場合もある。

組織学的な特徴は原因により多様だが，ウイルス性心筋炎の場合はリンパ球が心筋内に多数浸潤し，心筋細胞の変性や壊死を伴う（図 1-4-a）。細菌性の場合は好中球浸潤が高度に認められ，サルコイドーシスの場合は肉芽腫が形成される（図 1-4-b）。

5. 心内膜炎

心内膜に炎症が生じる疾患を心内膜炎とよび，特に弁が傷害を受けやすい。

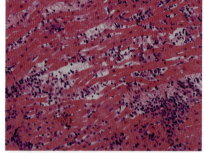
a. ウイルス性心筋炎

心筋細胞の間に多数のリンパ球が浸潤し，心筋細胞を破壊している。

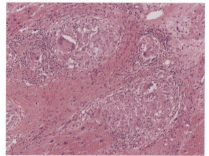
b. 肉芽腫性心筋炎（サルコイドーシス）

多核巨細胞や組織球が集まり，肉芽腫が形成されている。

図 1-4 心筋炎

1 リウマチ熱

A群β溶血性レンサ球菌に感染した際に産生される抗体が，自己抗原と反応して生じる炎症性疾患である。心筋炎や心内膜炎が生じ，後遺症として弁膜症が起こる場合もある。

2 非感染性血栓性心内膜炎

がんの末期など，全身状態が不良な患者に生じる。弁の閉鎖縁に，数個の壊れやすい血栓が付着する（疣贅）。血栓が遊離し血流にのって大動脈へ流れると，下流にある様々な臓器（脳，脾，腎など）に梗塞が生じる。

3 感染性心内膜炎

細菌が弁膜に付着して炎症が生じる疾患である。臨床経過と原因により急性（黄色ブドウ球菌が原因）と亜急性（緑色レンサ球菌が原因）に分類される。急性感染性心内膜炎は健常な弁にも生じることがあるが，亜急性感染性心内膜炎は何らかの弁膜症や先天性心疾患により傷害を受けていた弁に生じる。敗血症のような全身血液に細菌が流れている状態や歯科処置後のように一時的に細菌が血流に入る状態のときに，傷害のある弁に細菌が付着して感染性心内膜炎が生じる。

6. 心臓弁膜症

心臓には三尖弁（右心房と右心室の間），僧帽弁（左心房と左心室の間），肺動脈弁（右心室と肺動脈の間），大動脈弁（左心室と大動脈の間）の4つの弁があり（図1-1-a 参照），血液の逆流を防ぐ役割を果たしている。これらの弁に異常が生じる疾患を「弁膜症」とよぶ。

1 大動脈弁狭窄症

リウマチ熱の後遺症，弁の動脈硬化，先天性二尖弁（生まれつきの弁の形態異常）などによ

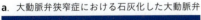
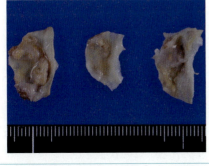
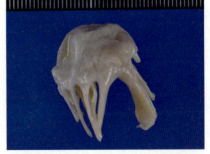

図 1-5 心臓弁膜症（手術で切除された弁組織）

I 心疾患　183

り弁が石灰化を伴い肥厚すること（図 1-5-a）で，血液が流れにくくなる。左心室の圧負荷が大きくなるため，心筋の求心性肥大（心筋が内側に向かって厚くなる）を起こす。

2 | 大動脈弁閉鎖不全症

リウマチ熱や感染性心内膜炎による弁の破壊，大動脈弁輪の拡張などのために弁が正常に閉鎖しなくなり，左心室が拡張するときに大動脈から左心室へ血液の逆流が生じる。左心室は逆流による容量負荷のため拡張性肥大を起こす。

3 | 僧帽弁狭窄症

リウマチ熱の後遺症により弁が石灰化，肥厚し，血液が流れにくくなる状態である。左心房から左心室へ血液が流れにくくなるため，左心房が拡張する。進行すると，肺動脈圧の上昇や右心室の肥大も生じる。

4 | 僧帽弁閉鎖不全症

リウマチ熱の後遺症，感染性心内膜炎による弁の破壊，心筋梗塞による乳頭筋の断裂や機能障害などにより，左心室の収縮時に左心房に血液が逆流する状態である。弁の変性による**僧帽弁逸脱症候群**が原因となることもある（図 1-5-b）。左心室・左心房に容量負荷が生じ，拡張性肥大が生じる。進行すると右心室に圧負荷が生じ肥大をきたす。

7. 心外膜の疾患

1 | 心膜炎

心臓の表面を覆う心外膜と，心臓を包む心囊を合わせたものを心膜とよぶ。心膜には様々な疾患に続発して炎症が生じ，心囊内に液体が貯留することがある。リウマチ熱や（腎機能不全による）尿毒症，膠原病，細菌やウイルスの感染が原因となる。フィブリンの析出が目立つ心膜炎を線維素性心膜炎とよび，著しくなると心臓表面が絨毛状となり，絨毛心とよばれる状態になる。がん細胞が心囊内に播種した状態を癌性心膜炎とよび，心外膜と心囊が高度に癒着する。

心膜炎の結果として心外膜と心囊が癒着し，心臓の動きが制限された状態を収縮性心膜炎とよぶ。収縮性心膜炎の患者では，心臓が十分に拡張できないため，全身に必要な血液を送り出すこともできなくなる。

2 | 心タンポナーデ

炎症による滲出物の貯留や心臓から心囊内への出血などにより，心囊内に液体が貯留すると，心臓が圧迫されて十分に拡張できない状態となる。この状態を心タンポナーデとよぶ。液体貯留が急速に進んだ場合，心臓からの血液の拍出が急激に低下し，突然死の原因

となり得る。

8. 心臓の腫瘍

心臓の腫瘍の多くは，ほかの臓器にできた悪性腫瘍の転移であり，心臓から腫瘍が発生することは極めてまれである。

1 粘液腫

心臓に発生する腫瘍のなかで最も頻度が高いものである。粘液腫は左心房にできることが多く，有茎性ないし無茎性の腫瘤を形成する。組織学的には浮腫状の間質の中に星状の腫瘍細胞がまばらに分布している。粘液腫は良性腫瘍だが，腫瘍が断片化して血流に沿って流れると塞栓となり，全身の様々な臓器に梗塞を起こすことがある。また，大きくなると房室弁（左房の場合は僧帽弁）を閉塞し，血流が止まって失神したり，突然死したりする場合もある。そのため手術による切除が必要となる。

2 横紋筋腫

乳児期や小児期に認められる腫瘍である。単独で発生することもあるが，結節性硬化症に合併する場合もある。心室の中に突出する腫瘤を形成し，腫瘍細胞は横紋筋への分化が確認できる。

Ⅱ 血管の疾患

Ⓐ 血管の構造

1. 動脈の構造

動脈壁の構造は，弾性動脈（大動脈やその分岐などの大血管）と筋性動脈（より末梢側の動脈）で異なる。筋性動脈は血管の内側から順に**内膜**（内皮とその直下の結合組織），**中膜**（平滑筋），**外膜**（弾性線維を多く含む）の三層構造から形成され，それぞれの境界に内弾性板と外弾性板がある。弾性動脈では中膜は多量の弾性線維から構成され，平滑筋がその間に介在する。

2. 静脈の構造

静脈も動脈と同様，内膜・中膜・外膜の三層構造からなるが，その境界は動脈に比べ不明瞭である。中膜の筋層は動脈に比べまばらで，平滑筋の間に豊富な結合組織がある。

Ⅱ 血管の疾患 185

B 大動脈とその分枝動脈の疾患

1. 動脈硬化症（図1-6-a）

　若い人の大動脈の内膜は平滑で薄いが，加齢に伴い肥厚し硬くなる。肥厚した内膜の中にコレステロールや脂質が蓄積し，脂質を貪食したマクロファージが集積して，粥腫とよばれる隆起性病変が形成される。粥腫が拡大すると，中膜が破壊され菲薄化したり，粥腫が破綻して潰瘍を形成し，内容物が血管内腔に露出したりする。粥腫が広く形成されると，動脈はしなやかさを失い硬くなっていく。このような状態を動脈硬化症とよぶ。

2. 大動脈瘤（図1-6-b）

　大動脈の壁構造（特に中膜の弾性線維）が破壊され，動脈血流の圧により拡張して膨隆するようになった状態を大動脈瘤とよぶ。肉眼的な形態から，血管がその走行を保ったまま拡張した紡錘状動脈瘤と，血管の走行と異なる方向に袋状に拡張して形成される囊状動脈瘤に分類される。動脈硬化が原因となることが多いが，高安動脈炎やベーチェット病などの血管を侵す自己免疫性疾患，梅毒感染，マルファン症候群（全身の結合組織に異常を生じる遺伝性疾患）も原因となる。大動脈瘤が大きくなり破裂すると，大出血をきたし死亡する場合がある。また大動脈瘤の中に血栓が形成され，遊離して末梢に流れると，様々な臓器に梗塞を起こす。

3. 大動脈解離（図1-6-c）

　大動脈の中膜の中に血液が流れ込み，大動脈壁が裂けていく状態である。本来の大動脈内腔を真腔，中膜が裂けて形成された腔を偽腔とよぶ。真腔から偽腔に血液が流れ込む場所をエントリーとよび，偽腔に血栓が形成される。下流にも偽腔と真腔をつなぐ裂け目（リエントリー）ができる場合があり，その場合は偽腔を流れた血液が真腔に戻ることになる。原因は不明の場合がほとんどだが，マルファン症候群の患者に頻度が高いことが知られている。破綻すると多量の出血が生じるほか，解離が心臓の基部に及ぶと心囊内に出血して心タンポナーデを起こし，死亡する可能性のある危険な疾患である。

4. 閉塞性動脈硬化症

　腹部大動脈末梢や四肢の太い動脈に，動脈硬化による高度の狭窄，閉塞が生じる疾患である。四肢に十分な血液を送ることができなくなり，末梢の冷感，間欠性跛行（足への血流不足により，長時間歩くことができなくなる状態）をきたす。進行すると，下肢の壊疽に至る場合がある。

186　第2編／第1章　循環器の疾患

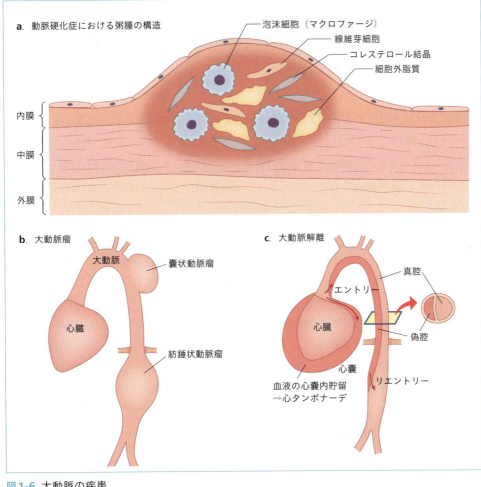

図 1-6 大動脈の疾患

5. 挫滅症候群

　1〜2時間以上にわたり重量物（車両や倒壊した家屋など）にからだを圧迫され続け、その後圧迫を解除されたときに生じる一連の症状を**挫滅症候群**とよぶ。圧迫により挫滅・壊死した骨格筋からミオグロビンやカリウム、乳酸、尿酸、リン酸などが放出され、それらが圧迫解除による血流再開で全身の循環血液中に流出する。その結果、**高カリウム血症**による不整脈や急性腎不全が引き起こされる。特徴的な症状として、圧迫を受けていた部位の腫脹、水疱形成のほか、尿中に排泄されるミオグロビンにより尿の色が黒色〜褐色となるポートワイン尿がある。放置すると死に至る危険があるため、からだの圧迫を長時間受けていた患者に対しては挫滅症候群を疑い、早急に治療を開始する必要がある。

C 静脈の疾患

1. 静脈瘤

　静脈が著しく拡張し，屈曲，蛇行したもので，特に下肢の表在静脈に好発する。立ち仕事の多い人が静脈瘤を起こしやすい傾向がある。これは，立位をとった場合に下肢の静脈圧が高くなり，また表在静脈は血管壁の構造が比較的薄いためである。静脈瘤は初期には無症状だが，次第に痛みを伴うようになる。さらに進行すると，静脈からの血液の流れが滞るため，下肢の浮腫が進み，うったい性皮膚炎や蜂巣炎，潰瘍を合併する。

2. 静脈血栓症

　静脈の中に血栓ができた状態を指す。特に，下肢の深部静脈にできやすい傾向がある。血栓は下肢からの静脈の流れが悪くなる状態で形成されやすい。たとえば心不全，長期にわたる臥床や四肢の固定，手術後や分娩後などの患者は，静脈血栓症のリスクが高い。また，がん患者では静脈血栓が生じやすく，この場合，トルソー（Trousseau）症候群とよばれる。静脈内に形成された血栓が遊離して流れると，大静脈から右心房，右心室を通り肺動脈へ流れ，**肺塞栓症**を起こして重篤な症状をきたす危険性がある。

参考文献

1）　日本循環器学会：日本心不全学会合同ガイドライン；急性・慢性心不全診療ガイドライン（2017年改訂版），2022. https://www.j-circ.or.jp/cms/wp-content/uploads/2017/06/JCS2017_tsutsui_h.pdf（最終アクセス日：2023/8/8）

第2編 病理学各論

第2章

造血器・リンパ節・脾臓の疾患

この章では

● 骨髄, リンパ節, 脾臓の構造を疾患との関係で理解する。
● それぞれ代表的な疾患の病理を理解する。

I 骨髄と血液の疾患

A 病態理解のための基礎知識

1. 骨髄

1 造血

胎児中期には，造血は肝臓，脾臓で行われている。骨髄での造血は，骨組織が形成されるのに合わせて，胎生4か月頃から始まり，出生前には骨髄が造血の主体となる。出生後の造血は骨髄に集中する。

2 組織

骨髄は骨の海綿状の部分で，立体的な網目状構造をした骨梁に囲まれた脂肪織の中にある（図 2-1）。小児，青年期の骨髄では造血細胞が多いが，成人になると脂肪組織で置き換えられていく。しかし，椎骨，胸骨，肋骨，骨盤骨では造血細胞が保たれていることが多い。

2. 造血細胞と血球

末梢血の細胞成分（血球）は，赤血球，白血球，血小板である。これら血球の大部分は骨髄系幹細胞に由来する（図 2-2）。

1 赤血球

幹細胞から一歩分化の進んだ幹細胞 CFU-E を経て，前赤芽球→好塩基性赤芽球→多染性赤芽球→正染性赤芽球となり，核が抜け落ちて赤血球となる（図 2-1 参照）。

2 白血球

白血球には顆粒球，単球，リンパ球がある。顆粒球は幹細胞から，骨髄芽球→前骨髄球→骨髄球→後骨髄球→桿状核球→分葉核球（好中球，好酸球，好塩基球）と分化していく。

単球は幹細胞から単芽球を経て分化する。一方，リンパ球はリンパ系幹細胞から分化し，リンパ組織で成熟していく。

3 血小板

血小板は巨核芽球から成熟した巨核球に由来し，細胞の一部がちぎれてできたものである。

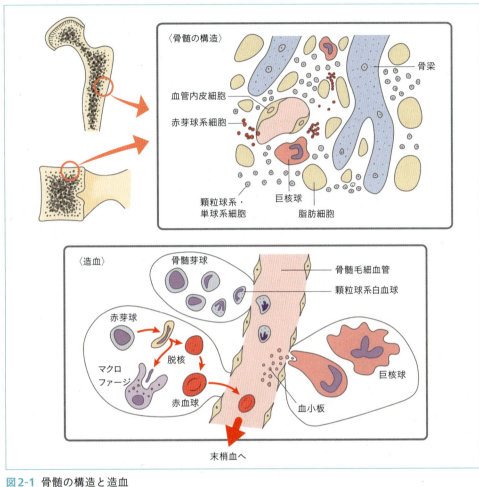

図2-1 骨髄の構造と造血

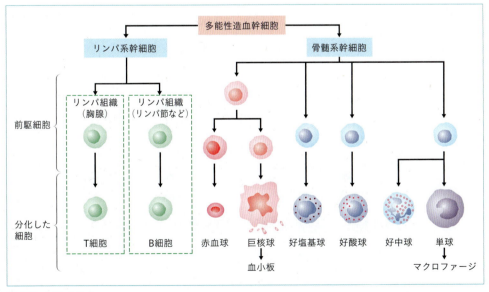

図2-2 血球の分化

B 代表的な疾患の病理

1. 貧血

　貧血とは一定の血液容積中に存在する赤血球数，ヘモグロビン量，ヘマトクリット値（容積）が正常範囲より減少している状態である。

　赤血球は，血液中の血球容積の大部分を占め，血液全体の40〜50％に当たる。赤血球の赤い色は，ヘモグロビンを大量に含むためで，ヘモグロビンは赤血球の全重量の約1/3を占めている。ヘモグロビンは鉄を含み，酸素が結合した状態では鮮紅色となる。赤血球は酸素の運搬役に徹していて，正染性赤芽球の段階で核を失い（脱核），骨髄から末梢血へ出てくる。寿命は約120日で，主に脾臓で壊れ，処理されている。

　骨髄で赤血球ができるまでの過程に障害がある場合，あるいは赤血球に必須の物質が欠乏した場合に貧血が起こる。また，出血や脾臓での破壊の亢進が貧血の原因となることもある（図2-3）。

1 再生不良性貧血

　造血幹細胞の障害による貧血であり，指定難病になっている。赤芽球系（赤血球）だけでなく，顆粒球系（白血球），巨核球系（血小板）の3系統とも著しく減少し，骨髄は脂肪組織に置き換わる。原因は不明なことが多いが，造血幹細胞への自己免疫反応が示唆されている。ベンゼン中毒，抗がん剤の副作用，X線や放射線の傷害作用によって起こることもある。

2 鉄欠乏性貧血

　ヘモグロビンの形成に必要な鉄が不足するために起こる貧血である。赤血球は小型にな

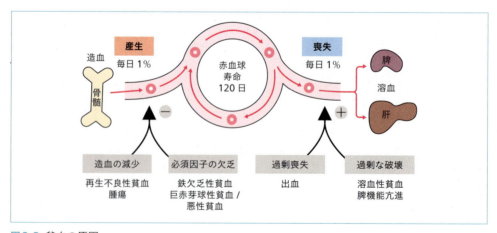

図2-3 貧血の原因

り，含まれているヘモグロビン量が少なくなる。慢性の出血，食事による鉄の摂取不足が原因である。血液 1mL には 0.5mg の鉄が含まれているが，1 日に吸収できる鉄の量は数 mg にとどまる。月経のある女性の場合は，鉄欠乏性貧血になりやすい。

3 | 巨赤芽球性貧血

ビタミン B$_{12}$ や**葉酸**の欠乏によって起こる。これらは核酸の合成に必要な補酵素であるため，欠乏すると造血細胞の DNA 合成が障害される。その結果，3 系統（赤芽球，顆粒球，巨核球）に異常を生じるが，特に赤芽球系の異常が際立ち，大型の異常な赤芽球（**巨赤芽球**）および大型の赤血球が出現する。巨赤芽球は細胞質の成熟に比べて核の成熟が未熟なままの独特な細胞である。

巨赤芽球性貧血のうち，胃の内因子*の欠乏によるビタミン B$_{12}$ 吸収障害によって貧血となるものを悪性貧血とよぶ。内因子欠乏の原因として，胃手術（胃の摘出）後のほか，内因子そのものに対する抗体，あるいは内因子をつくっている胃の壁細胞に対する抗体による自己免疫性胃炎という特殊な胃炎が知られている。

4 | 溶血性貧血

赤血球が寿命前に崩壊する，あるいは破壊されるために生じる貧血である。先天性溶血性貧血には，遺伝性球状赤血球症や，アフリカ系人種に多い鎌状赤血球症などがある。後天性溶血性貧血には，自分の赤血球に対する抗体の出現による自己免疫性溶血性貧血，母親と胎児の間の血液型不適合が原因の新生児溶血性貧血などがある。

2. 血小板・凝固異常

血管壁の性状，血小板，凝固因子のいずれかに障害や欠乏があると，出血が起こりやすくなる。一方で，血小板，凝固因子の作用が過剰になると血栓が生じやすくなる。

凝固因子欠乏の代表として，先に**血友病**について紹介した（第 1 編 - 第 6 章 - II-B「出血傾向」参照）。全身の重篤な疾患の際に凝固因子が消費され，出血しやすくなる播種性血管内凝固症候群（DIC）についても学んだ（第 1 編 - 第 6 章 - V-D「播種性血管内凝固症候群」参照）。また，腸管出血性大腸菌（O157）感染症では，志賀毒素による内皮細胞障害によって出血が起こる（第 1 編 - 第 8 章 -VI-B「腸管出血性大腸菌」参照）。

1 | 免疫性血小板減少性紫斑病

血小板に対する自己抗体ができることで，血小板が破壊される。破壊は脾臓で起こる。骨髄では巨核球は減少せず，むしろ反応性に増加する。血小板が減少することで出血しや

---

* **胃の内因子**：胃の壁細胞によって分泌される糖たんぱく質で，ビタミン B$_{12}$ と結合して腸でのビタミン吸収に機能する。

I 骨髄と血液の疾患　193

すくなる。原因の一つとして，ヘリコバクター・ピロリ感染との関連が指摘されている。

2 | フォンウィルブランド病

止血の機構において，組織が傷害されたときには，まずフォンウィルブランド因子*が内皮下の結合組織と血小板を粘着させることを学んだ（第1編-第6章-Ⅱ-A「止血機構」参照）。フォンウィルブランド病は，この因子が遺伝的に減少したり，正常に機能しないため，出血しやすくなる病気である。

3 | 血栓性血小板減少性紫斑病

フォンウィルブランド因子は，ADAMTS13という酵素によって切断されて，止血に適した形になる。血栓性血小板減少性紫斑病では，この酵素の働きが低下することで，切断されない非常に大きなフォンウィルブランド因子が血中に蓄積してしまい，その結果，過剰な血小板凝集，血栓が生じる病気である。血小板が消耗され，減少する。

3. 白血球増加症と減少症

1 | 白血球増加症

末梢血中の白血球は，成熟した顆粒球，単球，リンパ球である。多くの感染症では白血球，特に好中球の増加がみられる。このとき，分葉核好中球に分化する前の桿状核好中球やもっと未熟な白血球の比率が増加している。したがって，横軸左側に幼若な芽球を，右側に成熟した好中球をとって割合を図にすると，左に分布が移動する。これを好中球の**左方移動**とよぶ（図2-4）。重症感染症では末梢血中に芽球，骨髄球などが出現する場合があり，**類白血病反応**という。

2 | 無顆粒球症

薬物中毒，ウイルス感染などで顆粒球が著明に減少，消失することがある。これは感染に対する抵抗力が非常に弱くなって危険な状態である。

4. 白血病

骨髄で白血球系細胞が腫瘍性に増殖する状態で，末梢血中に多数の白血球が出現する。

1 | 白血病の分類

白血病は，腫瘍性に増殖する白血球の種類や分化によって分類される。**急性白血病**では，幼若な分化段階の腫瘍細胞が大量に増加し，急激な症状を引き起こす。一方，**慢性白血病**

＊ フォンウィルブランド因子：高分子の糖たんぱく質で，血管損傷部位において血小板を粘着・凝集させ，1次止血機構に重要な働きをする。

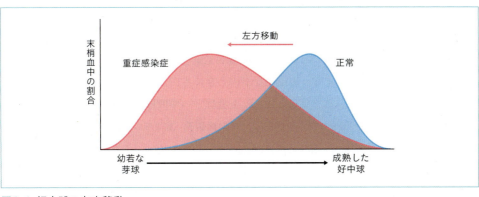

図2-4 好中球の左方移動

では，腫瘍細胞は幼若なものから成熟した細胞まで様々な段階の細胞を含んでいて，症状の起こり方も緩やかである。顆粒球系細胞への分化がみられるものは**骨髄性白血病**，リンパ球系への分化を示すものは**リンパ性白血病**である（表2-1）。

2 治療法

　白血病は抗がん剤による治療のほか，白血病の種類によっては分子標的薬による治療が行われている。白血病細胞の異常は遺伝子のレベルで詳しく研究されており，遺伝子異常をもとにした治療薬である分子標的薬が日々開発されており，治療に用いられている。また，治療法として同種骨髄移植，臍帯血移植などの造血幹細胞移植も日常的に行われる。

3 急性白血病

　白血病細胞は分化に異常を生じるため，病態によって様々な段階の幼若白血球細胞が増加してくる。したがって白血病細胞の形態的特徴から，正常細胞の分化段階に対応させて分類している（表2-2）。たとえば前骨髄球性白血病（M3）では，増殖している腫瘍細胞は

表2-1 白血病の分類

	急性	慢性
骨髄性	急性骨髄性白血病	慢性骨髄性白血病
リンパ性	急性リンパ性（リンパ芽球性）白血病	慢性リンパ性白血病

表2-2 急性骨髄性白血病のFAB分類

型	分化段階	細胞の特徴
M0	MPO*陰性未分化型	分化成熟傾向がない
M1	MPO陽性未分化型	MPO陽性芽球3％以上ある
M2	顆粒球系への分化を示す型	
M3	前骨髄球性	大部分が異型性の強い前骨髄芽球
M4	骨髄単球性	顆粒球，単球への分化を示す
M5	単球性	大型，幼若な単球
M6	赤白血病	赤芽球，骨髄芽球
M7	巨核芽球性	幼若巨核球

＊MPO：（ミエロ）ペルオキシダーゼ反応。

I 骨髄と血液の疾患

多数の細胞内顆粒を含み，正常の前骨髄球にそっくりな形態をしている。骨髄芽球だけではなく赤芽球への分化を示すものもあり，これを赤白血病（M6）とよぶ。

　急性白血病では，造血組織で白血病細胞が増加するため正常な造血組織が圧迫され，造血組織の本来の機能は低下する。感染症などのときにも白血球増加が起こるが，白血病では分化の異常によって，未熟な芽球と成熟した血球との中間段階の細胞がみられないことが特徴である。これは診断的に重要であり，**白血病裂孔**(れっこう)（図2-5）とよんでいる。

4　慢性骨髄性白血病

　骨髄，末梢血液に著しい顆粒球系細胞の増加がみられる。未熟な段階から成熟したものまで，各段階の細胞が増加している（図2-5参照）。

　赤芽球，巨核球も含めて，増殖している細胞すべてで22番染色体の長腕(ちょうわん)の一部が9番に転座している異常染色体（フィラデルフィア〔Philadelphia〕染色体）をもっている（図2-6）。

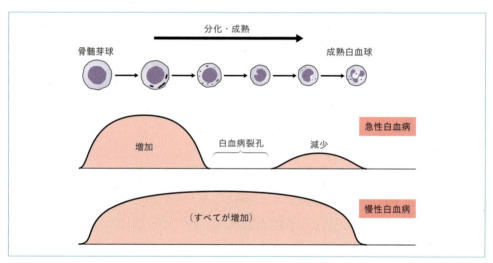

図2-5　白血病裂孔

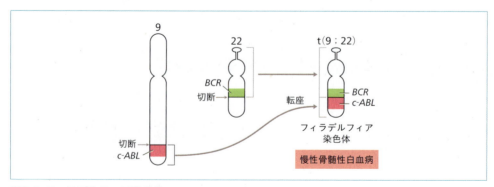

図2-6　フィラデルフィア染色体

このことは，慢性骨髄性白血病は骨髄系幹細胞の段階でモノクローナル*な腫瘍細胞となっているが，正常に近い分化をすることができることを示している。

転座の結果，*BCR*遺伝子が*ABL*遺伝子と結合したキメラ遺伝子が出現する。

現在キメラ遺伝子のリン酸化を阻害する分子標的薬による治療が標準的に行われており，これにより以前は予後不良の白血病といわれていた慢性骨髄性白血病は，予後良好な白血病となっている。

5 慢性リンパ性白血病

日本人には少ない白血病である。白血病細胞は成熟したBリンパ球である。

5. 骨髄異形成症候群（MDS）

白血病の前段階とも考えられる病態で，治療が効果を示さない貧血が続き，時に明らかな白血病に移行する。骨髄細胞を調べると，3系統（赤血球，血小板，白血球）の骨髄細胞すべてに成熟障害がみられ，幹細胞の段階で異常が起こっているものと思われる。

6. 多発性骨髄腫

骨髄における形質細胞の腫瘍性増殖である。頭蓋骨*，脊椎骨，大腿骨，骨盤などの骨髄に多発し，骨梁を破壊して病的骨折を起こしやすい（図2-7）。しばしばX線検査で骨の一部が黒く抜けて見える打ち抜き像を認める。

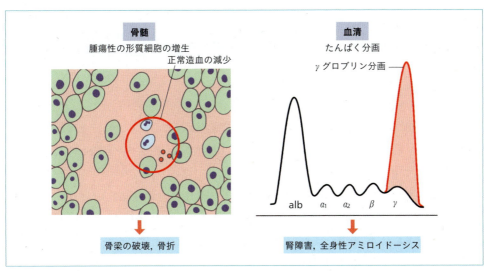

図2-7 多発性骨髄腫

---

* **モノクローナル**：単一の細胞が細胞複製をくり返すことで生成された細胞集団。
* **頭蓋骨**：「ずがいこつ」との読みもある。

Ⅰ 骨髄と血液の疾患 197

形質細胞は本来，B 細胞から分化した免疫グロブリン産生細胞であるため，多発性骨髄腫の腫瘍性形質細胞は異常な免疫グロブリン（M たんぱく）を産生し，血中に分泌する。尿中には免疫グロブリンの L 鎖のみの異常たんぱく（ベンス・ジョーンズ［Bence-Jones］たんぱく）が出現する。時に全身性アミロイドーシスが合併する。

II　リンパ節の疾患

A　病態理解のための基礎知識

　先にリンパ節の基本構造について学んだ（第 1 編 - 第 5 章「免疫とその異常」）。リンパ節は被膜に包まれたソラマメ型の小さな結節で，被膜近くの皮質および中心部の髄質に分けられる（第 1 編 - 図 5-3「リンパ節におけるリンパ球の分布」参照）。リンパ球には異なる役割をもつ B 細胞と T 細胞がある。B 細胞はリンパ濾胞という塊をつくって分布し，T 細胞はその濾胞の間に存在している。リンパ節には，このほか，マクロファージ，樹状細胞などが存在し，免疫反応を担っている。

　リンパ節は，からだの様々な場所に存在しているが，特に動脈，静脈に沿った場所や，臓器の入り口に相当する部分などに集まっている。ある特定の領域のリンパ液が流れ込むリンパ節は，所属リンパ節とよばれる。

B　代表的な疾患

1. リンパ節の炎症

　からだの内部あるいは表面で外的刺激に対する炎症が起こったときは，その部位に対応した所属リンパ節が腫れる。特殊なリンパ節炎の場合には，悪性リンパ腫との鑑別のために生検されることが多い。

▶ **亜急性壊死性リンパ節炎**　10〜30 歳の比較的若い人において，頸部リンパ節に起こる。T 細胞にアポトーシスが起こる原因不明の疾患である。

▶ **肉芽腫性リンパ節炎**　結核，トキソプラズマ，ネコひっかき病，サルコイドーシスなどが原因で，それぞれ特徴的な病理組織像を示す。

2. 悪性リンパ腫

　リンパ球系細胞が主としてリンパ節またはリンパ組織において腫瘍性に増殖する。腫瘍細胞の特徴から，ホジキンリンパ腫と非ホジキンリンパ腫に分けられ，さらにリンパ球の

分化方向に対応してB細胞，T/NK細胞に分類されている（表2-3）。このような悪性リンパ腫の分類は，臨床的な振るまいや治療への反応などの予測に有効で，悪性リンパ腫の腫瘍の広がり，臨床症状とともに，治療法決定のために重要である。このため治療にあたっては，腫瘍組織を採取し，病理診断をすることが必須である（図2-8）。

表2-3 リンパ腫の分類，特徴的なリンパ腫

分類	由来	型	特徴
ホジキンリンパ腫	おそらくB細胞	ホジキンリンパ腫	リード・シュテルンベルグ細胞，半数にEBウイルス感染
非ホジキンリンパ腫	B細胞	リンパ芽球性リンパ腫（B細胞性） 濾胞性リンパ腫 びまん性大細胞型リンパ腫 マントル細胞リンパ腫 粘膜関連リンパ組織リンパ腫 バーキットリンパ腫	 （14；18）転座，*bcl*-2活性化 （11；14）転座，サイクリンD1活性化 胃ではヘリコバクター・ピロリ感染 （8；14）転座，*myc*活性化，EBウイルス感染
	T/NK細胞	リンパ芽球性リンパ腫（T細胞性） 末梢性T細胞リンパ腫 菌状息肉腫 成人型T細胞白血病／リンパ腫 鼻腔リンパ腫 未分化大細胞リンパ腫	 皮膚リンパ腫 HTLV1感染 EBウイルス感染 （2；5）転座，ALK活性化

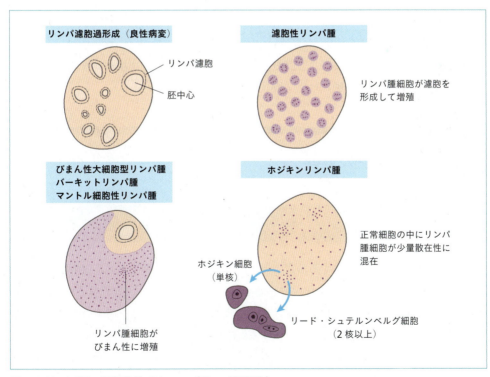

図2-8 リンパ腫の組織学的パターン（リンパ腫細胞）

1 B細胞性リンパ腫

- ▶ **濾胞性リンパ腫** 腫瘍細胞は，リンパ濾胞をつくる段階のリンパ球に性質が類似している。リンパ節腫大で発症し，比較的経過が長い。
- ▶ **びまん性大細胞型リンパ腫** このリンパ腫は，濾胞構造をとらずに，びまん性に浸潤する。
- ▶ **バーキットリンパ腫** 急速に進行するリンパ腫で，特徴的な染色体転座がある。一部にはエプスタイン・バー（EB）ウイルスが関係している。
- ▶ **粘膜関連リンパ腫** 消化管や肺などのリンパ装置に由来するリンパ腫で，**粘膜関連リンパ組織（MALT）リンパ腫**とよばれている。特に，胃に発生する MALT リンパ腫は，ヘリコバクター・ピロリの慢性感染と関係し，除菌治療でリンパ腫が縮小・消失することもある。

2 T/NK細胞性リンパ腫

- ▶ **リンパ芽球性リンパ腫（T 細胞性）** 発育期，特に 10 歳代の男子に，縦隔腫瘤として発症する。白血化することも多い。
- ▶ **菌状息肉腫** 皮膚に起こるリンパ腫で，進行が緩やかで非常に長い経過をとる。
- ▶ **成人 T 細胞白血病／リンパ腫（adult T cell leukemia/lymphoma：ATL）** レトロウイルスであるヒト T 細胞白血病ウイルス 1 型（HTLV 1）感染者の一部に発症する。ATL では HTLV1 が腫瘍細胞の DNA 中に組み込まれている。末梢血中には，核切れ込みが特徴的で細胞の核が花びらのようになるフラワー細胞が出現する。

3 ホジキンリンパ腫

多核のリード・シュテルンベルグ細胞，単核のホジキン細胞が出現する特殊なリンパ腫である。非ホジキンリンパ腫とは化学療法の反応性が異なる。

III 脾臓の疾患

A 病態理解のための基礎知識

脾臓は血液を貯留して濾過する器官である。脾動脈は脾柱の中を走り，白脾髄，赤脾髄を経て脾洞に開放している（図 2-9）。白脾髄はリンパ濾胞と同じような形態と機能をもち，赤脾髄は網目状の脾洞と，これを仕切っている脾索からできている。脾索の中には，多数のマクロファージが存在し，寿命が尽きた赤血球や細菌などを貪食している。

脾臓は，胎生期には造血臓器としても働いた臓器である。骨髄での造血が妨げられる状態になると，再び脾臓でも造血がみられるようになる（髄外造血）。

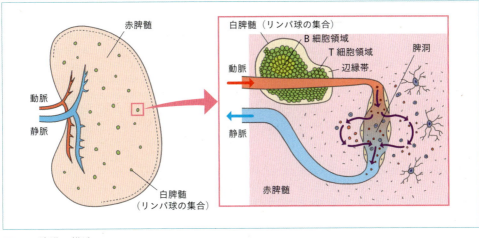

図2-9 脾臓の構造

B 代表的な疾患の病理

1. 脾腫

各種の原因によって脾臓が腫大する状態である。

1 うっ血脾

肝硬変のときには門脈圧が高くなり，脾臓が腫大する。これは肝臓へ流れるべき血液が脾臓にうっ滞してしまうためで，**うっ血脾**という。

2 マクロファージの増加

脾臓の髄索には多数のマクロファージが存在する。**ゴーシェ病，ニーマン・ピック病**などの先天性代謝障害の場合には，マクロファージのリソソームに消化されない脂質が大量に貯留する。このため，細胞質の膨れたマクロファージが脾臓に充満し脾臓が腫れる。また，溶血性貧血，全身の感染症などのときにはマクロファージの増加，貪食の亢進のため，脾臓が腫れる。

第**2**編 病理学各論

第**3**章

肺・胸膜・縦隔の疾患

この章では

● 肺，胸膜，縦隔の構造を疾患との関係で理解する。
● それぞれ代表的な疾患の病理を理解する。

I 肺の疾患

A 病態理解のための基礎知識

呼吸器系は，鼻腔，咽頭，気管，左右気管支，さらに両側の肺からできている（図3-1）。肺には，空気を伝えるための導管部分（気道）と酸素・二酸化炭素のガス交換を行う効果器部分（肺実質）がある。

1. 肺の発達

肺の基本構造は，分岐を繰り返す管である。実際，胎生期に気管支の芽が，未熟な間葉組織の中で分岐を繰り返して肺が形成される。肺の末端部分は膨らみ，血管と上皮が近接する肺胞ができる。

成人の肺胞総数は約3億個であるが，出生時には20％程度，5000万個ほどができているにすぎない。2歳までの乳児期に90％程度まで，それ以降はゆっくりと成長し，思春期までに完成する。最終的に肺胞の総表面積はテニスコート1面分に匹敵するほどになる。

2. 気道・肺の構造

1 気管・気管支

気管・気管支は管状の構造物で，その壁は内腔側から粘膜，外膜となっている。気管では馬蹄形（U字形）の軟骨が前面に存在しているが，気管支では断片状となり，さらに分

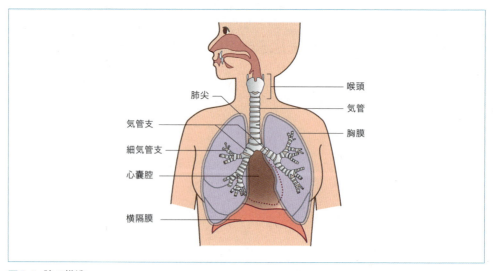

図 3-1 肺の構造

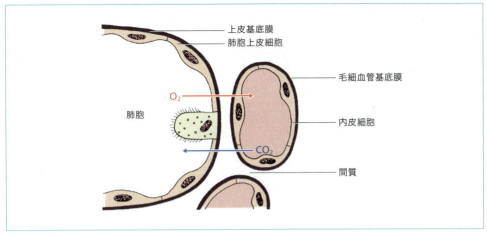

図3-2 肺胞

岐を繰り返すと軟骨がなくなる。太い気管支の粘膜下組織には気管腺・気管支腺がある。また，気管支粘膜の上皮は線毛上皮で，粘液で覆われている。線毛上皮の線毛の先端までサラサラした液体（ゾル層）につかって，線毛どうしは同調して動いている。その上には粘性の高い液体（ゲル層）が覆っていて，空気中の微粒子はゲル層にとらえられ，線毛の動きによって気道から排出される。

気道の終末部分は，導管と肺実質をつなぐ中間部分に相当する。この部分は，換気の面からみると渦が発生しやすく，この部分の上皮細胞は線毛のないクララ細胞が主体を占める。

2 肺胞

肺胞は肺胞上皮細胞で覆われている。内腔側から毛細血管までの肺胞壁の構成成分は，界面活性物質である肺サーファクタントを含む液体成分，肺胞上皮細胞，基底膜，間質，毛細血管基底膜，内皮細胞となる（図3-2）。酸素，二酸化炭素は，この薄い壁を拡散していく。肺の間質には弾性線維が分布し，肺の収縮に役立っている。

3 細葉・小葉

1つの終末細気管支に付随する肺胞は機能的な肺の構成単位と考えられ，細葉とよばれている。また，形態学的な構成単位は，間質成分で仕切られている小葉で，小葉には数個の細葉が含まれる（図3-3）。

3. 急性の肺傷害

ショックのときなどには急性の肺傷害が引き起こされ，肺に特徴的な形態の病変が起こる。これは臨床上の**急性呼吸窮迫症候群（ARDS）**に対応した病変で，**びまん性肺胞傷害**と

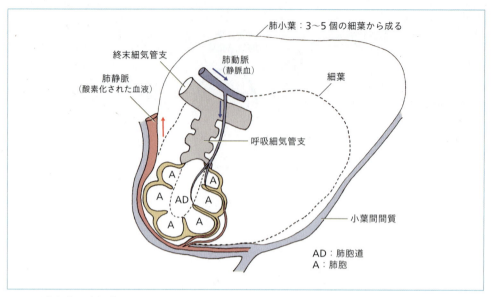

図3-3 肺小葉と肺細葉

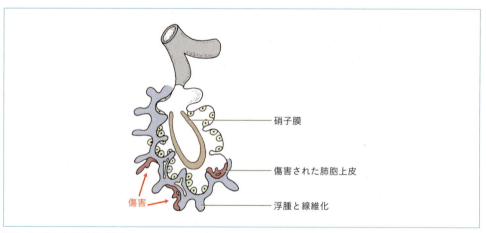

図3-4 びまん性肺胞傷害

よばれている（図3-4）。肺胞入口部に硝子膜が形成され，隣り合う肺胞群全体が虚脱し，続いて近位部の呼吸細気管支などが拡張して囊胞ができる。時間の経過とともに虚脱した肺胞群が器質化して，肺線維症の状態へ進む。びまん性肺胞傷害は，細菌性の肺炎（第1編-図4-2「急性炎症：肺炎球菌肺炎」参照）と同じように急性に発症するが，これとはまったく異なり，両肺に広がり，重症化の経過をたどる肺病変である。

B 代表的な疾患

1. 先天的疾患

1 嚢胞性線維症

嚢胞性線維症（cystic fibrosis；CF）は欧米人に多い遺伝性の疾患で，若年者に呼吸不全を起こす。気管支粘膜を覆っている粘液の水分が減少して粘稠になることで，細い気道が粘液栓でふさがり，気管支に感染や炎症が起こりやすくなる。そのため，子どものときから気管支炎を繰り返して肺が破壊され，呼吸不全で亡くなってしまう。この疾患の根本的な原因は，*CFTR* 遺伝子に変異が起こっていることである。*CFTR* 遺伝子産物である CFTR たんぱく質はクロライド（Cl^-）チャンネル分子で，その遺伝子の変異によってチャネルの機能障害が起こると気管支上皮細胞を通じた水分子の動きが障害され，気管支粘液に異常が生じる。

2 線毛機能不全症候群

線毛は上皮細胞の内腔側にあって，微小管の整然とした配列で構成され，粘液を気道末梢から口側に向かって動かしている（図3-5）。特に，線毛を動かすダイニン腕などに異常が生じると，粘液の動きが阻害され感染を起こしやすくなる。こうした障害は線毛機能不全症候群とよばれ，気管支拡張症や慢性副鼻腔炎を引き起こす。また男性の場合は，精子の動きにも障害が起こり，不妊となる。線毛機能の障害は胎児期の発生にも影響を及ぼし，内臓の左右が逆になる内臓逆位を合併することがある。気管支拡張症，慢性副鼻腔炎，内臓逆位の3徴候を認める場合をカルタゲナー（Kartagener）症候群とよぶ。

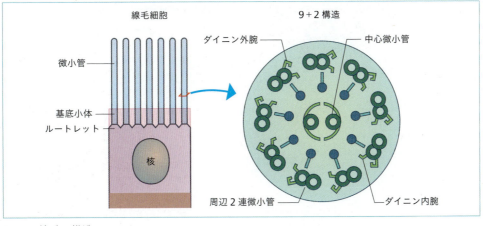

図3-5 線毛の構造

2. 気道系の疾患

1 気管支喘息

　慢性気道炎症，気道反応性の亢進，可逆性の気道狭窄の3つを特徴とする疾患である。
　アトピーによる気管支喘息では，肥満細胞（マスト細胞）の表面の抗IgE高親和性レセプターに結合しているIgEにアレルゲンが結合し，IgEを架橋することによってマスト細胞が活性化され，脱顆粒を引き起こす。この結果，ヒスタミン，ロイコトリエンなどの種々の生理活性物質が放出され，血管の透過性亢進，気管支平滑筋収縮，粘液分泌亢進が起こる。さらに好酸球が炎症に加わり，組織障害が持続・拡大される（図3-6）。
　重積発作症例では，気道内に粘液が充満し呼吸が停止することがある。

2 びまん性汎細気管支炎（DPB）

　日本人に多い病気で，副鼻腔炎を合併する。両肺の呼吸細気管支に炎症が起こり，閉塞を生じる。かつては緑膿菌感染を合併し，予後不良であった。現在はマクロライド系抗菌薬エリスロマイシンの長期少量療法が劇的に奏効し，著しく予後が改善している。

3 気管支拡張症

　気管支の内腔が拡張した状態で，気道分泌物が貯留して炎症を繰り返す。原因は，幼小

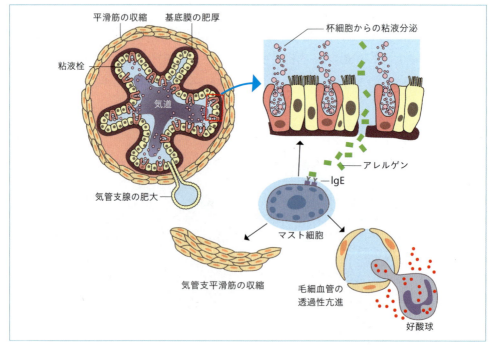

図3-6 気管支喘息

児期の肺炎の後遺症，腫瘍，異物による気管支の閉塞，線毛機能不全症候群などである。

3. 慢性閉塞性肺疾患（COPD）

気流制限を特徴とする慢性肺疾患で，外因（喫煙，大気汚染）に対する異常な炎症性反応である。かつては臨床症状から慢性気管支炎，肺の病理から肺気腫と2つの疾患に分けて考えられていたが，最近では統一的に1つの疾患ととらえるようになっている。「気流制限」というと実感しにくいが，息を吐き出しにくくなる状態で，患者は口をすぼめてゆっくり息を吐くようになる。

1 気管支に起きている変化（慢性気管支炎）

臨床症状の痰の増加は気道分泌物の増加による。病理学的には，中枢気道の気管支腺が増大しているほか，炎症細胞浸潤がみられる。

2 肺実質の変化（肺気腫）

肺実質には肺気腫が起こっている。肺胞の破壊により細い気道がつぶれ，肺に異常に多量の空気がたまった状態である。肺実質の血管床も著しく減少する（第1編-図9-1「喫煙と肺気腫」参照）。

肺胞の破壊のされ方には2種類ある（図3-7）。一つは小葉中心性肺気腫で，喫煙と密接に関係している。小葉中心部には終末細気管支までに分岐する細気管支が位置しているが，気道末端周囲の肺胞が破壊され，拡張する。一方，破壊がより広範囲な汎小葉性肺気腫は，α_1-アンチトリプシン欠損症など遺伝的素因をもとに起こりやすい。

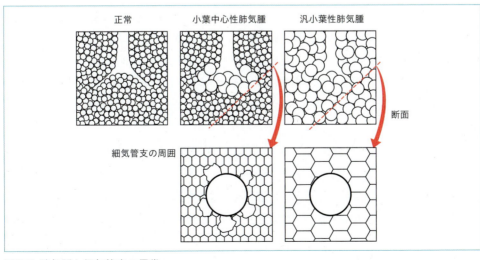

図 3-7 肺気腫と細気管支の異常

4. 肺炎・感染症

1 | 肺炎

▶ **肺胞性肺炎**　炎症性病変が主として肺胞内に起こっている肺炎を**肺胞性肺炎**という（第1編 - 図4-2「急性炎症：肺炎球菌肺炎」参照）。肺胞内には著しい変化がみられ，線維素の析出や好中球の浸潤をみる。肺炎レンサ球菌，肺炎桿菌などによる細菌性肺炎は主にこの型をとる。特別にことわりがない場合，肺炎といえば肺胞性肺炎を指している。

▶ **間質性肺炎**　一方，ウイルス感染などでは炎症の場が異なり，肺胞隔壁および虚脱した肺胞群に炎症が認められる。これらは**間質性肺炎**とよばれ，放射線治療の有害事象や化学療法の副作用，膠原病などによっても起こる。

▶ **巣状肺炎, 大葉性肺炎**　肺炎はその病巣の広がりによって**巣状肺炎**（気管支肺炎, 小葉性肺炎）と**大葉性肺炎**に大別される。巣状肺炎のなかには，嚥下性肺炎も含まれる。一方，大葉性肺炎の病変は1つの大葉あるいは肺区域を単位としており，肺炎球菌によって起こる肺炎がその典型である。充血期，赤色肝変期，灰白肝変期のような特徴的な肉眼病変を経て融解期に至って治癒する。肺炎は胸膜に波及し胸膜炎を伴うこともあり，肺組織の破壊が強い場合には**肺化膿症**となる。

2 | 肺結核

　結核菌による肺病変である。肺結核症はかつて国民病であり，不治の病と恐れられたが，第2次世界大戦後激減した。最近では新規患者数，罹患率は減少しているが，70歳以上での罹患率が高い。潜伏期間は**6か月～2年**と長い。また，重症化リスクや感染力が高いため感染症法の**2類感染症**に分類されている。

▶ **空気感染**　患者の咳，くしゃみ，会話などで生じた小粒子を吸い込むことで感染する。

▶ **乾酪壊死**　結核菌は，マクロファージに貪食されても細胞内で増殖を続けるため，さらにマクロファージが動員され類上皮細胞となり，肉芽腫が形成される。中心部分は凝固壊死を起こして乾いたチーズのように見えることから**乾酪壊死**とよばれる。

▶ **初期変化群**　結核菌感染の初感染巣は肺であり（図3-8），比較的換気のよいところにできる。同時に肺門部のリンパ節にも病変が形成されることが多く，両者を合わせて**初期変化群**とよぶ。

▶ **1次結核症**　通常，線維性組織に被包化され，石灰化巣となる（**1次結核症**）。

▶ **2次結核症**　その後，何らかの原因で再び病巣が活動性になった場合は**2次結核症**を発症する。肺尖部から始まることが多い。肉芽腫による病変が崩壊し，気管支と交通すると空洞を形成する。こうなると結核菌は気管支を介して肺のほかの部位に，また血行性に他臓器に広がる。

▶ **粟粒結核**　血行性に全身に広がり，多数の粟粒大の結節性病巣が生じた状態を**粟粒結核**

210　第2編／第3章　肺・胸膜・縦隔の疾患

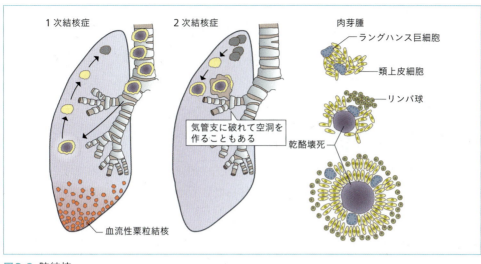

図3-8 肺結核

とよぶ。

5. びまん性肺疾患

孤立性ではなく多発性の病変が両肺に認められる疾患の総称であり，肺固有の多様な疾患が含まれる．鑑別診断のために，肺組織を採取する肺生検が必要となることがある．

1 過敏性肺炎

塵埃中にあるカビ，動物たんぱくなどが抗原となり，過敏性の間質性肺炎を起こす．III型・IV型アレルギーが関与し，細気管支炎，胞隔炎と小さな肉芽腫が特徴である．干草による農夫肺，鳥の糞による鳥飼病のほか，日本では，6～11月に発症する**夏型過敏性肺臓炎**が多い．居住環境に増殖している酵母の一種，トリコスポロンが原因抗原である．

2 特発性肺線維症

原因不明で，両側肺に進行性の線維化が起こり，とりわけ下葉が縮小，硬化し，拘束性肺障害をきたす．胸膜に沿って径5～10mm大の囊胞ができ，蜂の巣のような肉眼像を呈するため**蜂巣肺**とよばれる（第1編 - 図4-3「膿瘍と蜂窩炎」参照）．肺線維症では健常者と比べて肺がんにかかるリスクが高い．肺線維症は，膠原病，特に全身性硬化症や皮膚筋炎に伴って起こることも知られている．

3 サルコイドーシス

全身に肉芽腫を生じる疾患で，肺門リンパ節，肺，眼などに好発する．結核とは異なり，肉芽腫には壊死がみられない．

I 肺の疾患　211

4 │ 塵肺

職業性に鉱物粒子を吸入して発症する。シリカの吸入による塵肺である**珪肺**（けいはい）では，肺実質，リンパ節に特有の肉芽腫が生じる。アスベスト（石綿）は，建材，造船などに広く使用されてきたが，職業的な吸入によって肺線維症を起こす（石綿肺）。

▌6. 肺循環障害

肺には肺動脈を介して全身からの静脈血が流入する。肺動脈圧は収縮期圧 25mmHg，拡張期圧 8mmHg 以下と低く，左心系の影響を受けやすいため，肺うっ血，肺水腫（はいすいしゅ）をきたしやすい。

1 │ 肺塞栓症

肺には全身の静脈血が注ぐため，様々な栓子（せんし）が到達して肺動脈を閉塞することがある。脂肪塞栓（しぼうそくせん），骨髄塞栓（こつずいそくせん）は，外傷で脂肪組織が損傷を受け，脂肪滴（しぼうてき）が破綻した血管内に入ったことに由来する。羊水塞栓（ようすいそくせん）は出産時の母体にまれに起こるものである。

近年，下肢，骨盤の静脈に生じた血栓が肺に塞栓を起こす肺血栓塞栓症が増加しており，肺動脈本幹に生じる場合は急死につながる。また，肺には肺動脈以外に気管支動脈が流入しているため，塞栓の末梢に梗塞（こうそく）が起こった場合には，出血性の梗塞となる（第 1 編 - 図 6-10「赤色梗塞」参照）。

2 │ 肺性心

肺気腫，肺線維症などの肺疾患の末期には，血管床（けっかんしょう）の減少のため，右心系の負荷が高まる。その結果，右心室の拡張性肥大が起こり，右心不全になった状態を肺性心とよぶ。

3 │ 肺高血圧症

正常の肺循環では肺動脈平均圧 9〜18mmHg であり，体循環に比べて低い血圧で血液が循環している。しかし何らかの原因で肺動脈平均圧が 25mmHg 以上となった場合を肺高血圧症という。肺高血圧症が進行すると肺性心や呼吸不全が生じる。原因不明の異常な肺動脈圧上昇を示す肺高血圧症は**特発性肺動脈性肺高血圧症**とよばれ，若年女性に多い。病理組織所見上では，肺動脈の血管壁の肥厚による狭窄や血管内皮の増殖病変を認める。

ほかの疾患に続発する場合は**二次性肺高血圧症**とよばれ，先天性心疾患や左心不全，間質性肺炎，慢性閉塞性肺疾患などによるものがある。先天性心疾患に伴う二次性肺高血圧症では，肺高血圧が進行すると「左→右シャント」から「右→左シャント」に変化することがあり，この状態は**アイゼンメンジャー症候群**とよばれる。

7. 原発性肺がん

近年,肺がんは男性の悪性新生物による死亡原因の第1位となっており（2022［令和4］年,5万3750人），男女を合わせると年間7万人以上が肺がんのために亡くなっている。

1 肺がんの組織型分類

組織学的には腺がん,扁平上皮がん,神経内分泌腫瘍,大細胞がんに分類され,腺がんの頻度が最も高い。神経内分泌腫瘍には小細胞がん,大細胞神経内分泌がん,カルチノイド腫瘍が含まれる（図3-9）。治療の観点からは,小細胞がんとそれ以外の非小細胞がんに大別される。また,発生部位をみると,小細胞がん,扁平上皮がんは中枢側の太い気管支から（図3-10），腺がんは末梢の細気管支・肺領域から発生することが多い（図3-11）。

肺がんは組織型によって治療方針が異なる。さらに,腫瘍の胸膜浸潤,播種,肺内転移,リンパ節転移などの有無で病期が分けられ,病期に応じた治療が選択される。

2 小細胞がん

小細胞がんは核/細胞質比が高く細胞密度の高い腫瘍を形成する。神経内分泌細胞への分化を示し,ProGRP（ガストリン放出ペプチド前駆体）などホルモンを産生することが多い。進展が速く,診断時に胸郭外に広がっていることが多いが,化学療法・放射線療法に感受性が高い。

3 扁平上皮がん

扁平な腫瘍細胞が充実性に増殖し,時に癌真珠とよばれる角化を示すのが特徴である。

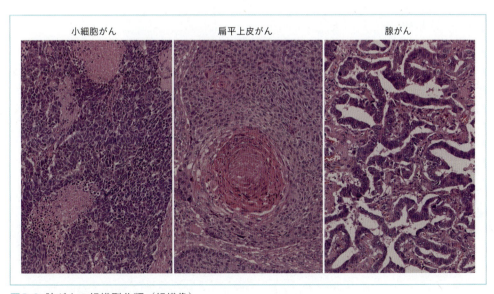

図3-9 肺がんの組織型分類（組織像）

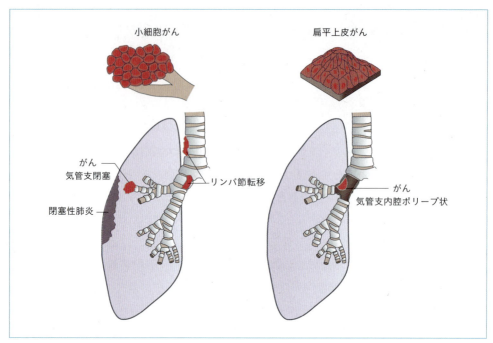

図3-10 中枢型肺がん（小細胞がん，扁平上皮がん）

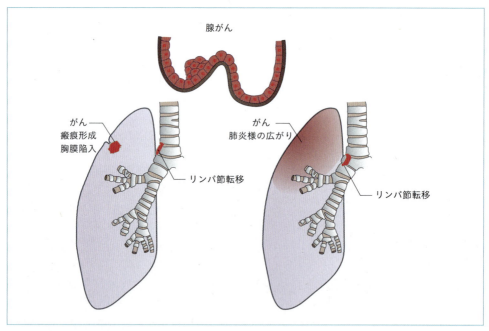

図3-11 末梢型肺がん（腺がん）

小細胞がんとともに，肺門部の太い気管支から発生するものが多く，喫煙との関係が濃厚である。

4 腺がん

　腺がんの細胞は，管腔構造や乳頭状構造を形成しながら増殖する。末梢肺に発生し，がんの中心部が収縮，瘢痕化することが多い（図3-11 参照）。このため，たとえ小型の腺がんでも胸膜や所属リンパ節などに転移している場合がある。その一方で，既存の肺胞に沿って広がる腺がんがあり，これらは置換型腺がんとよばれ，予後良好なことが多い。腺がんでは，EGFR や ALK などのドライバー遺伝子変異を認めることが多く，これらの遺伝子変異を標的にした分子標的薬の開発が急速に進んでいる。

5 大細胞がん

　非小細胞がんのなかで，扁平上皮がんでも，腺がんでもない型の肺がんである。

8. 転移性肺がん

　悪性腫瘍の肺への転移の頻度は，ほかの臓器に比べて高い。低分化胃がんでは，肺のリンパ管を埋めるような転移がみられ，呼吸困難をきたすことがあり，これをがん性リンパ管症とよぶ。

II 胸膜の疾患

A 病態理解のための基礎知識

1 胸膜腔

　肺表面を被っている臓側胸膜と胸壁内面を被っている壁側胸膜の間が**胸膜腔**である。両胸膜の胸膜腔側は，中皮細胞によって覆われている。

2 胸水

　胸膜腔に過剰の液体が貯留する状態が**胸水**である。原因としては，胸膜の炎症，腫瘍のほかに，肺の炎症，梗塞，腫瘍などの病変が胸膜に波及することや，低アルブミン血症，循環不全など全身的な要因があげられる。

B 代表的な疾患の病理

1 気胸

種々の原因で胸膜腔に空気が入り，陰圧が消失した状態である．肺表面にできた限局性の肺囊胞が破れて起こることが多い．

2 胸膜炎

漿液性・線維素性・化膿性胸膜炎がある．胸膜炎が長期間続くと，胸膜が線維性に肥厚，あるいは壁側・臓側胸膜が癒着を起こす．

3 胸膜斑（胸膜プラーク）

扁平に盛り上がった胸膜の斑状病変で，アスベスト曝露者でみられる．硝子様の膠原線維からなる，限局性の線維性肥厚である．

4 胸膜中皮腫

胸膜に原発するまれな腫瘍で，患者の 2/3 以上にアスベスト曝露歴がある．腫瘍によってはびまん性に胸膜が肥厚して肺を取り囲み，周囲臓器に浸潤する（第 1 編 - 図 9-2「アスベスト関連疾患」参照）．

III 縦隔の疾患

A 病態理解のための基礎知識

1. 縦隔

縦隔は，胸腔中央部で左右の肺ならびに胸膜腔を隔てている空間である．縦隔の前下方には心囊，心臓がある．縦隔の中央部には気管，食道があり，後方には下行大動脈が通っている．ここでは，前・上縦隔にある胸腺について記す．

2. 胸腺

胸腺は発生学的には第 3 咽頭囊より起こり，胸腔に向かって降下する．胸腺は左右に分かれた実質臓器である．胸腺上皮が網目状に配列しており，リンパ球と密に接触する皮質

と，ハッサル小体などがみられる髄質に分かれる。胎生期の胸腺皮質では，自己のMHC（主要組織適合遺伝子複合体）に適度に反応するTリンパ球の選択がなされ（正の選択），その中で自己MHCと強い親和性をもつT細胞はアポトーシスにより排除される（負の選択）。このように選択されたTリンパ球は成熟・分化し，髄質を経由して全身を循環する（第1編-図5-2「胸腺でのT細胞選択」参照）。

胸腺は生後から10歳くらいまでは成長に合わせて大きくなり，30g程度になるが，それ以降は上皮細胞，リンパ球ともに減少し，脂肪組織に置き換わる。また，急激なストレス，副腎皮質ステロイド薬の投与などで容易に萎縮する。

B 代表的な疾患の病理

1 胸腺過形成

胸腺組織髄質に，胚中心を伴ったリンパ濾胞が形成される。重症筋無力症に合併することが多い。

2 胸腺腫

胸腺腫は胸腺上皮の腫瘍で，前縦隔に起こる腫瘍のなかでは最も頻度が高い（図3-12）。胸腺の中に限局し，被膜に囲まれているが，まれに被膜を超えて近接臓器・組織に浸潤する場合がある。胸腺腫の腫瘍細胞は，胸腺皮質上皮と同様，未熟T細胞の浸潤を伴っている。重症筋無力症に合併することが多い。

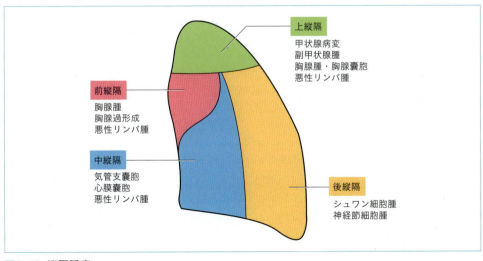

図3-12 縦隔腫瘍

第**2**編 病理学各論

第 **4** 章

消化管の疾患

この章では

● 食道，胃，腸，肛門管の構造を疾患との関係で理解する。
● それぞれ代表的な疾患の病理を理解する。

I 食道の疾患

A 病態理解のための基礎知識

1. 消化管の基本構造

　消化管の壁は基本的に，内腔側から順に粘膜（固有層），粘膜下層，固有筋層，漿膜下層，漿膜（腹膜）の5層で構成されている。ただし食道と下部直腸には漿膜はなく，固有筋層の外の線維性の外膜を介して周囲の臓器と直接接している。内腔を覆う粘膜上皮は，食道と肛門では物理的な刺激に強い重層扁平上皮になっている。一方，胃〜直腸では消化や吸収の機能を担う特殊な腺上皮となっている。

　食道は，気管の後ろを直線的に下行し，横隔膜を貫いて胃に続いている。

B 代表的な疾患の病理

1. 食道の通過障害

　がんなどによる物理的な狭窄，閉塞以外に，括約筋や平滑筋などの機能的な異常でも食道の通過障害が起こる。

1 食道アカラシア

　下部食道括約筋がうまく緩まない（弛緩不全）ため，それより口側の食道が著明に拡張した状態で，食道がんの危険因子である。

2 全身性硬化症

　食道の固有筋層が線維組織に置きかえられるため，食物の逆流が起こる。

2. 胃・食道接合部の疾患

1 逆流性食道炎

　胃液や胃の内容物が食道へ逆流するために生じる。主に下部食道括約筋の機能不全が原因で，**食道裂孔ヘルニア**（胃の一部が横隔膜より上方向に脱出した状態）でみられることが多い。

2 バレット食道

食道下部が本来の扁平上皮ではなく，腺上皮で覆われている特殊な状態で，胃液の逆流が長期間続いたために起こる。腺がんが発生しやすい。

3. 食道静脈瘤

食道静脈瘤は肝硬変などによる門脈圧の亢進により生じる（図4-1）。通常は門脈から肝臓を通って肝静脈に流れる血液が，食道静脈と胃静脈の吻合枝による**側副血行路**を通って，食道静脈に血液が流れ込む。静脈は蛇行，拡張して，粘膜面から内腔に向かって瘤状に突出する。静脈瘤はしばしば破裂し，大量出血を起こす。

4. 食道がん

食道がんは60歳以上の高齢者，男性に多く，喫煙者，大酒家に発生しやすい。発生部位は胸部中部食道が最多である。放射線治療の感受性が比較的高い。

約9割が扁平上皮がんである。角化の程度で高分化～低分化型がんに分類される。バレット食道では腺がんが発生しやすい。

食道がんでは，リンパ節転移の有無を問わず，がんが粘膜内に限局しているものを早期がん，粘膜下層までに限局しているものを表在がんとし，固有筋層や外膜へ浸潤しているものを進行がんとしている。進行がんは中心部に潰瘍がある腫瘤であることが多い。食道には漿膜がないため，固有筋層を越えたがんは気管や大動脈などの周囲組織に進展しやすい。また，リンパ節転移で広がることも多い。

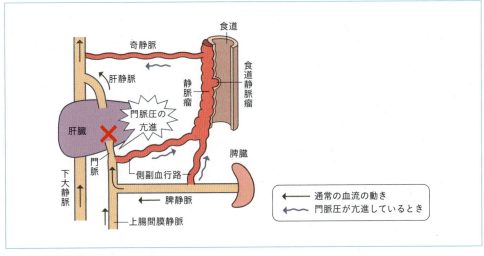

図4-1 食道静脈瘤

I 食道の疾患　221

Ⅱ 胃の疾患

A 病態理解のための基礎知識

1. 胃の構造

　胃は，食道と十二指腸の間にある袋状の臓器で，胃液による食物の消化とともに，消化に関連したホルモンの産生も行っている。
- ▶ **噴門，幽門**　食道からの入口を噴門，十二指腸への出口を幽門という。
- ▶ **小彎，大彎**　胃は噴門部から十二指腸まで右下方に向かってぶら下がるように位置し，上方の短い彎曲を小彎，下方の長い彎曲を大彎という。この小彎の中央部付近は胃の折れ曲がり部分に相当し，胃角とよばれ，潰瘍やがんが発生しやすい部位である。

2. 胃の固有腺

- ▶ **胃粘膜**　胃粘膜の表層には腺窩上皮が，深部には固有腺が存在している。固有腺は領域によって性状が異なり，噴門部は噴門腺，胃底部と胃体部は胃底腺，幽門部は幽門腺が分布している。
- ▶ **胃腺**　胃底腺はペプシノーゲンを分泌する主細胞と塩酸を分泌する壁細胞で構成され，消化作用を担う。噴門腺と幽門腺は粘液を産生し，食物が通過する際の潤滑作用をもっている。強力な消化酵素や胃酸の存在があっても胃壁が自己消化されないのは，腺窩上皮が産生する粘液で粘膜表面が覆われているためである。幽門腺では腺細胞の間にG細胞という内分泌細胞も存在し，胃酸分泌を促進するガストリンを分泌している。
- ▶ **萎縮と腸上皮化生**　慢性胃炎により固有腺が減少することを胃粘膜萎縮とよぶ。萎縮が進むと，小腸や大腸の上皮に似た性質を示す上皮が出現するようになり，**腸上皮化生**とよばれる。

3. ヘリコバクター・ピロリ感染

　強酸環境の胃の中では細菌が成育しないという「常識」を打ち破ったのが，ヘリコバクター・ピロリの発見で，その医学的重要性から発見者らにノーベル生理学・医学賞が授与された。ヘリコバクター・ピロリはらせん形の細菌で，アンモニアを産生する酵素をもっているため胃酸を中和し，胃の内部で生息することができる。急性の感染では胃炎が，慢性の感染では慢性胃炎，胃・十二指腸潰瘍が起こり，胃がん，胃リンパ腫の発生とも深くかかわっている。

　日本では従来，成人の多くがヘリコバクター・ピロリに感染していたが，井戸水の使用

の減少や衛生環境の改善に伴って感染率は着実に低下している。さらに近年は，ヘリコバクター・ピロリの除菌療法が広く普及している。

B 代表的な疾患の病理

1. 胃炎

1 急性胃粘膜病変

急激に発症し，胃粘膜に小出血やびらん，浅い潰瘍ができる。ストレス，非ステロイド性抗炎症薬（NSAIDs），アルコール，アニサキス症，ヘリコバクター・ピロリ感染など多様な原因で起こる。

2 慢性胃炎

胃粘膜の慢性炎症で，胃粘膜萎縮や腸上皮化生を引き起こす。多くはヘリコバクター・ピロリ感染が原因で，粘膜固有層に好中球・リンパ球・形質細胞が浸潤する（図4-2）。また，正常ではみられないリンパ濾胞が出現する。この場合の胃粘膜の萎縮は幽門前庭部から起こる。そのほか**自己免疫性胃炎**という，壁細胞に対する自己抗体が産生されて生じる慢性胃炎もある。この場合壁細胞が多く分布する胃体部から萎縮が起こる。壁細胞が攻撃され減少するため，胃酸が出ない状態である無酸症となり，またビタミン B_{12} の吸収が阻害され悪性貧血を引き起こす。

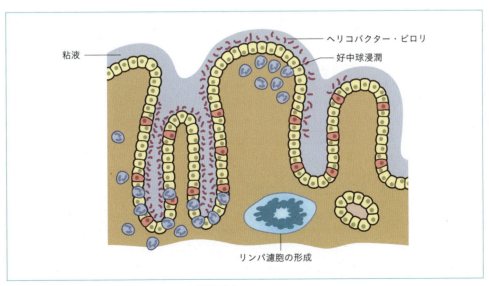

図4-2 ヘリコバクター・ピロリによる慢性胃炎

2. 消化性潰瘍（胃潰瘍，十二指腸潰瘍）

潰瘍とは粘膜が欠損した状態で，様々な深さのものが存在する。消化管では粘膜に対する攻撃因子（酸，ペプシン，ヘリコバクター・ピロリ感染など）と防御因子（粘液，微小循環など）のバランスが崩れ，胃液に含まれる酸が消化管壁を損傷することで起こる。潰瘍の深さによってUl-I（粘膜内，びらんともいう）からUl-Ⅳ（漿膜下層まで）に分類される（図4-3）。潰瘍は再生した粘膜に覆われて治癒するが，粘膜下層より深い潰瘍は治癒する際に線維化を起こすため，内腔の狭窄や変形を起こす場合がある。三大合併症は出血，穿孔，狭窄である。潰瘍が胃壁を貫通した状態が穿孔で，急性腹膜炎を引き起こす。

胃潰瘍は胃角にできやすく，**十二指腸潰瘍**は最も胃に近い十二指腸球部に発生することが多い。

1 急性胃潰瘍

急性胃潰瘍は，ストレスや薬剤，喫煙，刺激性の食物，コーヒーやアルコールの摂取などによって起こる場合が多い。薬剤では非ステロイド性抗炎症薬（NSAIDs）の投与によるものが多い。NSAIDsは胃の壁細胞や微小循環系のプロスタグランジン産生を抑え，防御因子を低下させる。急性胃潰瘍は比較的軽い症例が多く，ヘリコバクター・ピロリ感染がなければ再発はほとんどない。

2 慢性胃潰瘍

慢性胃潰瘍の程度は様々で，再発も多い。攻撃因子と防御因子のバランスの崩れ，精神的なストレスなどが複雑に絡み合っている。まれに膵内分泌腫瘍によるガストリンの過剰分泌によって難治性潰瘍が起こる（ゾリンジャー-エリソン症候群）。

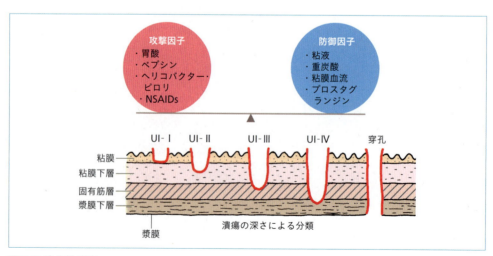

図4-3 消化性潰瘍

3. 胃がん

　ヘリコバクター・ピロリ感染が東アジアに多いことから，胃がんは日本を含む東アジアに多い疾患である。近年，胃がんによる死亡は減少しているが，男性では大腸・直腸がんによる死亡と同程度で，依然として高い状態にある。好発部位は幽門前庭部の小彎側である。がんの浸潤が粘膜下層までに限局しているものを早期がん，固有筋層以上に及ぶものを進行がんという。

1　早期胃がんの肉眼型分類

　3つの型に分類される（図4-4）。早期を意味する0を付けて0-Ⅰ型は隆起型，0-Ⅱ型は表面型で，0-Ⅲ型の陥凹型は深い潰瘍の周囲にがんが存在している。0-Ⅱ型はさらに3つに分類され，Ⅱa型は軽度の盛り上がりを示すもの，Ⅱb型は粘膜面と同じ高さのもの，Ⅱc型は粘膜面より軽度に陥凹しているものである。

2　進行胃がんの肉眼型分類

　ボールマン分類（1～4型）が用いられる（図4-5）。1型は限局性・隆起性の病変である。2型，3型では潰瘍が形成されている。2型では堤防状の縁取りが明瞭だが，3型では縁取りが崩れている。4型は，びまん性に浸潤したがんである。4型胃がんの多くは胃全体

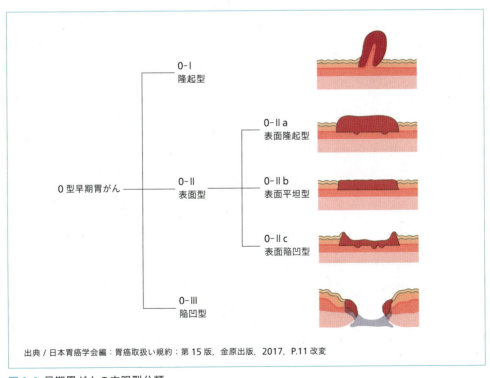

出典／日本胃癌学会編：胃癌取扱い規約；第15版，金原出版，2017, P.11 改変

図4-4　早期胃がんの肉眼型分類

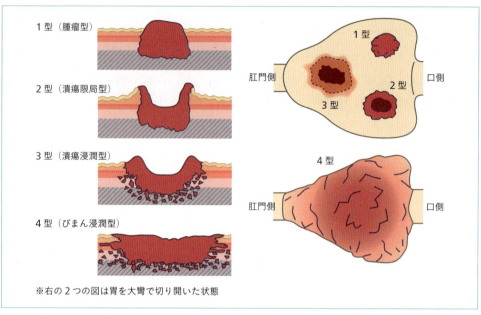

図4-5 進行胃がんのボールマン分類

が肥厚し硬くなっているため**スキルス胃がん**ともよばれる（スキルスはギリシャ語で硬い腫瘍を意味する）。

3 組織型

　ほとんどが腺がんで，大まかに分化型腺がん，未分化型腺がんの2つに分けられる（第1編-第10章-Ⅰ「腫瘍とは」参照）。分化型腺がんは乳頭腺がん，管状腺がんの形をとり，未分化型腺がんは低分化腺がん，印環細胞がん（がん細胞の細胞質に粘液が多く含まれ，核が端に押しやられた形をしている〔西洋の印章付きの指環の形に似ている〕。胃に多い）に相当する。分化型腺がんは腸上皮化生のある萎縮した粘膜に発生する。一方，未分化型腺がんは粘膜の萎縮が目立たない胃に発生する傾向があり，若年者，女性に好発し，スキルス胃がんの形をとることも多い。またこのタイプの胃がんは，リンパ行性転移や腹膜播種で広がりやすい。

4 転移

　胃がんの転移は，人名がついた名称がよく使われる。左鎖骨上窩リンパ節に転移がみられると**ウィルヒョウ転移**，卵巣への転移は**クルッケンベルグ腫瘍**，ダグラス窩に播種した場合は**シュニッツラー転移**とよばれる。なお，胃がんでは，肺のリンパ管にがん細胞が充満するように広がる転移（がん性リンパ管症）を起こすこともよく知られている。

4. 非上皮性腫瘍

1 消化管間質腫瘍（GIST）

消化管の固有筋層に存在するカハールの介在細胞から発生する間葉系の腫瘍である。胃に多い。多くの場合，*c-kit* 遺伝子に変異がある。再発リスクの低いものから高いものまで存在し，転移することもある。転移のない場合は外科的切除が行われるが，切除不能例や再発リスクが高い症例には KIT（*c-kit* 遺伝子たんぱく質）に対するチロシンキナーゼ阻害薬の投与が行われる。

2 MALTリンパ腫

消化管粘膜には，粘膜随伴リンパ組織（MALT）とよばれるリンパ装置が存在している。特に胃粘膜のリンパ組織は，ほとんどの場合，ヘリコバクター・ピロリの慢性感染に関連して形成される。このようなリンパ組織から発生するのが MALT リンパ腫で，B 細胞性の中型のリンパ腫細胞が粘膜固有層に浸潤する。ヘリコバクター・ピロリの除菌で縮小，消失する症例が多数存在する。

III 腸の疾患

A 病態理解のための基礎知識

1. 小腸・大腸の構造

小腸は十二指腸，空腸，回腸に分けられ，成人では平均 6m ほどの長さに及ぶ。小腸の粘膜上皮は，内腔に突出する絨毛と，上皮が落ち込んだ陰窩からなり，消化液による食物の分解・吸収を行っている。回腸にはリンパ装置であるパイエル板が発達している。

大腸は，盲腸，上行結腸，横行結腸，下行結腸，S 状結腸，直腸に分けられ，肛門管へと続いている。長さは約 1.5m である。大腸では粘膜上皮は絨毛はなく陰窩のみからなり，水分の吸収が行われる。

B 代表的な疾患の病理

1. イレウス，腸閉塞

腸における通過障害である。腸管の機能的な障害によるものを**イレウス**といい，機械的な障害によるものを**腸閉塞**という。これまで日本では機械的なものもイレウスとよばれていた。

1 臨床症状

イレウス，腸閉塞では，多量の消化液の貯留，腸管壁の浮腫が起こり，循環血液量の減少，腸管内外の細菌の増殖などが起こる。病変部の腸管の血流障害を伴う絞扼性腸閉塞となった場合，病態は複雑かつ急速に悪化するため，壊死腸管の切除を含め早急な対処が必要となる。腸閉塞の原因には，術後の癒着（最多），腸重積，腸捻転，ヘルニアの嵌頓などがある（図4-6）。

2 腸重積

2歳頃まで，特に離乳期の小児（男児＞女児）に多く，過剰な蠕動運動のため，腸管の一

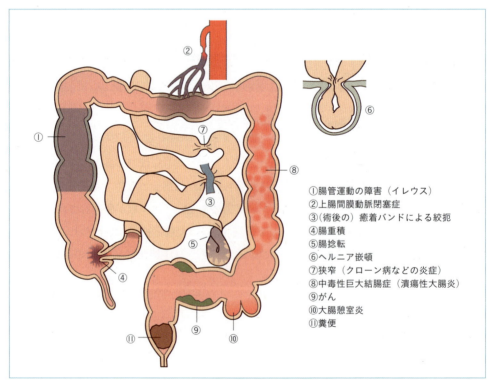

①腸管運動の障害（イレウス）
②上腸間膜動脈閉塞症
③（術後の）癒着バンドによる絞扼
④腸重積
⑤腸捻転
⑥ヘルニア嵌頓
⑦狭窄（クローン病などの炎症）
⑧中毒性巨大結腸症（潰瘍性大腸炎）
⑨がん
⑩大腸憩室炎
⑪糞便

図4-6 イレウス・腸閉塞の原因

部が肛門側の腸管に嵌入することによる。間欠的な腹痛や粘血便が特徴である。

3 腸捻転

腸捻転は，腸管の一部が腸間膜を軸として180度以上ねじれた状態であり，静脈還流が阻害され出血性梗塞となる（第1編-第6章-Ⅳ-C-2「赤色梗塞」参照）。S状結腸に多い。

4 ヘルニア

本来あるべき場所から臓器が脱出した状態をヘルニアとよび，下部消化管では鼠径部や大腿，腹壁に発生する。脱出した部分が元の位置に戻らない嵌頓という状態になると，血流が途絶え脱出した腸管が壊死することがある。

2. 慢性便秘症

便形状や排便回数に加え，排便周辺症状（残便感や直腸肛門の閉塞感など）を加味し，症状が3〜6か月以上継続する場合に（実際には診察医の判断に基づいて）診断される。

大腸がんのような物理的な狭窄・閉塞による器質性便秘症，オピオイド投与などによる薬剤性便秘症，基礎疾患（糖尿病などの内分泌疾患，膠原病，神経疾患など）が原因で生じる症候性便秘症，便秘型過敏性腸症候群と連続した疾患概念である機能性便秘症が代表的である。

3. 腸の炎症・循環障害

1 虫垂炎

若年成人に多い。虫垂は，盲腸から突出して先が行き止まり盲端になっている7cm前後の細い臓器で，リンパ組織に富んでいる。糞石などが詰まって内容物が溜まり，細菌感染が加わって炎症が起こる。穿孔によって腹膜炎を起こすことがある。

2 憩室炎

粘膜が壁外に袋状に突出した状態を憩室とよび，大腸憩室の多くは筋層の間から粘膜が脱出した仮性憩室である。腸内容物の貯留と腸内細菌の感染により憩室炎を生じる。虫垂炎と同様，穿孔によって腹膜炎を起こすことがある。

3 上腸間膜動脈閉塞症

塞栓，血栓によって急性に上腸間膜動脈の根元近くに閉塞が生じ，支配領域の腸管に広く急激な虚血がもたらされる病態である。塞栓症の場合は不整脈などの心疾患が原因となる場合が多い。腸管の動脈には吻合が多いため，支配領域の腸管は出血性梗塞となる（第1編-図6-10「赤色梗塞」参照）。

Ⅲ 腸の疾患　229

4 │ 虚血性大腸炎

大腸に限局性に生じる虚血性変化で，腸間膜動脈から分岐した末梢の動脈の閉塞による。そのため動脈硬化の強い高齢者に好発する。上腸間膜動脈と下腸間膜動脈の血流支配の境界で虚血になりやすい下行結腸やS状結腸に生じやすい。突然の腹痛や新鮮血下血で発症する。一過性で治癒することが多いが，時に腸管が壊死に陥る重症例もある。

4. 感染症

先に腸管出血性大腸菌による感染症について触れた（第1編-第8章-Ⅵ-B「腸管出血性大腸菌」参照）。ここでは，そのほかの重要な大腸感染症についてみておく。

1 │ 腸結核

腸管に初感染する原発性腸結核と，肺結核病巣の結核菌が嚥下され腸に到達して生じる続発性腸結核がある。回盲部が好発部位で，回腸パイエル板に侵入し，乾酪*性肉芽腫を形成する。全周性の輪状潰瘍をつくり，その治癒過程の線維化によって輪状の瘢痕が形成され狭窄を生じる。

2 │ アメーバ赤痢

赤痢アメーバ原虫（寄生虫）の感染により生じ，性感染症としても重要である。イチゴゼリー状の粘血便が特徴である。アメーバが組織溶解酵素を産生し，粘膜を破壊し，潰瘍を形成する。壊死組織の中に赤血球を貪食したアメーバが存在する。経門脈的に広がり肝臓に膿瘍をつくることもある。

3 │ 偽膜性腸炎

広域スペクトルの抗菌薬の使用による菌交代現象として，クロストリジオイデス・ディフィシル菌が増殖し，その細菌が分泌した毒素による腸炎が起こる。便中の芽胞から院内感染を起こすことがあるため，注意が必要である。白いドーム状の偽膜が粘膜直上にぽこぽこと乗っているという独特な内視鏡所見を示すことが多い。

5. 難治性炎症（炎症性腸疾患）

1 │ クローン病

若年成人に発症する原因不明の難治性・慢性腸炎である。病変の発生部位は回腸末端部に多く，次いで大腸であるが，口腔を含む全消化管に病変ができる。非連続性の病変を形

＊ **乾酪**：チーズのこと。チーズのような壊死を含むという意味。

成する。腸管の走行の向きに並行した縦走潰瘍に加え，深部方向に唐突に裂けたような病変（裂溝）を形成する。腸管壁の全層に強い線維化と炎症細胞の浸潤があり，非乾酪性肉芽腫（壊死のない肉芽腫）の形成がみられる（図4-7）。

2 潰瘍性大腸炎

　直腸から結腸にかけて粘膜の炎症が生じる疾患であり，難治性で，炎症の軽快と増悪を繰り返す。原因は不明であるが，遺伝的素因に加えて免疫異常や食生活，環境因子なども関与すると考えられている。好発部位は直腸で，病変が直腸に限局する症例と，より口側の結腸へも連続している症例があるが，基本的に病変は大腸に留まる。粘膜に多数の炎症細胞が浸潤している状態が慢性的に続き，炎症がより強くなると陰窩の上皮内に好中球が浸潤してきて，陰窩内に貯留したり（陰窩膿瘍），陰窩が破壊されて潰瘍が形成されたりする（図4-8）。潰瘍は一般的に浅く，粘膜下層までに留まる。10年以上の長期にわたり炎症が続くとがん化のリスクが高まる。

6. ポリープ，ポリポーシス

　粘膜から内腔に突出する限局性の隆起を**ポリープ**とよぶ。肉眼的には，有茎性，亜有茎性，広基性に分類される。消化管にポリープが100個以上存在する場合を消化管**ポリポーシス**とよぶ。

　大腸のポリープの約9割は腺腫だが，ここでは腺腫以外の非腫瘍性ポリープを扱う。

1 過形成性ポリープ

　5mmほどの白色半球状病変である。鋸歯（のこぎりの歯）状の陰窩が増殖している。直腸，

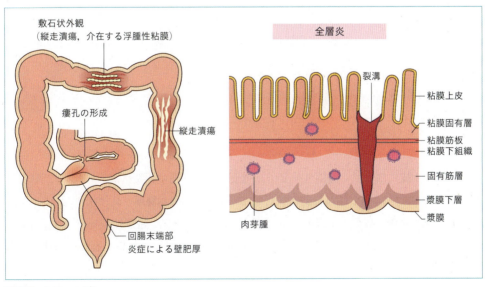

図4-7　クローン病

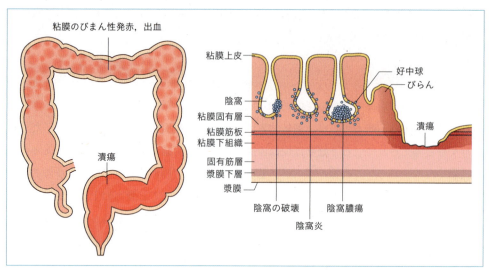

図4-8 潰瘍性大腸炎

S状結腸に好発する。

2 若年性ポリープ

囊胞状に拡張した腺管と，炎症細胞浸潤を伴う広い粘膜固有層からなる。背景疾患がなく単発で生じる例もあるが，常染色体顕性遺伝疾患である若年性ポリポーシスでは胃，大腸に多発する。

3 ポイツ-ジェガースポリープ

粘膜筋板から伸び出した樹枝状の平滑筋の軸を有するポリープである。常染色体顕性遺伝疾患であるポイツ-ジェガース症候群（ポイツ・イェーガー症候群）では腸管に多数のポリープを生じる。

7. 大腸腺腫，大腸がん

1 腺腫

大腸の腺上皮に由来する腫瘍性病変で，腫瘍細胞や構造の異型はがんに比べて弱い。S状結腸，直腸に好発する。腫瘍細胞が腺管を作って増える**管状腺腫**と乳頭状（絨毯の毛のよう）に増える**絨毛腺腫**に区別されるが，多くは管状腺腫である。通常は数mm大であるが，1cmを超えるような大きい腺腫は内部にがんが存在する可能性が高くなる。腺腫内に生じたがんは**腺腫内がん**とよばれる。

2 | 家族性大腸腺腫症

消化管ポリポーシスの代表的な疾患で，大腸に無数の腺腫が形成される。がん抑制遺伝子である **APC遺伝子**の変異による常染色体顕性遺伝疾患である。変異のない方のAPC遺伝子が欠失することにより腺腫が発生し，さらに別の遺伝子異常が加わってがんが発生する。放置すれば100％の症例でがんが発生するため，予防的大腸全摘出術の対象となる。

3 | 大腸がん

日本で著明に増加しているがんの一つで，高脂質，低繊維食の西欧型の食生活が増加したことが影響している。多くは腺腫から発生する。直腸，次いでS状結腸に好発する。胃がんと同様，粘膜下層までに留まるものは早期がん，固有筋層以深の浸潤があるものは進行がんに分類する。早期がんはリンパ節転移が少ない。

肉眼的には進行がんは腫瘤型（1型），潰瘍限局型（2型），潰瘍浸潤型（3型），びまん浸潤型（4型）に分類される。進行がんの約80％は潰瘍限局型（2型）である。組織型は大部分が腺がんで，多くは腺管構造をつくりながら増殖する高〜中分化管状腺がんである。

IV 肛門の疾患

A 病態理解のための基礎知識

1. 肛門管の構造

直腸末端に続く4〜5cmの管状の部分で，不随意筋である内肛門括約筋，随意筋である外肛門括約筋の働きで排便運動の調節を行っている。腺上皮と扁平上皮の境界は歯状線とよばれる（図4-9）。

B 代表的な疾患の病理

1. 痔核

肛門周囲の静脈がうっ血により著しく拡張し，静脈瘤となってポリープ状に粘膜面に突出したものである。歯状線より口側，肛門側に発生したものをそれぞれ内痔核，外痔核とよぶ。外痔核は痛みを伴うが，内痔核には痛みはない。

IV　肛門の疾患　　233

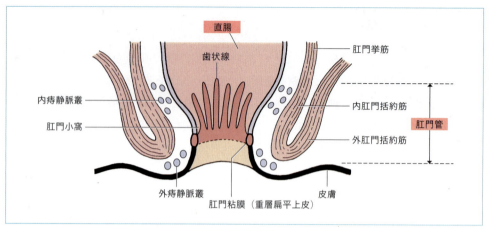

図4-9 肛門管の構造

2. 肛門周囲膿瘍，痔瘻

　大腸菌，ブドウ球菌などによる感染が，肛門小窩（肛門の粘液腺の開口部）から肛門周囲の組織に波及し，膿瘍を形成したものが肛門周囲膿瘍である。この膿瘍が瘻孔を形成し，肛門周囲皮膚に開口したものを痔瘻という。痔瘻は長く存在するとがんの発生母地となるため手術治療を行う。

第2編 病理学各論

第 5 章

肝臓・胆道・膵臓の疾患

この章では

● 肝臓，胆道・胆嚢，膵臓，腹膜の構造を疾患との関係で理解する。
● それぞれ代表的な疾患の病理を理解する。

Ⅰ 肝臓の疾患

A 病態理解のための基礎知識

1. 肝臓の構造

　肝臓は腹腔内の右上方を占め，横隔膜の直下にある。右葉と左葉に分かれ，肝臓下面中央に胆管（肝管），肝動脈，門脈が入る肝門部がある。肝臓は外科的にはさらに8つの区域に分けられ，区域切除などが行われる。

1 肝小葉

　肝臓は直径1mm程度の肝小葉の集合から成り立っている（図5-1）。肝小葉の中心には肝静脈，小葉の辺縁部には数個の門脈域が存在している。門脈域には，胆管，門脈，肝動脈が並んでいる。

2 小葉の構造

　小葉の中の構造をみると，肝細胞が一層に並んで肝細胞索をつくっている。索と索の間を類洞とよばれる毛細血管が貫いて，中心静脈に集まっている。類洞には単球・マクロファージ系に属するクッパー細胞があり，食作用を行っている。一方，類洞面とは別の平面で，隣り合う肝細胞の間には毛細胆管が伸び，肝細胞から胆汁が分泌される。胆汁は，門脈域の胆管を通じて，胆管系に放出される。

2. 黄疸

1 ビリルビン

　胆汁色素のビリルビンは，老廃赤血球に由来するヘモグロビンの分解産物である（図5-2）。まず，脾臓などで生成された遊離型の間接型ビリルビンは，血液を介して肝細胞に運ばれ，グルクロン酸抱合＊されて直接型ビリルビンとなる。直接型ビリルビンは肝細胞から胆汁中に放出され，肝内胆管を通り，胆囊で蓄えられる。黄疸は，これらのいずれの過程の障害でも起こり得るが，肝臓での代謝の前後で，肝前性，肝性，肝後性の3つに分類されている（図5-2参照）。

＊**グルクロン酸抱合**：脂溶性の化合物がグルクロン酸と結合すると水溶性となり，代謝・解毒されやすくなる。

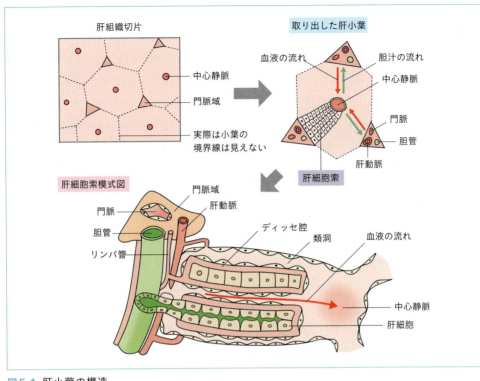

図 5-1 肝小葉の構造

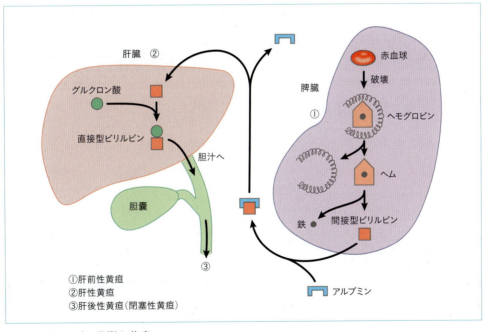

図 5-2 ビリルビン代謝と黄疸

2 │ 黄疸

これらの代謝の過程に異常が生じると，血中のビリルビンが増加する。さらに血中のビリルビンが血管外に漏れ出して，全身の組織に黄色の色素沈着を起こした状態が黄疸である。

▌3. 門脈圧亢進症

門脈系，肝静脈系の閉塞，うっ血によって門脈圧が上昇した状態である。

1 │ 分類

原因部位によって類洞前性，類洞性，類洞後性に分類される。類洞性の代表は肝硬変症で，肝臓内で門脈がつぶれ，類洞での血管抵抗が増大することが原因で起こる。

2 │ 静脈瘤

門脈系から，肝臓を通らずに大静脈に抜けるバイパスが複数存在する。これらは通常は目立たない小静脈であるが，門脈圧が亢進すると，拡張して粘膜，皮膚表面に盛り上がった静脈瘤を形成する。**食道静脈瘤**（本編 - 図 4-1「食道静脈瘤」参照），腹壁静脈瘤，痔静脈瘤などが生じる。

また，門脈圧亢進はうっ血による脾腫，脾機能亢進を引き起こし，腹水の一因にもなる。

Ⓑ 代表的な疾患の病理

▌1. ウイルス性肝炎

まず，A 型・B 型・C 型肝炎ウイルスと肝炎の関係について述べる（表 5-1）。

1 │ A 型肝炎ウイルス

経口感染し，突発的に集団発生することがある。急性肝炎の約半数は A 型ウイルス肝

表 5-1 肝炎ウイルスの比較

	A 型	**B 型**	**C 型**
ウイルス	1 本鎖 RNA	2 本鎖 DNA	1 本鎖 RNA
感染経路	経口	垂直感染 性感染 輸血など	輸血 医療行為 刺青など
潜伏期間	約 4 週間	約 15 週間	約 8 週間
急性肝炎からの慢性化	－	－	＋
健常キャリア	－	＋	－

炎である。慢性肝炎に移行することはほとんどない。日本ではA型肝炎ワクチンは任意接種である。

2 | B型肝炎ウイルス

　小型のDNAウイルスで，血液（輸血）や体液を介して感染する。ウイルス粒子の芯（コア）に相当する部分にはHBc抗原・HBe抗原，外側にはHBs抗原がある。

　B型肝炎ウイルス（HBV）の感染で重要なのが，胎盤や産道を介しての母から子への感染（**垂直感染**）である。この場合，感染児は免疫学的に未熟なため，体内に侵入してきたウイルスを"非自己"として排除することができず，B型肝炎ウイルスの持続感染者（**キャリア**）となる。肝炎の症状・所見を示さない無症候性キャリアのまま終生を送ることが多いが，後に慢性肝炎を発症する場合もある。現在，HBVの妊婦検診が行われ，キャリアの母親から生まれた子どもにはワクチンが接種されるようになり，母子感染が阻止されるようになった。

3 | C型肝炎ウイルス

　1本鎖のRNAウイルスである。輸血，消毒の不完全な注射針，刺青，性交など感染様式は多様である。C型肝炎は，急性肝炎から高率に慢性肝炎に移行し，日本では肝硬変，肝臓がんの主な原因であった。しかし，現在では直接型抗ウイルス薬による治癒が目指せるようになり，患者数は減少傾向にある。輸血用血液を介した感染を防ぐ目的で，B型肝炎ウイルスとともに献血のスクリーニング検査対象となっている。

▎2. ウイルス性肝炎の病理

　一般的には肝炎ウイルスが直接肝細胞を傷害するというより，感染細胞に対する宿主の免疫反応として炎症が起こることで肝細胞が傷害される。ウイルス性肝炎は経過により急性肝炎，慢性肝炎に分けられるが，さらに予後不良な劇症肝炎がある。

1 | 急性肝炎

　強い黄疸で発病し，1～2か月で治癒する。肝細胞の変性（風船化），壊死，リンパ球・マクロファージの浸潤をみる。炎症反応が引き起こされ肝細胞は細胞質が好酸性となる（図5-3）。

2 | 劇症肝炎

　急激な経過で肝不全に陥り，死に至ることもある予後不良の肝炎である。広範な肝細胞壊死が起こり，肝臓は正常の半分程度にまで萎縮する。

I　肝臓の疾患　　239

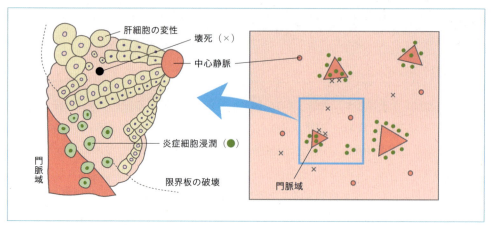

図5-3 急性肝炎の病理像

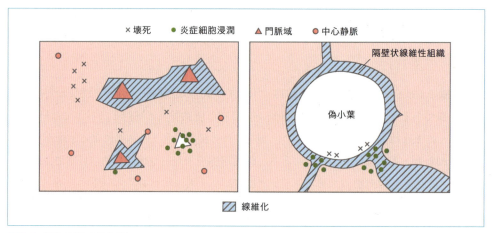

図5-4 慢性肝炎の病理像

3 慢性肝炎

　肝細胞内のウイルスが排除されず，宿主の免疫反応による肝細胞傷害が持続する状態である。放置すると数年から数十年の経過で，最終的に肝硬変に至る。門脈域を中心としたリンパ球浸潤と肝細胞壊死とともに線維化が起こる。門脈域を囲む肝細胞の層である限界板を越えて炎症細胞が小葉内に浸潤する。さらに門脈域間，中心静脈との間などをつなぐ線維化も起こるようになる（図5-4）。肝生検で炎症の強さと線維化の程度を評価することが予後の判定，治療方針決定に役立つ。

3. ウイルス性肝炎以外の肝障害

　アルコール性肝障害のほか，最近，非アルコール性脂肪性肝疾患（non-alcoholic fatty liver disease：**NAFLD**）が慢性肝疾患の原因として増加している。**薬剤性肝障害**は種々の疾

患の治療過程で出現し，病態を難しくすることがある。

1 アルコール性肝障害

過剰なアルコールは肝細胞を傷害する。日本酒にして1日3合（純エタノール換算で60g/日）以上の飲酒を続けた場合に慢性の肝障害を生じるとされる。アルコール性脂肪肝，アルコール性肝炎，アルコール性肝硬変，アルコール性肝線維症，アルコール性肝がんに分類される。

2 NAFLD／NASH* （非アルコール性脂肪性肝炎）

肥満，糖尿病，**メタボリックシンドローム**による代謝機能不全をベースとして発症する病態である。病態がほとんど進行しないとされる**非アルコール性脂肪肝**（non-alcoholic fatty liver：**NAFL**）と，肝硬変・肝がんの発生母地となる，より重要な**非アルコール性脂肪性肝炎**（non-alcoholic steatohepatitis：**NASH**）がある。NAFLとNASHを併せた広い概念が非アルコール性脂肪性肝疾患（**NAFLD**）である。NASHでは，肝細胞への脂肪沈着，炎症細胞浸潤，肝細胞が風船のように膨らんで変性する像（ballooning），マロリー・デンク（Mallory-Denk）体，好酸性壊死などがみられる。そして肝細胞周囲性あるいは類洞に沿った線維化パターンが特徴的であり，架橋性の線維化，肝硬変へと進行する。線維化の進行を評価することが臨床上重要である。

4. 肝硬変症

ウイルス性肝炎，アルコール性肝障害，NASHなど慢性の肝障害の結果，肝硬変とよばれる終末像に至る。肝細胞壊死，再生，線維化が繰り返されるなかで，肝臓は，隔壁状の線維性組織に囲まれた偽小葉に置き換わる。このため，肝臓表面は凸凹となり，肝臓を断面でみると大小の結節状になる（図5-5）。

1 大結節性，小結節性

B型肝炎ウイルスによる肝硬変では大結節性の肝硬変の形をとることが多いが，C型肝炎ウイルスによる肝硬変，アルコール性肝硬変では小結節性となる。慢性の胆汁うっ滞による胆汁性肝硬変，慢性うっ血によるうっ血性肝硬変なども特徴的な肉眼像を示す。

2 合併症

肝硬変症の大部分は，不可逆性で，肝不全，門脈圧亢進症，肝細胞がんを合併する。肝不全の結果，血中アンモニアの増加による肝性脳症，低アルブミン血症，血液凝固異常，黄疸などが生じる。

＊ **NAFLD／NASH**：2023年に世界的な流れを受けて，日本でもそれぞれ以下に病名変更された。
NAFLD → MASLD（metabolic dysfunction associated steatotic liver disease）；代謝機能障害関連脂肪性肝疾患
NASH → MASH（metabolic dysfunction associated steatohepatitis）；代謝機能障害関連脂肪肝炎

I　肝臓の疾患　　241

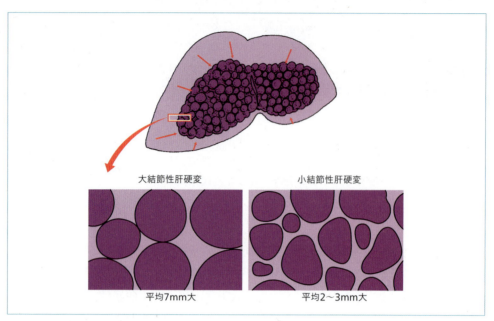
図 5-5 肝硬変の肉眼分類

5. 肝臓の自己免疫疾患，代謝障害

1 原発性胆汁性胆管炎

　中年以降の女性に好発する自己免疫疾患であり，指定難病になっている。小葉間胆管を中心に，破壊性の胆管炎が起こって胆管が消失し，徐々に肝硬変へ進行していく。時期によって門脈域に肉芽腫が認められる。また，血清中の抗ミトコンドリア抗体が陽性になる。

2 ヘモクロマトーシス

　遺伝性の鉄代謝障害で，肝臓に大量のヘモジデリン*の沈着をきたす。長期に及ぶと肝硬変に移行する。

3 ウイルソン病

　遺伝性の銅代謝異常で，肝臓に銅が大量に沈着し，大結節性の肝硬変を起こす。そのほか，脳，角膜に障害を起こす。

＊**ヘモジデリン**：鉄貯蔵たんぱく質であるフェリチンの集合体。

4 ポンペ病

グリコーゲンの分解に関係する酵素の先天的な異常で，肝細胞，横紋筋・心筋細胞に大量のグリコーゲンが蓄積する。肝臓では腺腫が発生する。

6. 肝臓の感染症

1 肝膿瘍

上行性感染では，炎症が十二指腸から総胆管を経て肝内胆管に波及し，多発性の膿瘍をつくる。また，赤痢アメーバは大腸から門脈を介し，血行性に肝臓に膿瘍をつくる。

2 日本住血吸虫症

日本住血吸虫の虫卵が門脈に塞栓を起こす。このため門脈域に線維化を起こし，肝硬変症に至る。

7. 肝腫瘍

1 肝細胞がん

肝細胞由来の悪性腫瘍であり，悪性肝腫瘍の約8割を占める。多くは肝硬変症を合併している。以前はC型肝炎ウイルス感染が主な原因であったが，近年では，NAFLD/NASHに代表される非ウイルス性肝細胞がんが増えている。肉眼的には結節状で，しばしば多発する（図5-6）。

肝細胞がんの構造，細胞の特徴は正常肝細胞に類似し，類洞様の血管を伴った索状配列を構成し，がん細胞においても胆汁の産生，脂肪沈着を示す。また，がん細胞はがん胎児抗原であるαフェトプロテイン（AFP）を産生するため，AFPは腫瘍マーカーとして用いられる。

肝細胞がんは門脈，肝静脈内に侵入し，腫瘍塞栓をつくることが多い。門脈本幹での腫瘍塞栓は腹水を悪化させる。

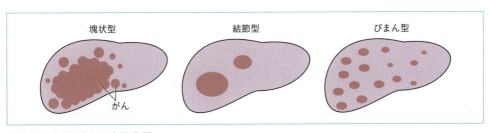

図5-6 肝細胞がんの肉眼分類

2 │ 肝内胆管がん（胆管細胞がん）

胆管上皮に似る，あるいは由来する悪性腫瘍であり，頻度は肝細胞がんの 1/10 以下である。組織型は，管腔を形成する腺がんである。肝硬変の合併は少ない。

3 │ 転移性肝がん

肝臓には肝動脈，門脈の 2 つのルートで血液が流入する。特に，門脈系からの消化器がんの転移が多い。がんによって転移の個数，発育速度が異なり，大腸がんの肝転移では少数個であれば外科切除の対象になる。

Ⅱ 胆道・胆嚢の疾患

Ⓐ 病態理解のための基礎知識

1. 胆道・胆嚢の構造

胆汁の流れるルートが胆管であり，肝臓内を走行する部分は肝内胆管，それ以降は肝外胆管とされる。胆嚢は肝の底面に付着している。胆嚢管が，肝臓内から出た総肝管と合流して総胆管となる。

肝外胆管（総胆管）は膵臓内で膵管と合流したあと，大十二指腸乳頭（ファーター乳頭）で十二指腸に開口する。

Ⓑ 代表的な疾患の病理

1. 胆石症

胆石のほとんどは胆嚢結石であり，ほかに総胆管結石，肝内胆管結石がある。胆石は，胆汁の濃縮度や成分の違いによって性状が異なる。黒褐色のビリルビン結石と白色のコレステロール結石に分けられるが，大半は混合結石である。胆石は，**胆嚢炎**を伴うことが多い。また，胆道を閉塞すると閉塞性黄疸を生じる。

2. 胆嚢炎

胆嚢炎は，頻度の高い疾患である。胆汁や胆石による刺激，細菌感染が原因とされている。急性と慢性に分類されるが，慢性胆嚢炎の経過中に急性炎症が加わることも多い。

244　第2編／第5章　肝臓・胆道・膵臓の疾患

1 | 急性胆嚢炎

　胆石がはまり込むことによって胆嚢管が閉塞することや，嫌気性菌の関与が原因として知られる。胆嚢表面のびらんや潰瘍を伴い，好中球浸潤が目立つ。寛解期になると，リンパ球，形質細胞，組織球が増え，肉芽組織が形成される。循環障害によって胆嚢壁が壊死を起こすことがあり，壊疽性胆嚢炎とよばれる。好中球から成る膿瘍を壁内に伴う場合には，化膿性胆嚢炎とよばれる。

2 | 慢性胆嚢炎

　慢性胆嚢炎は，胆石合併例が多く，胆石による刺激が原因と考えられている。漿膜下層を主体とした線維化によって胆嚢壁が厚くなり，リンパ球浸潤やリンパ濾胞の形成を伴う。上皮には，しばしば化生を伴う。粘液腺のみられる幽門腺化生や，腸型上皮に似た杯細胞化生が知られている。ロキタンスキー - アショフ（Rokitansky-Aschoff）洞とよばれる粘膜上皮が憩室のように胆嚢壁内へもぐりこんだ構造が増える。

3. 肝外胆管がん，胆嚢がん

1 | 肝外胆管がん

　発生部位により肝門部，上部，中部および下部胆管がんに分けられる。肝門部胆管がんや上部胆管がんでは肝臓への浸潤，下部胆管がんでは膵臓への浸潤を生じることが多い。

2 | 胆嚢がん

　高齢の女性に多く発生する。胆嚢がんの 50%以上は胆石を伴っており，胆石症，胆嚢炎の症状で発見されることが多い。胆嚢がんは，組織学的には腺がんであるが，扁平上皮がん成分を混在した腺扁平上皮がんも発生する。

III　膵臓の疾患

Ⓐ 病態理解のための基礎知識

1. 膵臓の構造

　膵臓は，膵液を分泌する外分泌腺と，ホルモンを分泌する内分泌腺（ランゲルハンス島）からなる。膵臓は後腹膜に位置し，右から左上方へ脾門部まで横たわるように存在してい

Ⅲ　膵臓の疾患　245

表5-2 膵内分泌ホルモンと病気

ホルモン	分泌細胞	作用	分泌細胞由来の膵島腫瘍	過剰が招く症状・疾患
インスリン	B（β）細胞	血糖低下	インスリノーマ	空腹時低血糖
グルカゴン	A（α）細胞	血糖上昇	グルカゴノーマ	皮膚炎，口内炎，糖尿病
ソマトスタチン	D（δ）細胞	膵・消化管ホルモンの分泌抑制	ソマトスタチノーマ	糖尿病，低酸症，下痢
膵ポリペプチド	PP細胞	膵外分泌抑制	PPオーマ	なし
アミリン	B（β）細胞	胃の食物排泄能抑制，グルカゴン分泌抑制	—	—

る。膵臓は頭部，体部，尾部に分けられ，外分泌腺の導管である膵管は，膵頭部を通り十二指腸の乳頭部に開口している。また，膵頭部では総胆管が貫通している。

膵臓は胃の後方に位置しているため，胃がんの直接浸潤を受けやすい。

2. 内分泌臓器としての膵臓

膵臓のランゲルハンス島は内分泌細胞の集塊で，膵外分泌腺の中に点在している。インスリンを分泌するB細胞（β細胞）のほか，グルカゴンを産生するA細胞（α細胞），およびソマトスタチンを分泌するD細胞（δ細胞）がある（表5-2）。膵ポリペプチド（PP）細胞は膵ポリペプチドを産生し，膵頭部の中でも膵鉤部に分布している。

B 代表的な疾患の病理

1. 急性膵炎，慢性膵炎

1 急性膵炎

激しい腹痛として発症する急性腹症の原因の一つである。急性膵炎では，膵液の逆流，組織中への漏出のために膵液中の消化酵素が膵臓内で活性化され，自己消化を起こす。このため，膵実質組織の壊死，出血ならびに周囲の脂肪織の壊死を起こす。急性膵炎の原因は膵液の通過障害（主に胆石症による膵管閉塞），アルコールによる膵腺房・導管細胞障害などである。また，自己消化に伴いアミラーゼなどの消化酵素が血中へと漏出するため，血清アミラーゼ値の上昇を認める。

2 慢性膵炎

膵臓の慢性炎症であるが，多くの場合，アルコールの長年の多量摂取が原因である。腫瘍や結石による膵管閉塞を原因とする閉塞性膵炎もある。膵実質の萎縮・消失，線維化とともに膵管の拡張がみられ，その内腔にたんぱく栓がみられることもある。外分泌機能，

内分泌機能の障害が起こる。

2. 膵がん

膵管上皮由来のがんで，ほとんどが腺がんである。膵がんは浸潤性で，線維性間質に富んだ硬い境界不明瞭な結節である。

膵頭部に起こるがんは，総胆管を閉塞して黄疸を起こす。膵体部や尾部のがんは進行するまで症状が出現しにくく，発見が遅れることが多い（図5-7）。発見されてから平均の予後が1年以内で，難治がんの代表である。

3. 膵がん以外の膵腫瘍

1 膵管内乳頭粘液性腫瘍

主膵管やその分枝の膵管から発生し，膵管内に乳頭状に発育する腫瘍で，高度の粘液産生を伴う。非浸潤がんとして見つかることが多く，予後良好である。

2 膵島（膵内分泌）腫瘍

膵ランゲルハンス島から発生する腫瘍で，多くはホルモンを産生する機能性腫瘍である。代表的なものとして，インスリノーマ，グルカゴノーマ，ガストリン産生腫瘍があげられる（表5-2参照）。インスリノーマのなかには，インスリン分泌により低血糖発作を繰り返すものもある。多くは転移することが少ない低悪性度の腫瘍である。

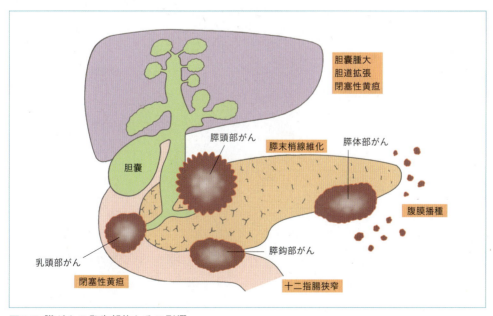

図5-7 膵がんの発生部位とその影響

Ⅲ 膵臓の疾患　247

IV 腹膜の疾患

A 病態理解のための基礎知識

1. 腹膜の構造

腹腔や骨盤腔の内面は漿膜で覆われている。1層の中皮細胞が存在し，その下層は結合組織である。大網，小網，腸間膜も腹膜の一部である（図5-8）。

2. 腹水

腹腔内に液体が貯留した状態である。原因によって腹水の性状が異なる。**漏出性**の場合，比重は1.018以下でたんぱく質の含量が少ない（4g/dL以下）のに対し，**滲出液**の場合は高比重，高たんぱく質性となる。

漏出性の腹水をきたす疾患としては肝硬変症が最も多く，うっ血性心不全，ネフローゼ症候群など全身浮腫の部分症でもみられる。滲出液の腹水貯留は，腹膜炎，がんの腹膜播種などによる。

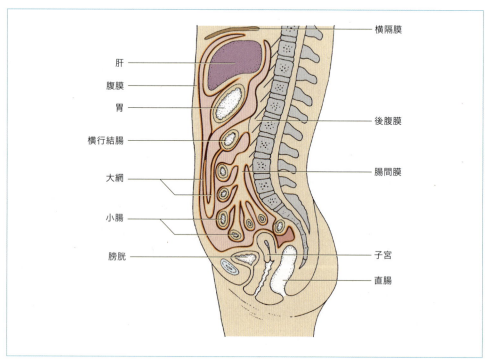

図5-8 腹膜の構造

B 代表的な疾患の病理

1. 腹膜炎

　腹部臓器の炎症からの波及や消化管の穿孔などで腹膜に炎症が起こる。穿孔性腹膜炎では食物残渣，胆汁，便などの消化管内容が腹膜を刺激し，ショック状態に陥る。

2. ヘルニア

　ヘルニアとは，体内の組織のすき間から，腸管などの臓器や組織が逸脱している状態を指す。

1　鼠径ヘルニア

　鼠径部において，腸管などが体内から体表側へ脱出してしまう病態であり，一般的に脱腸とよばれる。小児では外鼠径ヘルニアが大部分であり，小児外科で高頻度の疾患である。腹膜鞘状突起の遺残，開存が原因であり，早産児で発症が増える。通常はやわらかい膨らみで，自然に，あるいは手で包むように押し戻せる。戻らない場合（嵌頓とよぶ），腸管の通過障害（腸閉塞）や血流障害が起こる可能性があるため，外科的治療を要する。成人の鼠径ヘルニアは，加齢により組織が弱くなることが原因である。

2　横隔膜ヘルニア

　非生理的な横隔膜のすき間を通して，腹腔内の臓器が胸腔内へ脱出してしまう疾患である。横隔膜の形成不全・閉鎖不全である先天性のほかに，外傷性もある。先天性の多くは胸腹裂孔ヘルニアであり，ボホダレク（Bochdalek）孔ヘルニアという別名がある。まれなものとして胸骨後ヘルニアもある。胸腹裂孔ヘルニアでは，出生直後から呼吸障害をきたすことが多い。重症な場合には，肺が圧迫されて肺低形成，肺高血圧が起こり，右心負荷がかかって心不全となる。先天性の場合は，胎児超音波検査による出生前診断が可能である。

3　腹壁瘢痕ヘルニア

　腹部手術後に生じる疾患で，手術創部の腹壁が弱くもろくなったために，腹腔内にあった腸管や腹膜が体表側へ脱出する病態である。創部感染を起こした症例では，発症が増える。治療法としては経過観察，単純縫縮術，メッシュ（網状の組織補強材）による修復術などがある。脱出した腸管が脱出口の部分で締めつけれた場合（嵌頓），腸閉塞や血流障害が起こるため，外科治療が推奨される。

Ⅳ　腹膜の疾患　　249

3. 腫瘍性疾患

1 | 悪性腹膜中皮腫

　悪性胸膜中皮腫と同様，びまん性に広がる中皮細胞由来の悪性腫瘍である。進行すると腹水がたまり，腹部が膨満する。

2 | 腹膜偽粘液腫

　粘液性腫瘍で，細胞異型は目立たないが，腹腔内に広く拡がる。虫垂原発の粘液産生性腫瘍が原因であることが多い。

第2編 病理学各論

第6章

内分泌臓器・乳腺の疾患

この章では

● 下垂体，甲状腺，副甲状腺，副腎，乳腺の構造を疾患との関係で
理解する。
● それぞれ代表的な疾患の病理を理解する。

I 下垂体の疾患

病態理解のための基礎知識

1. 下垂体の構造

下垂体は重さ約 0.6g の小さな器官で,頭蓋骨のトルコ鞍とよばれる窪みに存在している。下垂体は前葉と後葉からできている。
▶ 前葉　内分泌腺組織で,咽頭部の粘膜が袋状に伸びた上皮が基になってできている。
▶ 後葉　視床下部の神経線維が伸びたもので,神経組織からできている。

2. 下垂体前葉ホルモン

下垂体前葉は上皮細胞が小胞巣をつくり,類洞に接している。下垂体前葉から分泌されるホルモン(表6-1)のうち,副腎皮質刺激ホルモン(ACTH)や甲状腺刺激ホルモン(TSH)は,標的臓器が内分泌器官であり,副腎皮質や甲状腺の内分泌機能を制御している。このように,下垂体は内分泌臓器の指令塔としての役割を果たしている(図6-1)。一方,下垂体の機能自体は,各内分泌臓器から産生されるホルモンのフィードバック作用や,視床下部からの神経分泌によって制御されている。

下垂体腺腫が原因でホルモン過剰による症状を現す病態がある一方,下垂体機能不全として,多くは原因が不明な成長ホルモン分泌不全性低身長症がある。現在では,遺伝子工学により生産されたヒト成長ホルモン(GH)が治療に用いられている。

表6-1 下垂体前葉ホルモン

ホルモン	分泌細胞の染色性	作用
成長ホルモン(GH)	酸好性細胞	成長と代謝の促進
プロラクチン(PRL)	酸好性細胞	乳汁分泌促進
副腎皮質刺激ホルモン(ACTH)	塩基好性細胞 嫌色素細胞の一部	副腎皮質糖質コルチコイドの生成・分泌促進
甲状腺刺激ホルモン(TSH)	塩基好性細胞	甲状腺ホルモンの生成・分泌促進
卵胞刺激ホルモン(FSH)	塩基好性細胞	卵胞の成熟,卵胞ホルモンの生成・分泌促進。男性ではセルトリ細胞に作用し,精子形成
黄体形成ホルモン(LH)	塩基好性細胞	排卵の促進,黄体形成,黄体ホルモンの生成・分泌促進。男性ではライディヒ細胞に作用し男性ホルモンの生成・分泌促進

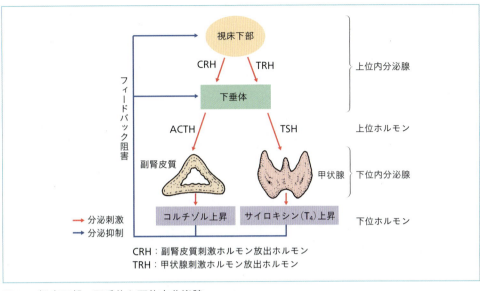

図6-1 視床下部，下垂体と下位内分泌腺

3. 下垂体後葉ホルモン

後葉ホルモン（バソプレシン，オキシトシン）は視床下部の神経細胞内で産生され，その神経線維を介して後葉に運ばれた後，血液中に放出される。**尿崩症**は，水代謝調節ホルモンであるバソプレシンの不足・作用障害によって起こる。この場合，尿は低比重，低浸透圧となる。

B 代表的な疾患の病理

1. 下垂体腫瘍

多くは**下垂体腺腫**で，前葉原発の良性腫瘍であり，頭蓋内腫瘍のうち約10％を占める。腺腫が大きくなると上方の視交叉を圧迫して視野欠損を起こす。また，腫瘍細胞がホルモンを産生する機能をもっている場合には，下垂体ホルモンの過剰による症状が現れる。

1 成長ホルモン産生腫瘍

成長ホルモン産生腫瘍は成人発症が大部分で，すでに骨端線が閉鎖しているため**先端巨大症**となる。成長期に発症した場合は巨人症となる。

2 ACTH産生腫瘍

ACTH産生腫瘍の場合は，2次的に副腎皮質を刺激する。副腎皮質の糖質コルチコイド

（糖代謝効果をもつステロイドホルモンの総称）の過剰による臨床症状がみられる。

3 | 頭蓋咽頭腫

　腺腫に次いで多いのが頭蓋咽頭腫で，胎生期の咽頭粘膜由来の構造物から生じる。囊胞状となる。ホルモン活性はない。

II 甲状腺の疾患

A 病態理解のための基礎知識

1. 甲状腺の構造

　甲状腺は頸部，気管の前面に存在する。胎生期，舌根部が陥凹し甲状腺の原基がつくられ，それが下降して気管の前に甲状舌管をつくる。この下部から甲状腺の左右葉ができる。甲状腺は，甲状腺ホルモンをつくる濾胞上皮細胞，カルシトニンをつくる C 細胞の 2 種類から構成されている。

2. 甲状腺ホルモン

　甲状腺ホルモンは，濾胞上皮でサイログロブリンとヨードイオンから合成される。活性型ホルモンのほとんどは，サイロキシン（T_4）である。甲状腺ホルモンは，あらゆる細胞の物質代謝を亢進させる働きがある。

1 | 甲状腺機能亢進症

　甲状腺機能亢進症の代表は，**バセドウ病**である（図 6-2）。びまん性に腫脹した甲状腺組織から，甲状腺ホルモンが過剰に分泌されるために起こる疾患である。TSH 受容体に対する自己抗体によって，TSH 受容体が常に活性化された状態になって機能亢進が起こると考えられている。

2 | 甲状腺機能低下症

　甲状腺機能低下症は先天的・後天的に起こる。先天的な場合は**クレチン症**ともいわれ，発育障害，知能障害をきたす。原因としては，甲状腺発育不全，ヨード摂取障害などである。後天的低下症の主な原因は慢性甲状腺炎で，重度の場合は**粘液水腫**とよばれる。

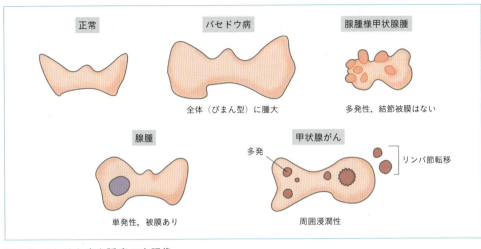

図6-2 バセドウ病や腫瘍の肉眼像

B 代表的な疾患の病理

1. 甲状腺の炎症

1 亜急性甲状腺炎

ウイルス感染との関係が疑われているが，原因不明の甲状腺炎である。発熱，痛み，圧痛で発症し，亜急性に自然消退する。異物型巨細胞を伴う肉芽腫性炎症を示す。

2 慢性甲状腺炎（橋本甲状腺炎）

日本人の医師，橋本策により初めて報告され，**橋本病**ともよばれる。中年の女性に好発する甲状腺に特異的な自己免疫疾患である。甲状腺にはリンパ濾胞の形成を伴うリンパ球の浸潤，甲状腺濾胞の破壊と上皮細胞の変性，そして線維化がみられる。甲状腺機能低下症とともに，抗サイログロブリン抗体，抗マイクロゾーム抗体がみられる。甲状腺悪性リンパ腫を合併することがある。

2. 腫瘍様病変，腺腫（図6-2参照）

▶ **甲状腺腫** 甲状腺機能に異常はないが，甲状腺が腫大した状態である。**単純性甲状腺腫**は，ヨードの摂取不足，思春期・妊娠時の相対的ヨード不足が原因で甲状腺がびまん性に腫大する。**腺腫様甲状腺腫**では，多結節性に腫大するが，明らかな原因は不明である。

▶ **腺腫（濾胞腺腫）** 良性の上皮性腫瘍であり，大部分が濾胞性腺腫である。原則的に単発性で被膜があり，小型の濾胞が増生している。

3. 甲状腺がん

　甲状腺がんは女性に多く発生する。甲状腺への放射線の外部・内部被曝が，高頻度に甲状腺がんを誘発することはよく知られている。1986年に起こったチェルノブイリ原発事故でも，広い地域で小児甲状腺がんの発生増加がみられている。

1 乳頭がん

　甲状腺がんで最も頻度が高く，70〜80％を占める。頸部リンパ節に転移することが多い（図6-2参照）。多くは，血管の結合織を支柱とした乳頭状構造をとる。核内封入体様の構造物，コーヒー豆のような細長い核溝など，腫瘍細胞の核の形態像が特徴的である。

2 濾胞がん

　甲状腺の濾胞に類似した構造をとって浸潤するがんである。

3 未分化がん

　頻度は低いが高齢者に発生し，予後不良ながんである。細胞異型の強い未分化ながん細胞が増殖し，急速に増大し，浸潤する。

4 髄様がん

　甲状腺のC細胞に由来するがんで，カルシトニンを合成・分泌する。腫瘍細胞は髄様の構築で，間質にはアミロイドの沈着が認められることが多い。約1/4が多発性内分泌腺腫症で，家族性に発生する。

III 副甲状腺の疾患

A 病態理解のための基礎知識

1. 副甲状腺の構造

　副甲状腺（上皮小体）は，甲状腺の外側後面に左右上下に1個ずつ，計4個存在する。胎生期に咽頭窩より胸腺とともに下降する。成人では位置は多様で，縦隔内にみられることもある。

2. 副甲状腺ホルモン

副甲状腺ホルモン（パラソルモン［PTH］）は，骨に作用して骨吸収を，腎遠位尿細管に作用してカルシウムの再吸収をそれぞれ促進し，血中のカルシウムイオン濃度を上げる。甲状腺C細胞から分泌されるカルシトニンは，PTHに拮抗して血中のカルシウムイオン濃度を下げる。

B 代表的な疾患の病理

1. 過形成

副甲状腺が通常1〜3gまで腫大し，被膜形成ははっきりしない。通常は4個とも過形成となる。慢性腎疾患では，血中カルシウムが異常に低下する結果，副甲状腺が刺激されて過形成となる続発性（二次性）副甲状腺機能亢進症もある。この場合もPTHの分泌過剰状態となる。

2. 腺腫

主細胞が増殖する良性腫瘍であり，女性に多い。PTHの分泌過剰となり，原発性（一次性）副甲状腺機能亢進症の原因として最多である。単腺病変であれば，過形成よりも腺腫が疑われる。骨吸収が高度となり骨折を起こしやすい。また，尿路結石を合併する。

IV 副腎の疾患

A 病態理解のための基礎知識

1. 副腎の構造

副腎は，発生学的に異なる皮質と髄質からできている。副腎は腎臓の上にあり，腎臓と同じ被膜で包まれている。

副腎皮質は構造上，外側から髄質に向かって，球状層，束状層，網状層の3層に分かれ，それぞれの層が異なった機能を営んでいる。

2. 副腎皮質ホルモン

皮質球状層はアルドステロン，皮質束状層はコルチゾル，皮質網状層は弱いアンドロゲ

IV 副腎の疾患　257

表6-2 副腎ホルモン

ホルモン	産生部位	作用
鉱質コルチコイド （アルドステロンなど）	皮質球状層	水分・電解質代謝（遠位尿細管に作用して Na イオンの再吸収を促進）
糖質コルチコイド （コルチゾルなど）	皮質束状層	糖質，たんぱく質，脂質の代謝に関与
性ホルモン （アンドロゲンなど）	皮質網状層	男性化
アドレナリン ノルアドレナリン	髄質	動脈の収縮による血圧上昇，血糖値・基礎代謝の増加

ンを分泌している（表6-2）。これらはすべてステロイドホルモンである。肝臓でつくられたコレステロールを皮質細胞が取り込み，修飾することで合成される。副腎皮質の機能異常は，皮質の異常以外にも起こることがある。

1 アジソン病

原発性の副腎皮質機能不全症である。ほとんどの場合，副腎皮質のステロイド合成酵素などに対する自己抗体が原因である。

2 クッシング症候群

下垂体腺腫や副腎皮質腺腫などによって，コルチゾルなどのステロイドホルモン（糖質コルチコイド）の分泌が亢進した状態である。肥満，満月様顔貌，高血圧症，糖尿病などがみられる。下垂体腺腫によって副腎皮質刺激ホルモン（ACTH）が上昇し，副腎皮質過形成を起こした状態はクッシング病とよばれる。異所性 ACTH 産生腫瘍，あるいは副腎皮質自体の病変では，下垂体由来の ACTH は低下する（図6-3）。

3 原発性アルドステロン症

副腎皮質に原因があり，アルドステロンが過剰に分泌される状態である。低カリウム血症，高血圧をきたす。高血圧患者の 5〜10% を占め，特に治療抵抗性の高血圧での頻度が高い。

4 副腎性器症候群

先天的な副腎のステロイド合成酵素異常によって，アンドロゲン過剰状態になり，男性化が起こる。

■ 3. 副腎髄質ホルモン

副腎髄質は，神経内分泌細胞の髄質細胞と少数の交感神経節細胞からできている。カテコールアミン（アドレナリン，ノルアドレナリン）を分泌している（表6-2 参照）。カテコールア

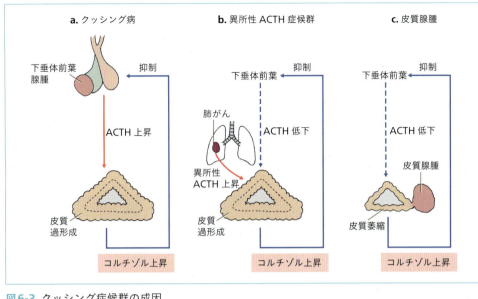

図6-3 クッシング症候群の成因

ミンには血圧上昇作用があり，また血糖調節にも関与している。

B 代表的な疾患の病理

1. 皮質過形成，腺腫，がん

皮質過形成には，副腎皮質全体が厚さを増すびまん性過形成と，数mm大の結節が多発する場合がある。**皮質腺腫**は片側性で，単発性である。**がん**は極めてまれであるが，100g以上の大きい腫瘍をつくり，内部に出血，壊死がみられる。

2. 褐色細胞腫

副腎髄質に発生する腫瘍で，カテコールアミンを分泌する。発作性の高血圧をきたし，交感神経の興奮状態を伴う。多彩な神経内分泌細胞が充実胞巣状に配列している。

3. 多発性内分泌腫瘍

多発性内分泌腫瘍（MEN）はⅠ型，ⅡA型，ⅡB型に分けられる。

❶MEN Ⅰ型

下垂体腫瘍，膵島腫瘍，副甲状腺過形成・腺腫を発症する症候群である。常染色体顕性で，がん抑制遺伝子のメニン遺伝子（*MEN 1*）の変異が原因で，腫瘍が発生しやすくなる。

❷MEN ⅡA型

甲状腺髄様がん，褐色細胞腫，副甲状腺過形成・腺腫を合併する。がん遺伝子*RET*の

変異が原因である。

❸ MEN ⅡB 型

MEN ⅡA 型に加えて舌などに粘膜下神経腫を伴う。同様に，がん遺伝子 *RET* の変異が原因である。

Ⅴ 乳腺の疾患

病態理解のための基礎知識

1. 乳腺の構造

乳腺は前胸部の皮下に存在し，女性の場合は，多数の腺房が小葉をつくり，さらにそれらが集まってできている。小葉からは終末乳管が出て，最終的に 10 本程度の主乳管となって乳頭部に開口している。乳管や腺房は，腺上皮とこれを囲む筋上皮からできている。男性乳腺には乳管はあるが，小葉は認められない。

代表的な疾患の病理

1. 線維嚢胞性変化（乳腺症）

乳腺に特有な非腫瘍性病変で，増殖性病変と退行性病変が混在する。30～40 歳代の女性にみられ，乳房内の不規則なしこりとして触れる。組織像では多彩な病変で，乳管上皮の増殖，腺房の増加と間質の線維化，嚢胞化などが混在する。

エストロゲンの不均衡状態に，乳腺が様々に反応した結果と考えられている。細胞異型を伴うような腺管や腺がみられる場合は，乳がん発生の危険度が 2～数倍高い。

2. 乳腺炎

授乳中に起こる乳腺トラブルの筆頭である。産後 2～3 週目に起こりやすい。通常は片側性かつ限局性に発赤・腫脹・圧痛・熱感がみられる。多くは急性で，非感染性のうっ滞性乳腺炎と，細菌感染を伴う感染性乳腺炎の 2 つに分けられる。乳腺膿瘍まで進展することもある。

1 うっ滞性乳腺炎

蓄積され，うっ滞した乳汁によって，腺房内圧が持続的に上昇し，乳汁成分が乳腺間質

に移行し，乳腺に炎症が生じた状態である。授乳の回数が少ないこと，母親のストレスなどが誘因とされる。乳房の安静・冷却，搾乳・哺乳による乳汁排泄で治療する。

2 感染性乳腺炎

高熱，悪寒，インフルエンザ様のからだの痛みを伴う。乳汁中の白血球や細菌数が増加する。黄色ブドウ球菌など，児の口腔粘膜・鼻粘膜，母親の表皮の常在菌が起炎菌となることが多い。

3. 女性化乳房

男性の乳房が正常の範囲を超えて持続的に発育肥大し，円盤状の結節として触れるようになる。乳管上皮の過形成，乳管周囲の結合織の浮腫と線維化がみられる。エストロゲンの過剰によると考えられており，肝硬変，クラインフェルター症候群などでみられる。

4. 乳がん

欧米人女性に多いが，日本でも近年増加傾向にあり，女性のがんのなかで最も多いものの一つになった。好発年齢は40～50歳代である。まれではあるが男性にも発生する。家族性乳がんは5～10％といわれているが，そのうちの一部では原因遺伝子として*BRCA 1*，*BRCA 2*の変異が見つかっている（第1編-第10章-Ⅲ-C「がん抑制遺伝子」参照）。

1 乳管がん

ほとんどが乳管上皮から発生する**乳管がん**である。乳管内にとどまる非浸潤がん，基底膜を破って乳管外に浸潤する浸潤がんに分類されるが，多くの場合は浸潤性乳管がんである（図6-4）。このほか，終末乳管から発生する**小葉がん**もある。

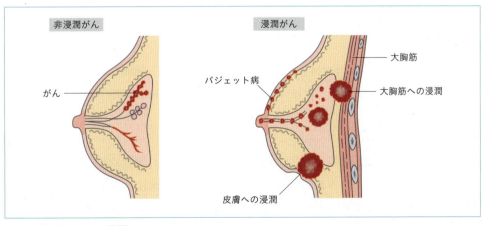

図6-4 乳がんとその浸潤

V 乳腺の疾患

2 | 乳がんの転移

浸潤性乳がんでは，周囲脂肪織に浸潤し，さらに皮膚，胸筋にも浸潤が及び，乳房の変形，胸壁への固定などが起こる。乳がんの転移では，がんと同じ側の腋窩リンパ節への転移が最も多い。次いで，鎖骨上窩，胸骨傍リンパ節などへの転移である。

3 | 乳がんの治療

最近，術後放射線療法と組み合わせて，乳腺の切除範囲を縮小した手術（乳房温存療法）が行われるようになっている。リンパ節の郭清についてもリンパの流れが最初に到達する**センチネルリンパ節**への転移の有無を迅速病理診断などで調べ（センチネルリンパ節生検），ない場合には腋窩リンパ節の郭清を省略することが可能である。

一方，進行した乳がんに対して，エストロゲンの作用を阻害する**ホルモン療法**が行われる。これは，乳がんの半数はエストロゲンとプロゲステロンのホルモン受容体をもち，エストロゲンががんの増殖を促進していることに基づいている。また，がん遺伝子 *HER 2*（*ERBB 2*）の増幅を認める乳がんの場合は，*HER 2* を標的として作用を阻害する抗体療法が行われている。

4 | パジェット病

特殊な広がりを示す乳がんである。乳頭や乳輪部の表皮内でがん細胞が増殖するため，乳頭の湿疹やびらんを生じる。

5. 乳がん以外の腫瘍

1 | 乳管内乳頭腫

乳管内に発生する良性乳頭状腫瘍で，臨床的には血性の乳頭分泌物がみられる。上皮は正常と同様に，腺上皮，筋上皮の二層性を示す。

2 | 線維腺腫

良性腫瘍のうち最も頻度が高く，20〜30歳代に好発する。周囲組織との境界明瞭な，硬い孤立性腫瘍である。乳管上皮細胞と間質細胞の両方が増殖した混合腫瘍である。

3 | 葉状腫瘍

線維腺腫と同様，混合腫瘍であるが頻度は低い。間質成分の増殖が著しく，間質成分に異型性，核分裂像がみられることもある。良性，境界病変，悪性の場合があり，悪性葉状腫瘍では血行性転移をすることもある。

第**2**編 病理学各論

第 **7** 章

腎・泌尿器の疾患

この章では

● 腎臓，尿路の構造を疾患との関係で理解する。
● それぞれ代表的な疾患の病理を理解する。

I 腎臓の疾患

A 病態理解のための基礎知識

1. 腎臓の構造

　腎臓は腰部背側の左右に1個ずつある臓器で，血液を濾過して尿を生成するとともに，血液中の電解質や尿素窒素，そのほか様々な物質の濃度を調整したり，全身の血圧を調整したりするなど，多彩な機能を有する。

1 腎の血液の流れと尿の生成

　腹部大動脈から分岐した左右の腎動脈は腎臓に入ったのち，区域動脈，弓状動脈，小葉間動脈へと分岐する。さらに分岐した動脈は輸入細動脈，糸球体につながり，糸球体で血液が濾過され，**原尿**（尿の元となる濾過された液体）がつくられる。糸球体を通過した血液は輸出細動脈，尿細管周囲の毛細血管を通過し静脈に流れる。一方，原尿は**近位尿細管**，**遠位尿細管**を通る過程で再吸収を受けて濃縮され，尿となり，集合管から腎杯，腎盂を通って尿管へと流れていく。

2 糸球体とネフロン

　糸球体は輸入細動脈が細かく枝分かれした毛細血管の特殊なネットワークから成る。細かく枝分かれした毛細血管はメサンギウムとよばれる基質によって互いにつなぎ留められている。毛細血管の壁（係蹄壁）には内皮細胞，基底膜，上皮細胞の3層構造があり，ここで血液が濾過される。上皮細胞は細かい突起を伸ばして毛細血管を包み込んでいる。タコの足のような形状をしているため，この上皮細胞のことを足細胞とよび，個々の突起を足突起とよぶ。

　糸球体を覆うボウマン嚢，下流に続く尿細管を尿が通過していくが，これらの構造を総称して**ネフロン**とよんでいる。上流の糸球体が廃絶すると，同じネフロンに属する尿細管も萎縮する。

2. 腎不全と慢性腎臓病（CKD）

1 腎不全

　腎不全とは腎機能が低下し，体液の恒常性が失われた状態である。腎臓における尿の産生が減少し，血中の尿素窒素濃度が上昇（窒素血症）する。窒素血症が進行し一連の臨床

的な徴候（意識障害など）が現れた状態を**尿毒症**とよぶ。

腎不全は，腎臓への血流の低下（**腎前性腎不全**），腎臓そのもの（糸球体や尿細管など）の異常（**腎性腎不全**），そして腎盂，尿管，膀胱などの尿路系の狭窄，閉塞（**腎後性腎不全**）により生じる。

臨床的な経過の違いから，急性腎不全と慢性腎不全に分けられる。

2 | 慢性腎不全と慢性腎臓病

慢性腎不全は様々な慢性腎疾患により比較的緩徐な経過で腎機能が低下していき，末期腎不全となり，人工透析や腎移植を受けなければならなくなる。最近，このような慢性腎疾患を慢性腎臓病（CKD）とよび，早期発見，早期治療の重要性が強調されている。CKDは心臓病や脳血管疾患を併発しやすいこともわかっている。

3. 血尿，たんぱく尿，ネフローゼ症候群

▶ **血尿**　血液が正常な糸球体を通る際には，赤血球は濾過されないため，尿中に赤血球はない。しかし糸球体などに異常が生じた場合，赤血球が尿中に漏れ出てくるようになり，血尿とよばれる。肉眼で見ても赤いとわかるほどの血尿を**肉眼的血尿**，肉眼で見てもわからない程度の赤血球が尿に混じる状態を**無症候性血尿**とよぶ。

▶ **たんぱく尿**　大半のたんぱく質も正常では濾過されないが，糸球体などの異常で尿中に漏れ出てくる状態を**たんぱく尿**とよぶ。軽度のたんぱく尿は無症状（尿検査をしないとわからない）だが，多量のたんぱく質が尿中に流出するようになると，血液中のたんぱく質（アルブミン）の濃度が低下して膠質浸透圧が低下するため，血液中の水分が血管外に移行し，全身の浮腫が起こる。多量のたんぱく尿，血中アルブミンの低下，浮腫を生じた状態を**ネフローゼ症候群**とよぶ。

B 代表的な疾患の病理

1. 糸球体腎炎

主に免疫学的な機序により糸球体に異常をきたす病態を糸球体腎炎とよぶ。一部の糸球体のみを侵す場合を**巣状**，ほとんどすべての糸球体を侵す場合を**びまん性**とよぶ。また1つの糸球体の中で一部分のみを侵す場合を**分節性**，糸球体の全体を侵す場合を**全節性**とよぶ（図7-1）。糸球体腎炎には様々な種類があるが，以下では，その病理組織像（顕微鏡的な形態）に基づく分類により解説する。

1 | 微小変化群（図7-2-a）

小児のネフローゼ症候群として最も多い疾患である。**足突起の消失**により糸球体の濾過

I　腎臓の疾患　265

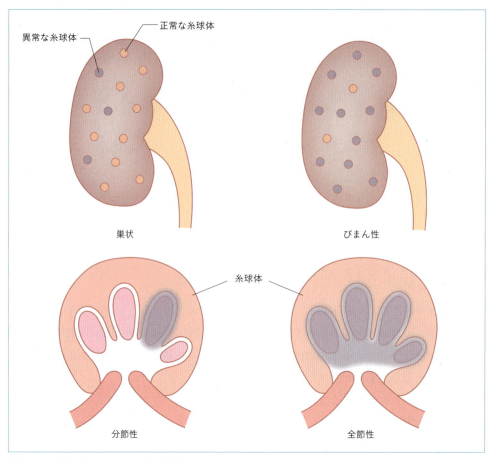

図7-1 糸球体病変の分布を示す用語

機能が破壊され，多量のたんぱく質が尿中に漏れ出す。電子顕微鏡で微細構造を観察すると，足突起が消失していることが判明する。副腎皮質ステロイド薬による治療が効きやすいのが特徴である。

2 巣状分節性糸球体硬化症（図7-2-b）

少数の糸球体（巣状）の一部（分節性）に硬化（毛細血管の虚脱と基質の沈着）が生じる疾患である。原因が明らかな二次性と，原因が明らかでない一次性（特発性）に分類できる。一次性は，しばしばネフローゼ症候群をきたし，治療抵抗性の場合が多いのが特徴である。二次性の原因としては，遺伝子変異やウイルス感染（HIVやパルボウイルスなど），薬剤があげられる。

3 メサンギウム増殖性糸球体腎炎（図7-2-c）

糸球体腎炎のなかで最も頻度が高い。毛細血管を互いにつなぎ止めているメサンギウム

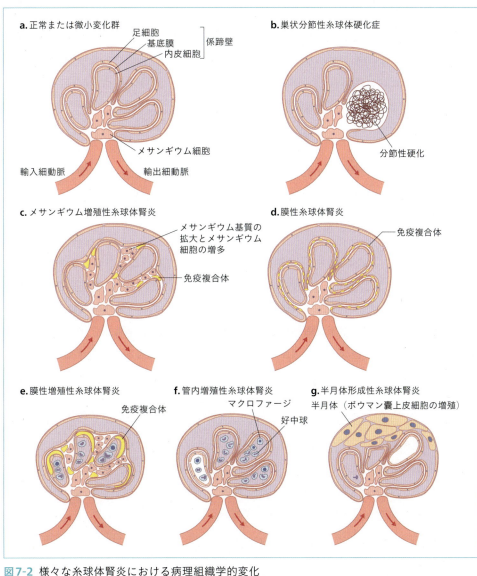

図7-2 様々な糸球体腎炎における病理組織学的変化

が拡大し，細胞が増殖する腎炎である。最も多い原因がIgA腎症であり，免疫グロブリンのIgAを含む**免疫複合体**がメサンギウムに沈着する。免疫複合体は蛍光免疫染色で検出することができる。IgA腎症は顕微鏡的もしくは肉眼的血尿を繰り返すことが特徴であり，自覚症状がなく学校検診や職場の検診で血尿やたんぱく尿を指摘されて判明することが多い。咽頭炎など上気道感染の後に肉眼的血尿を繰り返す例もある。

4 膜性糸球体腎炎（膜性腎症）（図7-2-d）

高齢者に多い疾患で，ネフローゼ症候群の原因となる。明らかな原因のない特発性と，

ほかの疾患から続発する二次性に分類される。二次性膜性腎症の背景疾患として，感染症や薬剤，悪性腫瘍，自己免疫性疾患などがある。糸球体係蹄壁の上皮下（上皮細胞と基底膜の間）に結節状の免疫複合体が沈着する疾患である。ほとんどの場合，免疫複合体は免疫グロブリンの IgG から成る。光学顕微鏡による観察では，糸球体には係蹄壁の肥厚やスパイク（係蹄壁から上皮側に向けて伸び出す短い棘状の突起）が認められる。

5 | 膜性増殖性糸球体腎炎 （図7-2-e）

メサンギウムでの細胞増殖と糸球体係蹄壁の肥厚，二重化を特徴とする腎炎である。原因は様々で，免疫複合体が関与するもの，補体が関与するものなどがある。

6 | 管内増殖性糸球体腎炎 （図7-2-f）

糸球体係蹄の中（毛細血管の内腔）に腫大した内皮細胞や好中球などが増える腎炎である。この病理像を示す疾患の代表は感染後糸球体腎炎で，典型的には A 群 β 溶連菌感染後 10 日程度の潜伏期間を経て，血尿や高血圧，浮腫により発症する。糸球体には IgG を含む免疫複合体が沈着する。電子顕微鏡でハンプとよばれる大型の沈着物が上皮下に認められる。溶連菌以外にも黄色ブドウ球菌などの感染で発症することもあり，近年では感染後糸球体腎炎ではなく「感染関連糸球体腎炎」と総称される。

7 | 半月体形成性糸球体腎炎 （図7-2-g）

糸球体の毛細血管の一部が壊死により破綻し，その反応としてボウマン囊との間に上皮細胞や線維芽細胞が増殖した半月体が形成される。臨床的には乏尿で発症し急速に腎機能が悪化し，放置すると数か月の経過で腎不全に至る。主な原因として血管炎や抗基底膜抗体病があげられるが，ほかにも様々な腎炎に合併して半月体が生じる。

■ 2. 全身性疾患に伴う糸球体病変

前述した糸球体腎炎のほかにも，様々な全身性疾患の合併症として糸球体に傷害が生じる。ここでは最も代表的な**糖尿病性腎症**と**ループス腎炎**を取り上げる。

1 | 糖尿病性腎症

糖尿病の主要な合併症の一つで，最終的には腎不全に至る。現代日本における人工透析導入原因の第 1 位である。高血糖状態により細胞外基質たんぱく質の糖化が起こって，性状が変化することで，糸球体に基底膜のびまん性肥厚，係蹄壁内皮下の滲出性変化，メサンギウムの結節性硬化などが起こる。

2 | ループス腎炎

自己免疫性疾患の一つ，全身性エリテマトーデスでは腎障害が起こりやすく，予後に大

きく影響する。IgG，IgA，IgMなどの免疫グロブリン，C3やC1qなどの補体を含む多彩な成分からなる免疫複合体が糸球体に沈着する。糸球体病変は多彩であるが，免疫複合体の沈着によって係蹄壁が厚く肥厚する**ワイヤーループ病変**，免疫複合体により係蹄内に形成される**ヒアリン血栓**が特徴的である。

3. 腎血管障害

1 腎硬化症（図7-3）

高血圧や糖尿病などを背景に，小葉間動脈の動脈硬化や細動脈の硝子化が起こると，その下流にある糸球体への血流が低下する。その結果，糸球体の毛細血管網が虚脱すると，糸球体が硬化するだけでなく，ネフロン全体が萎縮してその機能を失う。萎縮した領域は陥凹し，周囲との間に凹凸が生じ，腎の表面が細顆粒状となる。組織学的には糸球体の硬化，尿細管の拡張や萎縮，間質の線維化が認められる。

2 悪性高血圧

高度の高血圧により細動脈の血管内皮細胞が傷害される病態であり，糸球体への血流の急激な低下がレニン（腎臓から分泌され血圧を上げる作用をもつ）の分泌を亢進させ，さらに血圧が上昇する悪循環が生じる。腎臓の小動脈では内膜の同心円状構造を示す肥厚と内腔の狭窄が認められ，タマネギの輪切り状に見える。全身性強皮症の患者で同様の腎病変が認められることがある（強皮症腎クリーゼ）。

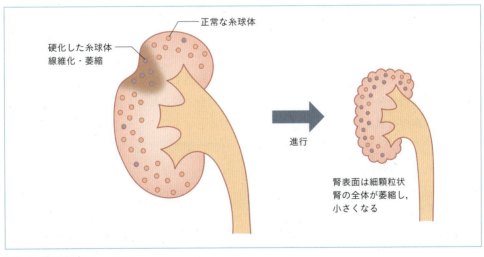

図7-3 腎硬化症

4. そのほかの腎疾患

1 多発性嚢胞腎

　両側の腎臓に多数の嚢胞が形成され腫大する遺伝性疾患で，進行性に腎機能が低下し腎不全に至る。小児期に発症する常染色体潜性遺伝のタイプと，成人期に発症する常染色体顕性遺伝のタイプがある。

　なお，長期にわたり人工透析を受けている患者でも，腎臓に多数の嚢胞が形成されることがある。この場合は遺伝とは関係なく**後天性嚢胞腎**とよばれる。

2 痛風腎

　高尿酸血症により尿酸結晶が組織に沈着して引き起こされる疾患を**痛風**とよぶ。関節に沈着して疼痛を引き起こす痛風発作が有名だが，腎臓では主に集合管やその周囲の間質に尿酸結晶が沈着しやすく，腎機能障害を起こす。

3 骨髄腫腎

　多発性骨髄腫などの形質細胞腫瘍の患者において，血中の異常免疫グロブリン濃度が上昇すると，糸球体で濾過された異常免疫グロブリンが遠位尿細管で円柱を形成し，尿細管を閉塞して急性腎障害を引き起こす。

4 急性尿細管傷害

　何らかの理由による腎への血流低下や，腎毒性を有する有害物質や薬剤の摂取により，主に近位尿細管の上皮細胞に傷害や壊死が生じる疾患である。尿細管傷害により急性腎不全が引き起こされる。病理組織学的には主に近位尿細管の上皮細胞の壊死，基底膜からの剥離が起こり，下流の尿細管腔内に壊死物や剥離細胞が認められる。

5 尿細管間質性腎炎

　糸球体ではなく主に間質や尿細管に炎症が起こる疾患で，感染症や薬剤，自己免疫性疾患，様々な腎毒性物質が原因となり得る。急性の場合，尿の減少を伴い腎機能が低下するが，糸球体疾患と異なり血尿やたんぱく尿は軽微にとどまる。

　サルコイドーシスや多発血管炎性肉芽腫症，一部の薬剤性腎炎などでは，間質に肉芽腫が形成され，肉芽腫性間質性腎炎とよばれる。

5. 腎がん（腎細胞がん）

　腎臓の尿細管上皮細胞由来の悪性腫瘍である。予後は比較的良好だが，腎静脈の中に進展する傾向があり，またリンパ節への転移より血行性転移（肺，骨，肝，脳など）を起こし

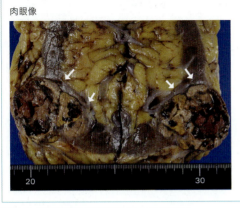 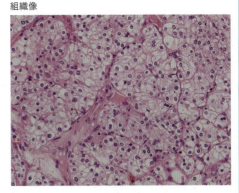

図7-4 淡明細胞型腎細胞がんの病理像

やすい特徴がある。長期にわたり人工透析を受けている患者では腎がんが発生するリスクが一般の人に比べ高くなる。種々の組織型があるが，多くは淡明細胞型腎細胞がんで，透析期間の長い患者では後天性嚢胞腎随伴腎細胞がんの頻度が高くなる。

▶ **淡明細胞型腎細胞がん**（図7-4）

　腎細胞がんの中で最も頻度の高い組織型である。淡明ないし淡好酸性の細胞質を有する腫瘍細胞で構成される腎細胞がんである。腫瘍内に豊富な毛細血管網が形成される。肉眼的には黄色調で，境界明瞭な腫瘤を形成する。しばしば腫瘍内部に出血が認められる。

II 尿路（尿管・膀胱・尿道）の疾患

A 病態理解のための基礎知識

1. 尿路の構造

　腎臓でつくられた尿が体外に排出されるまでの通り道を**尿路**とよぶ。尿路の最初が**腎盂**であり，次に尿は**尿管**を通って**膀胱**で一時的に貯留され，尿道を通って体外へ排出される。腎盂から膀胱および尿道の一部は多層化した細胞から成る**尿路上皮**（**移行上皮**）に覆われている。尿路は内腔にためられた尿の量に応じて伸縮する必要があり，尿路上皮は伸縮に適した構造を形成している。尿道の体外に近い部分は重層扁平上皮になっている。

2. 尿路の閉塞

　尿路の中で尿の通過障害が起こると，その上流の尿路が著明に拡張する。拡張が腎盂に

及び，腎実質が萎縮して菲薄化した状態を**水腎症**とよび，腎機能が低下する（腎後性腎不全の状態になる）。尿路閉塞の原因は様々で，先天的な異常のほか，尿路結石や前立腺肥大，尿管がん，炎症に伴う線維化などがある。また，尿管そのものに異常がない場合でも，後腹膜線維症，子宮内膜症，尿管周囲に形成された腫瘍による圧迫など，尿管周囲組織の異常により尿路の閉塞が生じる場合もある。

B 代表的な疾患の病理

1. 急性腎盂腎炎

細菌感染が逆行性に尿道から膀胱，尿管を通り腎盂や腎臓まで広がると，**急性腎盂腎炎**を発症する。主な原因菌は大腸菌である。高熱，背部痛，頻尿，膿尿がみられ，敗血症に至ることもしばしばある。前立腺肥大などの尿路の狭窄・閉塞がある人は，腎盂腎炎のリスクが高くなる。病理組織学的には，腎盂粘膜にとどまらず腎実質にも好中球主体の高度な炎症細胞浸潤が認められる。

2. 膀胱炎

膀胱に細菌感染が生じることで発生する。原因菌は**大腸菌**が多い。男性に比べ女性は尿道が短いため，膀胱炎は女性に生じやすい傾向があり，特に妊娠時に膀胱炎のリスクが高くなる。

3. 尿道炎

尿道に感染が生じ炎症を起こす疾患である。尿道炎には，性行為に関連するもの（性感染症）と関連しないものがある。前者の代表は，淋菌とクラミジアである。**淋菌性尿道炎**では，排尿時の激しい疼痛や外尿道口からの膿性分泌物が特徴である。性行為と関係しない尿道炎には大腸菌や腸球菌，ブドウ球菌などによるものがある。

4. 排尿障害

膀胱には腎臓でつくられた尿が貯留され，ある程度の尿が膀胱に蓄積すると尿意を感じ，膀胱が収縮することで尿が排泄される。このプロセスが正常に機能できなくなる状態が排尿障害である。

1 | 神経因性膀胱

膀胱を支配する神経の異常により排尿障害が起こる状態を神経因性膀胱とよぶ。排尿は交感神経と副交感神経，体性神経によるコントロールを受けており，これらの神経の元となる中枢神経，末梢神経いずれの障害でも神経因性膀胱が生じる。弛緩型（尿がたまっても

膀胱内圧が上がらず，排尿できない）と痙直型（尿が少量しかたまっていなくても不随意的に膀胱の収縮が起こってしまう）に分けられ，痙直型では尿意切迫と頻尿が生じることから「**過活動膀胱**」とよばれる。

2 | 腹圧性尿失禁

　咳やくしゃみ，重量物を持ち上げるなど，腹圧が上がったときに尿が漏れてしまう状態である。骨盤底筋群が脆弱化することにより，急な腹圧上昇に耐えられずに膀胱から尿が漏れ出てしまう。女性は男性より尿道が短く，かつ出産経験の多い女性は骨盤底筋が弛緩しているため，腹圧性尿失禁は中高年女性に多く認められる。

3 | 遺尿症（夜尿症）

　夜寝ている間に尿失禁が生じる，いわゆる「おねしょ」のことである。乳幼児は大脳の機能が未発達なため，排尿を十分に抑制できずに尿を漏らしてしまう。2〜3歳頃までは夜尿症は生理的な現象であるが，4〜5歳以降も続く場合は，尿道感染や尿路奇形が背景に潜んでいないか確認する必要がある。

5. 慢性腎盂腎炎と膀胱尿管逆流症

　尿管は膀胱壁を斜めに走行して膀胱腔内につながる。膀胱壁を貫く距離が短いと，排尿時に膀胱の平滑筋により尿管口を閉めることができず，尿が膀胱から尿管へと逆流してしまう。この状態を**膀胱尿管逆流症**とよぶ。慢性的に膀胱から尿管への逆流が持続すると，膀胱内に侵入した細菌が尿管や腎盂に到達しやすくなり，慢性的に**腎盂腎炎**をきたす。

6. 尿路結石症

　腎盂や尿管，膀胱などの尿路に**結石**が形成される状態である。**シュウ酸カルシウムやリン酸カルシウムなどのカルシウム結石**が最も頻度が高く，リン酸マグネシウムアンモニウム，尿酸，シスチンが続く。結石の構成成分が尿中で濃縮され，溶解度を超えることで尿路に結石が形成される。リン酸マグネシウムアンモニウム結石は尿路感染が原因となる。

　結石は無症状のことも多いが，尿管に詰まると側背部に激痛が生じる。尿管の閉塞が慢性的に続くと，腎盂に尿が貯留して拡張し，水腎症になる。

7. 膀胱と尿路のがん

　膀胱がんについては，古くは芳香族アミン類を扱う染料工場で働く労働者に多いことが報告され，職業性に発生するがんとして知られていた。ほかにも各種の化学物質やある種の薬剤，慢性膀胱炎が膀胱がんの原因となり得る。また喫煙は膀胱がん発生のリスクを高める。主な症状は無痛性血尿である。尿路内に多発することが多く，内視鏡による経尿道的切除を行った後にも再発しやすい特徴がある。

Ⅱ　尿路（尿管・膀胱・尿道）の疾患　　273

尿路のほとんどは共通の尿路上皮に覆われ，発生するがんのほとんどは**尿路上皮がん**である。尿路上皮がんには大きく分けて上皮内がんや非浸潤性乳頭状尿路上皮がん，浸潤性尿路上皮がんがある。まれに扁平上皮がんや腺がん，そのほかの組織型のがんも発生する。

1 上皮内がん

粘膜上皮内で，不整な腫大核を有する腫瘍細胞が増殖するがんである。間質への浸潤や内腔への乳頭状増殖はない。平坦な病変を形成する。

2 非浸潤性乳頭状尿路上皮がん（図7-5）

線維血管性間質の芯を伴って，尿路上皮が乳頭状構造を形成して増殖する腫瘍である。上皮細胞はしばしば多層化する。間質への浸潤はない。異型の程度により，低異型度または高異型度に分類される。

3 浸潤性尿路上皮がん

腫瘍細胞が基底膜を越えて間質に浸潤する悪性尿路上皮腫瘍である。微小乳頭状，形質細胞様などの様々な亜型が知られている。腫瘍の一部が腺がんや扁平上皮がんに分化することもある。

4 そのほかの組織型

扁平上皮がんは，膀胱では住血吸虫症などの慢性炎症と関連して発生することが知られている。腺がんはさらにまれであるが，膀胱頂部の遺残尿膜管から発生する。尿膜管がんの多くは腺がんである。

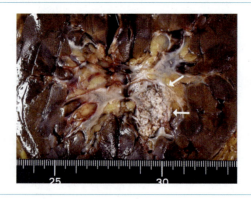

図7-5 非浸潤性乳頭状尿路上皮がん（肉眼像）

第2編 病理学各論

第 8 章

女性生殖器の疾患

この章では

- 子宮（体部，頸部），腟・外陰部，および卵巣の構造を疾患との関係で理解する。
- 妊娠・分娩の経過と関連した疾患を理解する。
- それぞれ代表的な疾患の病理を理解する。

I 子宮体部の疾患

A 病態理解のための基礎知識

女性生殖器は内生殖器，外生殖器からできている。

1 内生殖器

内生殖器は骨盤腔の中にあり，卵巣，卵管，子宮，腟を含む（図8-1）。なかでも子宮は胎児を育む重要な機能をもっており，思春期，性成熟期，妊娠時，閉経後などの各時期におけるホルモン状態によって，形態・機能が異なってくる。

2 子宮

子宮は頸部と体部に分かれる。子宮の約2/3を占める子宮体部は子宮内腔に面した内膜と，それを取り巻く厚い筋層（平滑筋層）からできている。

3 内膜

内膜は内膜腺と間質細胞からなり，内腔側の内膜腺と間質細胞（内膜機能層）は性ホルモンの影響を受けて，月経周期に伴い組織像が大きく変化する。エストロゲンの作用下にある増殖期では内膜腺が増殖し，排卵後は分泌期となり，約14日後に内膜機能層の部分が剝脱して月経期となる。思春期や更年期では，性ホルモン分泌の不安定性から月経異常が起こりやすい。

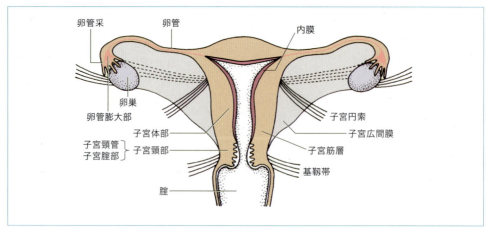

図8-1 女性生殖器（内生殖器）

B 代表的な疾患の病理

1. 子宮内膜症・腺筋症

1 子宮内膜症

　子宮内膜組織（内膜腺と間質細胞）が，卵巣，子宮靱帯，骨盤部腹膜など，子宮内膜と連続しない部位に存在している状態で，不正出血，骨盤痛などを引き起こす（図8-2）。

　このように異所性に内膜組織が出現する原因は特定されていないが，腫瘍と違って自律性に増殖するものではない。子宮内膜の周期と同調して増殖，分泌，出血し，疼痛などを引き起こす場合がある。卵巣に出現した場合は，血液が貯留し，チョコレート囊胞（内膜症性囊胞）としてみられることが多い。不妊症の原因になることもある。

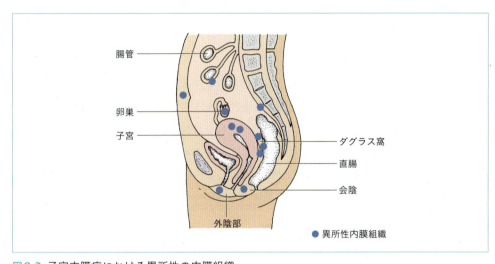

図8-2　子宮内膜症における異所性の内膜組織

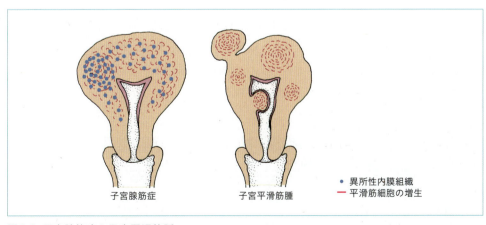

図8-3　子宮腺筋症と子宮平滑筋腫

2 | 子宮腺筋症

本来，子宮内膜にある内膜腺と間質細胞が異所性に子宮筋層に存在する状態で，周囲に平滑筋細胞の増生を伴う。そのため，子宮筋層が全体的あるいは局所的に肥厚する（図8-3）。

■ 2. 子宮内膜の前がん病変・悪性腫瘍

1 | 子宮内膜増殖症

子宮内膜組織の子宮内での過剰増殖であり，非腫瘍性の変化と考えられている。プロゲステロンによって拮抗されないエストロゲン過剰状態によって生じる。細胞異型の有無による分類が行われ，細胞異型のない**子宮内膜増殖症**は，内膜腺の囊胞性拡張を伴うことが多く，がんとはほとんど無関係である。一方，細胞異型を伴う**子宮内膜異型増殖症**は，高率にがんに進展する。

2 | 子宮体がん（子宮内膜がん）

子宮がんには子宮体がんと子宮頸がんがあるが，子宮体がんは発生部位だけではなく原因や組織型に関しても子宮頸がんとは異なった特徴をもち（表8-1），近年，増加傾向にある。

子宮体がんには，閉経前後の高エストロゲン状態を背景に内膜増殖症を経て発生するものと，閉経後にエストロゲン刺激とは無関係に発生するものがある。エストロゲン刺激に伴う内膜がんでは，組織像も内膜腺に類似している類内膜がんがほとんどを占める。危険因子として肥満があげられており，脂肪組織内で内因性のエストロゲンが産生されることが関係している。

子宮体がんは，進行すると筋層内に浸潤し，直腸，膀胱にも浸潤が広がることがある。

3 | 上皮性・間葉性混合腫瘍

子宮体部では上皮性腫瘍と間葉性腫瘍の両成分が混在する腫瘍も発生し，がん腫・肉腫の両成分が混在するがん肉腫も発生する。肉腫成分には骨，軟骨，横紋筋などへの分化を示すものと，そうでないものとがある。がん肉腫は子宮腔内にポリープ状に突出した腫瘤をつくることが多く，悪性度の高い腫瘍である。

表8-1 子宮体がんと子宮頸がんの特徴

	子宮体がん	子宮頸がん
好発年齢	50〜60歳代	40歳代
原因・危険因子	未産や閉経年齢の高齢化 肥満，高血圧，糖尿病	HPV感染 性交
主な組織型	腺がん	扁平上皮がん
前がん病変	子宮内膜異型増殖症	子宮頸部異形成

278　第2編／第8章　女性生殖器の疾患

3. 平滑筋腫瘍

子宮筋層は平滑筋でできている。子宮体部に発生する間葉性腫瘍のなかで最も多いのが平滑筋腫瘍である。

1 子宮筋腫 （子宮平滑筋腫）

子宮筋層から発生する良性腫瘍で，子宮の腫瘍のうちで最も頻度が高い（図8-3参照）。平滑筋細胞が束状に増生して，境界明瞭な腫瘍をつくる。多発することが多く，子宮腔内に突出，あるいは壁外に大きな腫瘤を形成し，膀胱圧迫症状を起こす場合もある。子宮腔内の粘膜下筋腫が子宮口から外へ懸垂してみられる場合は筋腫分娩という。

2 子宮肉腫

まれな悪性腫瘍であり，そのなかでは平滑筋肉腫の頻度が高い。平滑筋肉腫は大きな腫瘍を形成して内部に壊死，出血を伴うことが多い。細胞密度が高く，また細胞は異型性が強く核分裂像も多い。

Ⅱ 子宮頸部の疾患

A 病態理解のための基礎知識

1. 子宮腟部外方の構成

子宮頸部の腟側（子宮腟部）外方は扁平上皮で覆われ，頸管内の表層は粘液産生性高円柱上皮で，深部に頸管腺が存在している。女性の性成熟に伴い，扁平上皮と円柱上皮の接合部が子宮腟部外方に移動するが，閉経後には再び後退する。このように腺上皮，扁平上皮が変化する部分は移行帯とよばれ，異型上皮，がんが発生しやすい部位である（図8-4）。

2. ヒトパピローマウイルス感染

子宮頸がんの発生に関連して，ヒトパピローマ（乳頭腫）ウイルス（HPV）が注目されている。HPVは性器周辺の乳頭腫の原因ウイルスとして分離されたもので，100以上の型がある。そのうち特に16型と18型が子宮頸がんを起こしやすい。HPV感染細胞は核が腫大し，核周囲に淡明な部分が観察され，コイロサイトーシスとよばれる。異型が強い感染細胞では，かえってこのような所見がはっきりしなくなる。

Ⅱ 子宮頸部の疾患 279

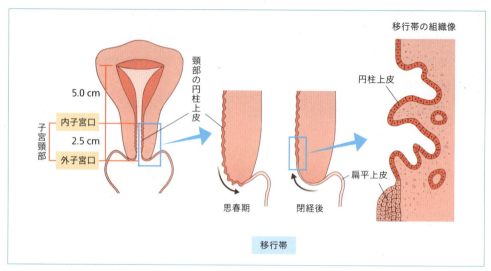

図8-4 子宮頸部移行部

B 代表的な疾患の病理

1. 炎症，ポリープ

1 子宮頸管炎

子宮の疾患のうちで最も多く，性感染症や分娩時産道感染時などにもみられる。慢性の機械的刺激が原因と考えられている**慢性頸管炎**もある。

性成熟期女性において，腺上皮が子宮腟部に張り出して赤く見えることがあり，偽びらんとよばれるが，これは生理的現象である。

2 子宮頸管ポリープ

頸管粘膜で覆われた良性のポリープで，通常，茎をもっている。しばしば外子宮口から露出する。出血しやすいために不正性器出血の原因となる。

2. 子宮頸部の前がん病変と悪性腫瘍

子宮頸がんは子宮の入口寄り（頸部）にできるがんで，長年日本における子宮がんの中心であった。近年，子宮頸がんの割合は減少して子宮がんの約40％弱となっているが，現在も予防や検診などの対策が非常に重要な疾患である（表8-1参照）。

1 子宮頸がんの前がん病変の分類

以前から，子宮頸部の前がん病変として異形成が注目されている．子宮頸部の重層扁平上皮に種々の程度の細胞異型，構造異型を示す上皮がみられるもので，異型の程度によって軽度，中等度，高度の3段階に分類している．おおよそ異型上皮が重層扁平上皮の基底側 1/3 に存在するものが軽度，2/3 にとどまるものが中等度，それを超えると高度異形成である．

扁平上皮の上皮内がんを含めて，子宮頸部上皮内腫瘍（CIN）として CIN1，CIN2，CIN3 の3段階に分ける考え方もある（図8-5）．さらに扁平上皮内病変（SIL）を low-grade と high-grade に2分類する LSIL，HSIL の分け方もあり，CIN1 は LSIL，CIN2 と CIN3 は HSIL に分類される．異形成の度合いが高くなるほど，高危険度型の HPV に感染している比率が高まる．

2 子宮頸がんの診断・治療

子宮頸がんでは，約75％が扁平上皮がん（図8-6），約23％が腺がんであり，近年，腺

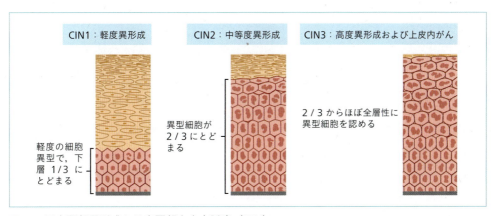

図8-5 子宮頸部異形成と子宮頸部上皮内腫瘍（CIN）

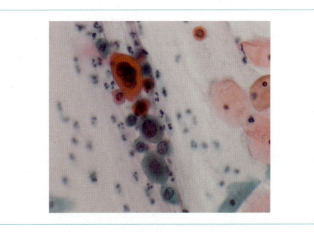

図8-6 子宮頸がん（扁平上皮がん）の細胞診

Ⅱ 子宮頸部の疾患 281

がんの割合が増えてきている。微小浸潤がんの診断，または異形成や上皮内がんの診断・治療のために頸部組織の円錐切除術が行われている。円錐切除術だけで治療可能な段階であれば，妊孕性*が温存できる。一方，子宮頸がんの進行例では，がんが連続的に腟壁，子宮体部へ進展し，また子宮傍結合組織，骨盤壁に浸潤することもある。

III 腟・外陰部の疾患

A 病態理解のための基礎知識

外陰部（外生殖器）は，大陰唇，小陰唇，会陰およびその周辺を指している。腟入口部の後側方には，バルトリン腺が左右一対存在する。これは直径1cm弱の扁平な腺で，通常は触知しえない。腟は，腟前庭から子宮腟部までの管状の器官で，角化を伴わない重層扁平上皮で覆われている。

B 代表的な疾患の病理

1. 外陰炎

外陰には性感染症が好発する。淋病，梅毒，ヘルペス（単純ヘルペスウイルス）感染症，クラミジア感染症などである。

バルトリン腺炎は，一般細菌によるバルトリン腺の炎症で，排泄管が閉塞し膿が貯留して，バルトリン膿瘍をつくる場合がある。

2. 腟炎

▶ 細菌性腟炎　腟内にはデーデルライン桿菌が常在して，腟内を酸性に保ち雑菌の増殖を防ぐ働きを担っている。この常在細菌叢が減少し，様々な好気性菌や嫌気性菌が異常増殖した状態で，おりものが増える。

▶ 腟トリコモナス症　原虫である腟トリコモナスによる性感染症である。パートナーの男性には症状が乏しいため，同時に治療しないと感染を相互に繰り返すことになる。

3. 尖圭コンジローマ

HPV（6型，11型）の感染によって起こる性感染症の一種で，乳頭状に扁平上皮が増生

＊ **妊孕性**：妊娠する能力のこと。

282　第2編／第8章　女性生殖器の疾患

する。外陰部だけではなく，尿道，肛門周囲，腟，子宮頸部などにも生じ，多発すること
もある。

4. 悪性腫瘍

1 | 乳房外パジェット病

特殊な腺がんで，外陰部に発生する。乳がんが乳頭や乳輪にまで広がった乳房パジェット病と同様，表皮内を這うように広がり，ともに汗管由来の細胞から発生したものと考えられている。

2 | 扁平上皮がん

外陰，腟では扁平上皮がんが発生する。子宮頸部と同様に異形成病変もみられる。

IV 卵巣の疾患

A 病態理解のための基礎知識

卵巣と卵管はそれぞれ左右一対あり，これらは合わせて子宮に対して付属器とよばれる。

1 | 卵巣

卵巣は，胎生期に，生殖堤とよばれる場所に生殖（卵）細胞が移動してできたもので，表面は表層上皮で覆われている。

2 | 卵子

卵子（卵細胞）は出生時には200万個程度存在し，減数分裂の途中で止まった状態になっている。卵子は卵胞とよばれる膜状の袋に包まれていて，性成熟期には卵子が成熟するとともに卵胞も発達する。一方で，様々な段階で卵子が変性し，思春期の段階では卵子は20万個前後まで減少している。

3 | 卵胞

卵胞膜の内側は顆粒膜細胞，外側は莢膜細胞からできており，顆粒膜細胞からエストロゲンが分泌される。排卵後，顆粒膜細胞は黄体に変化してプロゲステロンを分泌するが，受精しない場合は速やかに萎縮し白体となる。

IV　卵巣の疾患　　283

B 代表的な疾患の病理

卵巣には多彩な細胞が存在するため様々な腫瘍が発生する。由来する細胞によって大きく上皮性腫瘍，胚細胞腫瘍および性索間質性腫瘍に分けられる。
また卵巣腫瘍はその性質から良性腫瘍と悪性腫瘍（卵巣がん），その中間的な境界悪性腫瘍の3種類に分類される。

1. 上皮性腫瘍

上皮性腫瘍は卵巣腫瘍の約90％を占め，組織型では漿液性腫瘍，粘液性腫瘍，類内膜腫瘍，明細胞腫瘍の4つに分けられる。良性腫瘍の多くは漿液性・粘液性嚢胞腺腫である。また，境界悪性，悪性では漿液性・粘液性腫瘍が多い。明細胞腫瘍，類内膜腫瘍の多くは悪性である。

1 漿液性腫瘍

卵管上皮に類似した腫瘍細胞からなる。良性では大きな嚢胞をつくることも多い（嚢胞腺腫）。境界悪性では乳頭状の増殖が目立ち，悪性では充実性に増殖し，間質に浸潤する。また，悪性では腫瘍の表面に増殖し，腹腔内に播種を起こして広がる（図8-7）。

2 粘液性腫瘍

粘液を産生する高円柱状の腫瘍細胞でできている腫瘍で，単房・多房性の嚢胞をつくる。

2. 胚細胞腫瘍

1 奇形腫

嚢胞腺腫に次いで多い卵巣腫瘍で，ほとんどが良性の成熟奇形腫である。腫瘍成分は，外胚葉（皮膚，毛髪，皮脂腺，歯，神経組織），中胚葉（骨，軟骨），内胚葉（気管支，消化管など）

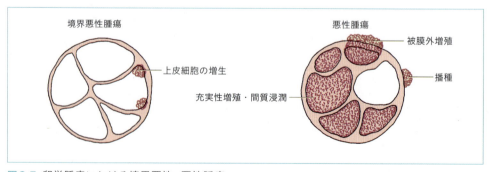

図8-7 卵巣腫瘍における境界悪性・悪性腫瘍

の多彩な組織が無秩序に混在している。囊胞状でほとんどが皮膚，皮脂腺，毛髪でできている奇形腫を皮様囊胞腫（デルモイドシスト［dermoid cyst］）ともよぶ。

一方，未熟奇形腫では，胎芽期の組織に類似する未熟組織を含み，神経幹細胞である神経上皮細胞成分の割合に基づいて異型度が評定される。

2 │ 未分化胚細胞腫

男性のセミノーマ（精上皮腫）と同一の組織像を示す悪性腫瘍であり（本編 - 第9章「男性生殖器の疾患」参照），若年者に好発する。

3. 性索間質性腫瘍

性索細胞とは卵巣で卵胞をつくる顆粒膜細胞を，間質細胞とは卵巣の線維芽細胞，莢膜細胞を指し，これらが腫瘍化したのが性索間質性腫瘍である。全卵巣腫瘍の約8％と比較的まれな腫瘍である。性索間質性腫瘍の顆粒膜細胞腫，莢膜細胞腫ではエストロゲンを産生して，成人では月経異常，子宮内膜増殖症を，小児では性的早熟を起こすことがある。

V 妊娠・分娩に関連した疾患

Ⓐ 病態理解のための基礎知識

通常，卵巣からは1回に1個の卵子が排卵される。排卵された卵子は卵管采に取りこまれ，卵管膨大部で精子と出合うと受精が成立する（図8-1 参照）。受精卵は分裂を繰り返し，子宮内膜に着床する。この段階では，将来胎芽になる胚盤（内胚葉，外胚葉の2層の細胞膜），卵黄囊と羊膜，さらに外側に栄養膜が形成されている。

受精卵が子宮内膜（脱落膜）に着床すると，栄養細胞が脈絡膜絨毛となり，胎盤をつくる。絨毛の中に血管が発生し，胎児との連絡ができる。一方，胎盤の絨毛は，母側の血液が流れ込む絨毛間腔の中に浸された状態で，母体との間で酸素・二酸化炭素，物質交換を行う。胎盤は受精後約16週で完成する。

Ⓑ 代表的な疾患の病理

1. 子宮外妊娠

受精卵が子宮内膜以外の場所に着床した場合で，卵管膨大部に起こることが最も多い。卵管破裂を起こし腹腔内に出血することがあり危険を伴う。

V　妊娠・分娩に関連した疾患　285

2. 妊娠高血圧症候群

妊娠時に高血圧を発症した場合，妊娠高血圧症候群とされる。全身の臓器障害の原因となり，重症の場合，子癇とよばれる痙攣発作，胎児発育不全，胎盤機能不全などの合併症を引き起こすことがある。

3. 胎盤付着の異常

前置胎盤は，胎盤が内子宮口部に定着した状態で，部分的あるいは完全に子宮口を閉鎖する。また，**胎盤早期剝離**は妊娠37週未満に胎盤が子宮から剝離した状態をいう。

4. 絨毛性疾患

栄養膜細胞（トロホブラスト）に由来する疾患で，血中ヒト絨毛性ゴナドトロピン（hCG）が高値を示す。

1 胞状奇胎

絨毛が水腫状腫大を起こし，栄養膜細胞が過剰に増殖する疾患である。絨毛の径が2mm以上，一見ブドウの房状を呈する（図8-8）。**全奇胎**では子宮腔内を充満する大きな腫瘤を形成し，すべての絨毛に変化がみられる。全奇胎の染色体は46,XXで，母親由来の核が消失してすべて父方に由来している。**部分奇胎**では変化は一部で，時に胎児成分もみられる。部分奇胎の染色体は三倍体で，大半は母方由来1個に父方由来2個からできている。

2 絨毛がん

まれな栄養膜細胞（トロホブラスト）の悪性腫瘍である。絨毛構造は消失し，出血性，壊死性の発育をする。全奇胎が絨毛がんに進展するリスクは2〜3％，部分奇胎は0〜0.5％である。絨毛がんの約50％は全奇胎が先行しているが，正常分娩や流産の後に発症することもある。

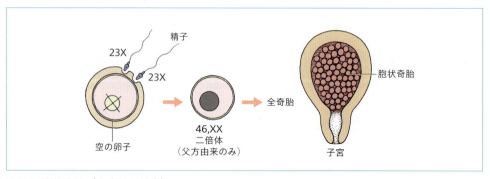

図8-8 胞状奇胎（全奇胎の場合）

第2編 病理学各論

第9章

男性生殖器の疾患

この章では

● 精巣，前立腺，そのほかの性器の構造を疾患との関係で理解する。
● それぞれ代表的な疾患の病理を理解する。

I 精巣の疾患

A 病態理解のための基礎知識

精巣は長径 4～5cm，約 15g の臓器で，陰嚢内に左右一対ある。胎生期に後腹膜に出現する生殖堤を起源とし，Y 染色体上の *SRY* 遺伝子の働きにより精巣に分化する。精巣は胎生 7 か月頃までに腹腔内から鼠径管を通って陰嚢内に下降する。下降しない状態が**停留精巣**で，精子形成能が障害されて不妊の原因となるほか，精巣腫瘍や鼠径ヘルニアのリスクとなる。

▶ **精子** 精子は精巣で形成され，精巣上体，精管，射精管を通って，尿道に分泌される。この精路に付随して精液の漿液成分を提供するのが，精囊，前立腺である。

▶ **精細管** 精巣は白膜に包まれた多数の精細管で構成されている。精細管内では，セルトリ細胞に支えられて精祖細胞から精子がつくられている。精細管の間にはライディッヒ細胞が存在し，男性ホルモン（アンドロゲン）を産生・分泌している。

B 代表的な疾患の病理

1. 男性不妊症

男性側に原因のある不妊で，精巣機能が不十分であることが多い。精液検査では無精子症，乏精子症を示す。精巣の生検で精祖細胞の低形成，造精細胞の成熟停止などがみられる。男性不妊症となる代表的な先天性疾患として以下の 2 つがある。

1 クラインフェルター症候群

通常男性の染色体は 46,XY であるが，2 つ以上の X 染色体と 1 つ以上の Y 染色体（主に 47,XXY）を有することで生じる。精巣萎縮，無精子症などを呈する。

2 アンドロゲン不応症

アンドロゲン受容体遺伝子の変異により，アンドロゲンがすべてあるいは一部しか作用せず，種々の程度の男性化障害が生じる。完全型ではアンドロゲンがまったく作用せず，外性器は完全に女性型である（以前は精巣性女性化症候群とよばれた）。染色体は 46,XY で，精巣が腹腔内あるいは鼠経管内に存在するが，子宮や卵巣は存在しない。

2. 炎症

1 精巣炎

流行性耳下腺炎（おたふくかぜ）は，主に唾液腺に炎症を起こすムンプスウイルス感染症であるが，ウイルスが血行性に精巣に到達し，**精巣炎**を起こすことがある．特に成人では約20％に精巣炎が起こる．

2 そのほかの炎症

精巣上体には，精子が管外に漏れて肉芽腫性炎症を生じる**精子肉芽腫症**や**結核性精巣上体炎**が起こることがある．

3. 精巣腫瘍

約95％は胚細胞腫瘍で，その大半は悪性である．組織分類では，**セミノーマ**（精上皮腫）は精巣腫瘍の半数近くを占める組織型で，ほかの組織型に比べて予後のよい悪性腫瘍のため，臨床的にはセミノーマと非セミノーマに分けて治療法が考えられている（図9-1）．また，胚細胞腫瘍の約1/3では，基本的な組織型の成分が混在している（混合型）．この場合，予後は最も悪性度の高い成分に左右される．

1 発生年齢

発生する年齢にも特徴があり，胚細胞腫瘍の多くは20～50歳に好発するが，卵黄嚢腫瘍，奇形腫は10歳未満にも多い．

2 セミノーマ（精上皮腫）

精巣全体を置換するように発育し，精巣の無痛性腫大をきたす．大型の核をもつ未熟な生殖細胞類似の腫瘍細胞が集団をつくり，リンパ球浸潤を伴っている．

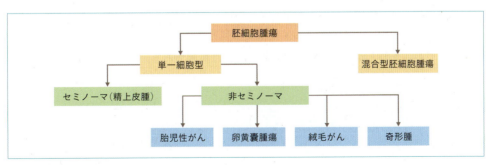

図9-1 胚細胞腫瘍の分類

I 精巣の疾患　289

3 胎児性がん

　未熟な腺上皮様腫瘍細胞からできている。出血，壊死を伴う。多くは複合組織型としてみられる。

4 卵黄嚢腫瘍

　卵黄嚢は胎盤が完成するまでの間，胎児に栄養を供給する役割をもつ。卵黄嚢腫瘍は卵黄嚢に類似した分化を示す腫瘍である。正常卵黄嚢と同様，αフェトプロテイン（AFP）を産生する。

5 絨毛がん

　胎盤の絨毛への分化を示す腫瘍で，ヒト絨毛性ゴナドトロピン（hCG）を産生する。

6 奇形腫

　精巣の奇形腫は，卵巣の場合とは異なり，未熟な成分をもった未熟奇形腫が多い。

II 前立腺の疾患

A 病態理解のための基礎知識

　前立腺は，男性膀胱直下に存在する栗の実のような形，大きさの臓器である。内部を尿道が貫通しており，膀胱から出た尿は前立腺内の尿道を通過して陰茎に達する。前立腺は3つの腺領域（中心領域，移行領域，辺縁領域）と，線維筋性間質からなる前部領域に区別されている。

1 前立腺分泌液

　前立腺分泌液は，精嚢からの分泌液とともに精液の成分となっている。プロスタグランジンは，子宮を収縮させる物質として精液から発見され，前立腺（プロステート：prostate）にちなんで命名されたが，実際に産生される部位は精嚢である。

2 前立腺上皮

　前立腺の上皮は，前立腺特異抗原（PSA）などのたんぱく質を産生している。

B 代表的な疾患の病理

1. 前立腺肥大症

50歳以上では，ほとんど生理的老化現象といえるほど，前立腺肥大症の頻度が高い。実際は細胞の肥大ではなく，主に前立腺移行領域における過形成によって前立腺が結節性に大きくなり，尿道を周囲から圧迫するため排尿障害を引き起こす疾患である（図9-2）。病因には，加齢に伴うアンドロゲン-エストロゲンの不均衡が関係している。

2. 前立腺がん

高齢者に多いがんである。欧米では男性のがんによる死亡の上位を占める国が多い。日本での罹患率は低かったが，最近は増加傾向にある。多くの場合，早期には自覚症状はない。

大多数は腺がんである。辺縁領域から発生することが多く，進行すると被膜を越えて精嚢，膀胱などへ浸潤していく（図9-3）。また，骨への転移を起こしやすい。一般的に進行は遅く，生前気づかれずに死亡後の病理解剖によって発見されることもめずらしくない（ラテントがん）。前立腺がんの異型度はアメリカの病理学者であるグリーソン（Gleason, D.F.）が提唱した前立腺がん特有の分類法（グリーソン分類）が用いられている。

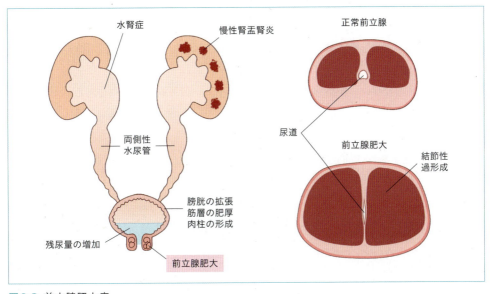

図9-2 前立腺肥大症

Ⅱ 前立腺の疾患

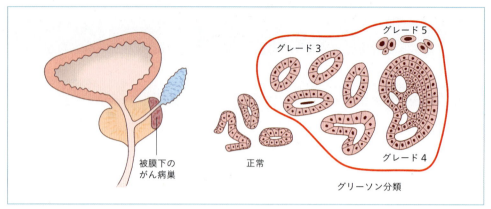

図9-3 前立腺がん

1 検査

腫瘍マーカーである **PSA**（前立腺特異抗原）の測定，前立腺生検，画像診断技術の向上などにより，早い段階での発見が増えている。

2 治療

前立腺がんの多くはアンドロゲン依存性に増殖する。この性質を利用して，進行がんや高齢者では，アンドロゲンを抑制あるいは低下させる内分泌療法が行われる。

3. 前立腺炎

前立腺に炎症が起こり，排尿障害や排尿時痛が生じる。主に以下の3種類に分類される。
▶ **急性細菌性前立腺炎** 細菌感染により急激に症状が出現する。しばしば発熱や倦怠感などの全身症状を伴う。
▶ **慢性細菌性前立腺炎** 繰り返す細菌感染により起こるが，急性のものと比べて症状が軽いことが多い。
▶ **慢性非細菌性前立腺炎** 細菌感染がなくて起こる。詳細な原因は不明である。

1 検査

直腸診で圧痛があれば前立腺炎と診断される。尿検査により細菌の有無を調べる。

2 治療

細菌感染の場合は抗菌薬による治療が行われる。非細菌性の場合は治療困難で，難治性となりやすい。

III そのほかの性器の疾患

A 病態理解のための基礎知識

陰茎には尿道とそれを取り囲む尿道海綿体，背側の左右一対の陰茎海綿体がある。それぞれの海綿体は厚い膠原線維からなる白膜に包まれている。勃起時は海綿体に血液が流入することで体積を増す。陰茎表面は重層扁平上皮に覆われる。

B 代表的な疾患の病理

1. 性感染症

1 梅毒

梅毒トレポネーマという細菌による感染症である。初期に，亀頭と包皮に無痛性の硬結が出現する（第1編-第8章-Ⅶ-C「梅毒」参照）。

2 淋病

淋菌（グラム陰性双球菌）による感染症で，急性化膿性尿道炎を起こし，前立腺，精囊，精巣上体にも感染が波及することがある（図9-4）。

3 性器クラミジア感染症

日本で現在，最も多くみられる性感染症である。男性では尿道炎を起こす（クラミジア性

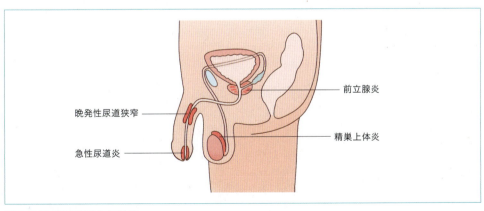

図9-4 淋菌尿道炎の合併症

尿道炎）。女性では男性に比べて感染した際の症状が乏しい。

4 | 尖圭コンジローマ

女性の外陰部と同様，ヒトパピローマウイルス（HPV）による感染症で，亀頭と包皮に発生する。

2. 陰茎がん

亀頭包皮部に多く，ほとんどは包茎を基盤に発生する扁平上皮がんで，HPV16型・18型の感染が認められる。

第2編 病理学各論

第10章

中枢神経系の疾患

この章では
- 中枢神経系の構造を疾患との関係で理解する。
- 代表的な疾患の病理を理解する。

I 病態理解のための基礎知識

1. 神経系の構造

　神経系は中枢神経系と末梢神経系に大別される。中枢神経系には脳と脊髄，末梢神経系には脊髄神経および自律神経が含まれる。

▶ **中枢神経系**　中枢神経は，胎生期の神経管とよばれる管状の構造物がもとになって形成される。特にその頭側の先端部が膨らみ，脳をつくる。大脳は皮質，白質に分かれ，大脳皮質と脳幹（中脳，橋，延髄）との間には大脳基底核，視床などが存在している。大脳と小脳の間にはテントとよばれる硬膜の仕切りがある。脳幹には，脳神経核とともに生命の維持に重要な自律神経系の中枢がある（図10-1）。

2. 神経組織の構成細胞

1 ニューロン

　神経組織の基本単位は，神経細胞体と突起（樹状突起および軸索）およびシナプスを含めた**ニューロン**（神経細胞）であり，各神経細胞はシナプスを介して信号を伝達し，互いに影響を及ぼし合う（図10-2）。

2 グリア細胞

　神経系における支持細胞が**グリア細胞**（神経膠細胞）であり，独自の役割をもつ4種類の細胞が区別されている。すなわち，神経組織を支持し，病変に際して主に反応するアストロサイト（星状膠細胞），髄鞘を形成し維持しているオリゴデンドロサイト（乏突起膠細胞），

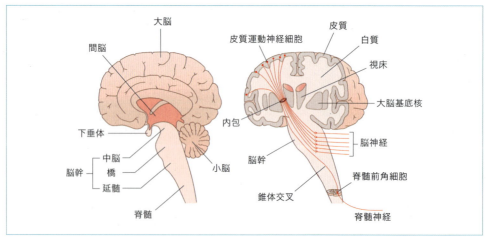

図10-1　脳の構造，運動神経路

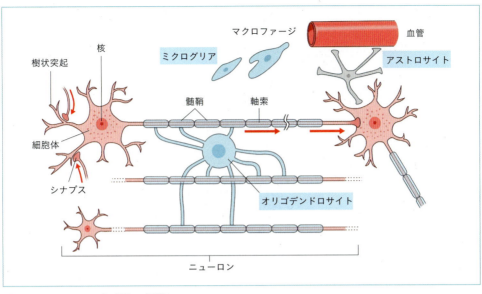

図10-2 ニューロンとグリア細胞

脳室壁を覆う脳室上衣細胞，および貪食能を有するミクログリア（小膠細胞）である。

3. 脳脊髄液と水頭症

脳は周囲を頭蓋骨で囲まれ，脳脊髄液の中に浮かんだ状態で保持されている。

1 脳脊髄液

脳室にある脈絡叢で産生され，脳室系からくも膜下腔へと循環し，くも膜顆粒で吸収されて静脈に入る（図10-3）。

2 水頭症

脳脊髄液の通過障害や吸収障害が起こると，脳脊髄液が貯留して脳室が拡張した**水頭症**が起こる。

4. 脳浮腫，脳ヘルニア

1 脳浮腫

脳出血や脳腫瘍，頭部外傷により脳に浮腫が発生すると，脳の容積が増加し，頭蓋内の圧が上昇する。このような状態になると脳循環が低下し，脳は虚血状態になる。

2 脳ヘルニア

腫瘍や血腫ができて周囲の脳に浮腫が起こった場合には，圧のより低い部分に向かって

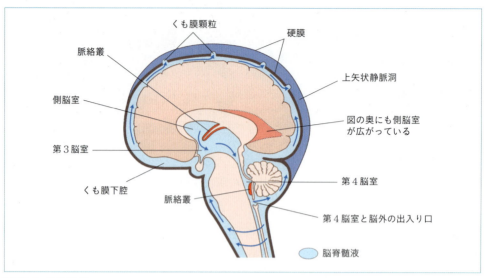

図10-3 脳脊髄液

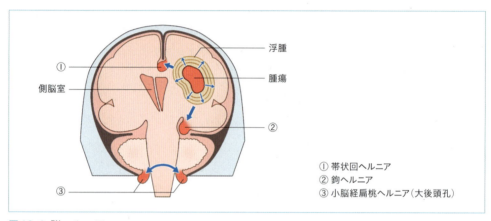

図10-4 脳ヘルニア

脳組織が突出し，**脳ヘルニア**が生じる（図10-4）。ヘルニアの発生で，付近の脳実質，脳神経が圧迫され，様々な神経症状をきたす。脳幹が圧迫されると致命的となり得る。

Ⅱ 代表的な疾患の病理

1. 頭部外傷

交通事故や高所からの落下など，頭部に強い力が加わると，頭蓋骨骨折，硬膜外ならびに硬膜下血腫，脳挫傷などが発生する（図10-5）。

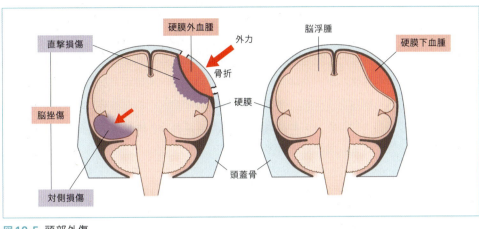

図10-5 頭部外傷

1 硬膜外血腫

　頭蓋骨骨折により硬膜の動脈が損傷を受け，硬膜と頭蓋骨の間に血腫を形成する。受傷直後は意識清明であるが，数分から数時間後に血腫が大きくなり脳実質を圧迫し，頭蓋内圧亢進，脳ヘルニアを起こす。この段階で，意識障害が急速に進行する。

2 硬膜下血腫

　硬膜にある静脈洞と脳表面の静脈を結ぶ静脈が破綻し，硬膜とくも膜の間に血腫ができる。**急性硬膜下血腫**では，外傷後，比較的速い経過で頭蓋内圧亢進症状が起こる。脳挫傷を伴うことが多い。一方，**慢性硬膜下血腫**の場合は，比較的軽微な外傷の後，ゆっくりと血腫が形成される。このため，数週～数か月以上，かなりの期間を経てから症状が出現する。高齢者などでは外傷の既往が明確でない例も多い。

3 脳挫傷

　頭部外傷時に頭蓋骨の内面に脳が衝突し，脳に限局性の出血，壊死が起こる。外力が加わった部分にみられる**直撃損傷**と，外力とは反対側に現れる**対側損傷**がある。

4 びまん性軸索損傷

　脳の白質に強い力が加わったために，広い範囲で神経細胞の軸索が損傷を受けた状態である。血腫，挫傷がなくても，受傷直後から強い意識障害が続く。

2. 循環障害

　脳血管障害は，多くの場合，急激な神経障害をきたすため，**脳卒中**ともよばれる。「卒中」は「突然あたる」という意味がある。脳梗塞，脳内出血，くも膜下出血が代表的疾患である。

1 脳梗塞

　脳動脈の閉塞によって，その支配領域の脳組織に発生する壊死が脳梗塞である。脳動脈の粥状硬化のための血栓，あるいは，ほかの部位からの血栓塞栓が主な原因である。病変部は初期には蒼白で軟らかくなり，腫脹する。塞栓の場合，それが溶解して血流が再開すると，梗塞部に出血が起こる。これは**出血性梗塞**とよばれる。梗塞巣は，数日以上経過すると，融解，吸収されて，最終的に囊胞化する。

2 ラクナ梗塞

　ラクナ梗塞は，基底核，視床など脳の深部にみられる小梗塞で，高血圧性の細動脈変化によって起こると考えられている。頭部CT検査で偶然見つかることがあり，将来の広範な脳梗塞の危険因子として注目されている。

3 脳内出血（脳出血）

　脳実質内に出血が起こり，血腫が形成されたものである。高血圧により小動脈の微小動脈瘤が破裂することで起こる高血圧性脳出血は，被殻に好発する（被殻出血，図10-6）。そのほか，動静脈奇形，血管腫，血管炎，アミロイド血管症，血液疾患などが原因となることもある。直接的には，過労，寒冷曝露，排便時のいきみなどが引き金となる。

4 くも膜下出血・脳動脈瘤

　くも膜下出血は，くも膜と軟膜の間のくも膜下腔へ出血した状態を指している（図10-7）。脳実質内の出血が波及した場合もあるが，多くはくも膜下腔を走る脳動脈に動脈瘤が生じ，それが破裂することによる。

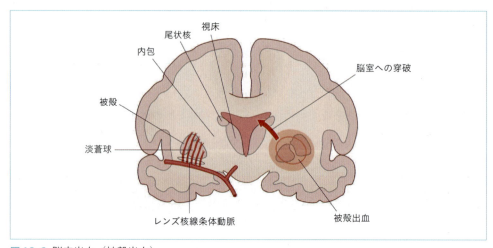

図10-6　脳内出血（被殻出血）

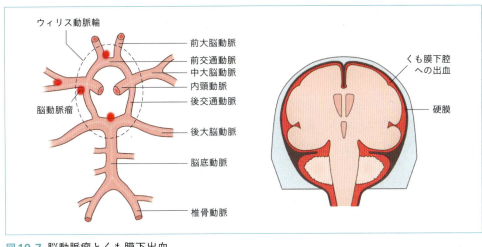

図10-7 脳動脈瘤とくも膜下出血

脳動脈瘤は，脳底部のウィリス動脈輪付近に好発する。嚢状動脈瘤は先天的に動脈壁の中膜筋層が欠損してできたもので，ベリー（果実）状に外側に突出している。先端部が最も薄く，破裂しやすい。

5 | 脳血管性認知症

脳循環障害，脳血管障害によって起こる認知症で，日本ではアルツハイマー病とともに認知症の主原因である。病変が各所に，非連続性に多発することが多い。記憶などに関係する視床や海馬などの限局性の病変でも起こる。

3. 感染性疾患

1 | 細菌感染症

化膿性髄膜炎は，病原性細菌が脳軟膜に感染した結果，引き起こされる。細菌の進入経路としては，血行性，近接臓器からの波及，あるいは外傷性のものがある。年齢層によって起因菌が異なる。たとえば新生児では大腸菌やグラム陽性菌，乳幼児ではインフルエンザ菌が多いのに対し，成人では肺炎双球菌や髄膜炎菌，高齢者ではグラム陰性桿菌の頻度が高い。髄液中に好中球が増加する。

脳膿瘍は，細菌感染によって脳実質内に膿瘍を形成したものである。

結核菌性髄膜炎は，脳底部に広がる特徴があり，乾酪壊死を伴う肉芽腫性病変を形成する。髄液中にリンパ球が増加する。

2 | 真菌感染症

クリプトコッカス髄膜炎の頻度が最も高い。悪性腫瘍，副腎皮質ステロイド薬や免疫抑制薬の長期使用，ヒト免疫不全ウイルス（HIV）による感染症である後天性免疫不全症候

群（AIDS；エイズ），高齢などを背景とした免疫不全状態で生じる感染症（日和見感染症）では，カンジダ，ムコール，アスペルギルスなども原因となる。**アスペルギルス**は，主に肺病巣から血行性に脳に広がり，出血性病巣をつくる。

3 | 原虫感染症

トキソプラズマ症は主にネコ糞中のオーシスト*から経口感染し，多くは症状を出さないで潜在性に感染している。免疫能が低下すると再増殖し，脳内に壊死性の炎症を起こす。

4 | ウイルス感染症

単純ヘルペス脳炎は，単純ヘルペスウイルスによる脳炎であり，側頭葉や大脳辺縁系に病変を生じる。発熱，頭痛，精神症状，意識障害，痙攣などを呈する。しばしば致死性で，救命しても記憶障害，人格変化など後遺症が残る。

日本脳炎は，日本脳炎ウイルスによる急性ウイルス性脳炎である。コガタアカイエカによって伝播される。急激な高熱，意識障害，神経症状を呈し，30％近い致命率と，治癒しても約半数は精神神経障害を伴う後遺症を残すことから，社会的にも恐れられていた。しかし1966（昭和41）年の流行以後は，ワクチンにより激減している。

ポリオ（急性灰白髄炎）はポリオウイルス感染による疾患で，上肢，下肢の麻痺をきたし，小児麻痺とよばれて恐れられていた。ワクチンの普及により1961（昭和36）年以降，激減した。ポリオウイルスはヒトの糞便を介して，経口的に体内に侵入し，消化管から血行性に脊髄の前角細胞に感染する。

長い潜伏期間を経て，徐々に進行するウイルス感染症を遅発性ウイルス感染症という。**亜急性硬化性全脳炎**は，麻疹感染の数年後に亜急性に症状が出現し，痙攣，知能低下，認知症，無動性無言状態となる。これは変異型の麻疹ウイルスによるものである。**進行性多巣性白質脳症**は，JCウイルスによる疾患で，免疫不全状態で発症する。大脳白質に多発性の脱髄巣（髄鞘の破壊像）が出現する。脱髄巣の局在により様々な神経症状をきたし，無動性無言状態に至る。

AIDS患者において認知症などの神経症状をきたすことがあり，**HIV脳症**といわれる。HIVは神経系ではマクロファージやグリア細胞に感染し，主に白質を侵す。グリオーシスやリンパ球浸潤がみられ，血管周囲に多核巨細胞が出現する。

5 | プリオン病

プリオンとは，たんぱく質性感染粒子を意味する言葉である。異常型プリオンたんぱく質が，脳に発現している正常型プリオンたんぱく質の構造を次々と変化させ，脳内に凝集・

---

* オーシスト：寄生虫の一形態。有性生殖によって生じた接合子が厚い壁で囲まれて嚢状となったもの（卵のようなもの）。

蓄積することで，神経障害が生じると考えられている（第1編 - 図8-7「ヒトプリオン病の発症メカニズム（プリオン説）」参照）。プリオン病の一つと考えられている**クロイツフェルト - ヤコブ病**（Creutzfeldt-Jakob disease：**CJD**）は，大脳，基底核，視床，小脳が特に傷害され，多数の空胞が出現し，神経細胞が萎縮，脱落する，**海綿状変性**を特徴とする。急速進行性の認知症とミオクローヌス*を呈し，無動性無言状態に至る。多くは原因不明であるが（孤発性CJD），CJDに汚染された硬膜を脳外科手術に使用したことによる感染例がある（医原性CJD）。患者からの接触感染はない。また，遺伝性CJDでは，プリオン遺伝子に変異があり，異常型プリオンが内因性に生じて発症する。

1986年，イギリスで初めてウシ海綿状脳症（BSE；狂牛病）が報告され，1990年代半ば頃から，イギリスの若年者に，進行が緩徐で，これまでのCJDとはやや異なる症状，経過をとるCJDが発生した。この変異型CJDは，ウシ海綿状脳症の脳・脊髄に汚染された牛肉を介して，異常型プリオンが感染して発症したと考えられている。

4. 神経変性疾患

神経変性疾患とは，ある系統の神経細胞が徐々に変性，萎縮，消失していく疾患群である。侵される神経細胞の種類により，認知症や運動障害など様々な神経症状をきたす。発症メカニズムは明らかでないが，近年では，異常なたんぱく質の凝集・蓄積により神経細胞死が引き起こされると考えられている。

1 アルツハイマー病

主に高齢者の認知症の原因となる重要な疾患である。注意力低下,記銘力障害で発症し，数年の経過で，記憶および他の知的機能の広範な低下が進行する。

大脳はびまん性（全体的）に萎縮するが，特に前頭葉，側頭葉で顕著である。特徴的な所見は，**老人斑**と**神経原線維変化**である（第1編 - 図12-6「アルツハイマー病における脳の変化の特徴」参照）。老人斑は，**アミロイドβたんぱくの蓄積**と，腫大し変性した神経突起から構成される。アミロイドβたんぱくは，正常な脳でも前駆体たんぱく質が酵素による切断を受け産生されるが，通常は速やかに分解・排出される。しかし，分解が低下すると，凝集してアミロイド線維として沈着する。一方，神経原線維変化は，神経細胞内に火炎型の線維構造が出現するもので，異常にリン酸化されたタウたんぱく質が主成分となっている。これらの異常が神経細胞死につながる機構について，研究が進行中である。

2 パーキンソン病

初老期に発症し，表情の乏しい仮面様顔貌，緊張が亢進し筋肉が固くなる筋固縮，不随意にからだが一定の振動を起こす振戦，小刻み歩行などの症状が緩徐に進行する。

---

*ミオクローヌス：主に中枢神経系の異常によって起こる。電気ショック様の短時間の筋収縮。

Ⅱ 代表的な疾患の病理　303

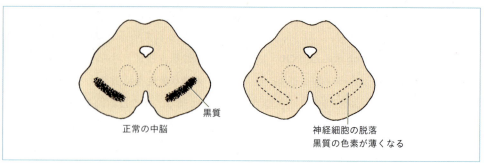

図10-8 パーキンソン病

中脳黒質などのメラニン色素含有細胞が特異的に変性し脱落する（図10-8）。黒質線条体系の神経伝達物質であるドパミンが，線条体で減少することによって障害がもたらされる。また，中脳黒質や橋の青斑核など，主に脳幹の神経核において，神経細胞の細胞質に**レビー小体（Lewy body）**という特異的な構造物が出現する。これは，αシヌクレインというたんぱく質が集積したものである。

3 ｜ レビー小体型認知症

老年期に発症し，変動する認知機能障害や幻覚，パーキンソン病と同様の症状，レム睡眠行動障害などが特徴である。レビー小体が大脳皮質を含む中枢神経系に，広範に出現する。

4 ｜ 筋萎縮性側索硬化症（ALS）

代表的な運動ニューロン疾患である。40～60歳頃に発症し，下肢，上肢，体幹の筋萎縮，構音障害，嚥下障害，呼吸筋の麻痺へと進み，多くは発症から3～5年で死亡する。原則として，眼球運動障害，膀胱・直腸障害や知覚障害はみられない。上位運動ニューロン（大脳皮質運動野より脊髄に下る神経）と下位運動ニューロン（脊髄前角細胞に発して筋を支配する神経）がともに変性し（図10-1参照），大脳中心前回の運動神経（ベッツの巨細胞）の変性や，運動ニューロンからのびる軸索の通り道である脊髄側索の萎縮，脊髄前角の運動神経の萎縮・脱落，骨格筋の萎縮などを認める。ALSの大部分が孤発性（家族性は約10％）である。孤発性ALSでは，残存する運動ニューロン内にリン酸化TDP-43陽性の異常構造物がみられる。

5 ｜ 前頭側頭型認知症

前頭葉・側頭葉の萎縮・変性を示す非アルツハイマー型認知症を包括した疾患概念である。初老期に発症し，人格変化や行動異常を示す。蓄積するたんぱく質（リン酸化タウ，リン酸化TDP-43，FUS）の違いなどにより，複数の病理学的カテゴリーに分けられる。筋萎縮性側索硬化症を伴う症例もある。

5. 脱髄疾患

有髄神経では，軸索を髄鞘が包んでいる。髄鞘は脂質に富んだ膜性の構造物で，末梢系ではシュワン細胞が，中枢系ではオリゴデンドロサイトが髄鞘を形成する。脱髄とは，髄鞘が崩壊する現象である。

▶ **多発性硬化症** 脱髄疾患の代表的な疾患で，若年成人で多くみられる。多彩な症状が寛解と再燃を繰り返す。中枢神経系白質の多くの場所に新旧の脱髄斑が出現する。発生機序として自己免疫の関与が考えられている。MRI検査が診断に有用である。

6. 脳腫瘍：神経膠腫（グリオーマ）

頭蓋内に発生する原発性および転移性の腫瘍である。原発性脳腫瘍は，頭蓋内に存在する様々な組織から発生した腫瘍を含み，脳実質（大脳，小脳，脳幹）から発生するものと，それ以外の場所（髄膜，下垂体，脳神経など）から発生するものがある（図10-9）。

神経幹細胞である神経上皮細胞から発生する脳腫瘍を神経上皮性腫瘍といい，その代表的なものが神経膠細胞に由来する神経膠腫（グリオーマ）である。神経膠腫は，成人では髄膜腫に次いで頻度が高い。

1 成人型びまん性膠腫

神経膠腫のなかで最も多い。腫瘍の成り立ちにイソクエン酸脱水素酵素（IDH）遺伝子の変異と染色体1p/19q共欠失が重要であることがわかり，これらの有無で星細胞腫（アストロサイトーマ）IDH変異型，乏突起膠腫（オリゴデンドログリオーマ），膠芽腫（グリオブラストーマ）に分けられる。なかでも膠芽腫は，成人の大脳半球に発生する頻度も高く，悪性度が高く経過は急速である。異型性，多形性に富んだ腫瘍細胞が密に増殖する。腎臓の糸球体を思わせるような血管壁細胞の増殖（微小血管増生），腫瘍壊死が特徴的である。脳内を浸潤性に広がり，まれに脳室内に播種を起こす（図10-10）。なお，星細胞腫IDH変

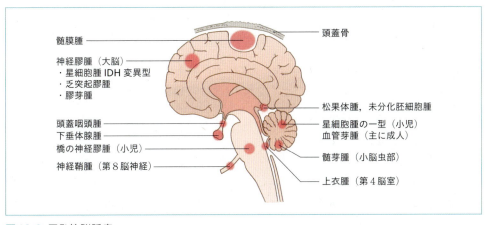

図10-9 原発性脳腫瘍

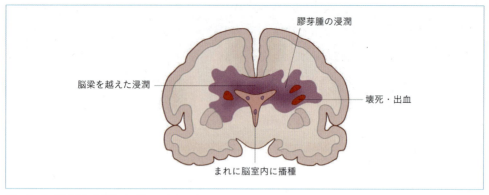

図10-10 膠芽腫（グリオブラストーマ）

異型，乏突起膠腫は各々星状膠細胞，乏突起膠細胞に類似した腫瘍細胞が増生し，脳内に浸潤する。治療法の選択のため診断が重要である。

2 上衣腫

脳の表面を覆っている上衣細胞に類似した細胞からなる。小児の第4脳室に発生頻度が高い。

3 髄芽腫

胎児性腫瘍で，未分化な細胞が増殖し胎生期の神経上皮に類似した組織像を示す悪性腫瘍である。6〜12歳の小児の小脳虫部に発生することが多く，しばしば髄膜播種を起こす。

7. 神経膠腫以外の脳腫瘍

1 髄膜腫

原発性脳腫瘍の約25％を占め，成人，特に女性に多い。境界明瞭な半球状の結節性腫瘍で，周囲脳実質を圧排し，ゆっくり発育する（図10-9参照）。多くは良性腫瘍である。

2 神経鞘腫（シュワン細胞腫）

頭蓋内では第8脳神経（聴神経）に多く発生する。聴神経鞘腫は，難聴，顔面神経麻痺を主徴とする。小脳橋角部腫瘍として，脳幹，小脳を圧迫して発育する（図10-9参照）。成人女性に多い良性腫瘍である。

3 転移性脳腫瘍

転移性脳腫瘍のなかで，最も頻度の高いものは，肺がん，乳がんである。脳実質内に結節を形成することが一般的であるが，くも膜下腔にびまん性に広がる場合があり，これは**髄膜癌腫症**（がん性髄膜炎）とよばれる。

第2編 病理学各論

第11章

運動器の疾患

この章では

● 骨格，関節，末梢神経，骨格筋の構造を疾患との関係で理解する。
● それぞれ代表的な疾患の病理を理解する。

骨格の疾患

A 病態理解のための基礎知識

1. 骨の構造

　骨格は姿勢の保持，運動，あるいは内部臓器の保護などの役割を果たしている。骨格は骨，軟骨でできているが，主体の骨はカルシウム（Ca）の貯蔵庫でもあり，カルシウム・リン代謝にも関与している。

1 皮質骨，海綿骨

　骨は構造とでき方の違いにより，**皮質骨**と**海綿骨**に分けられる。

2 長管骨の構造

　長管骨を例にとると，長管骨は骨端，骨幹端，骨幹の3つの部分からなる。骨幹の部分には緻密な厚い皮質骨がみられ，長軸方向の強い力に耐えることができる。一方，骨端，骨幹端は主に海綿骨からできていて，骨梁とよばれる柱状の骨組織が網目状の構造を形成する。成長期には，骨端，骨幹端の間に骨端線という軟骨組織があり，軟骨性骨化により長さが伸びる。成人になると骨端線は消失し，骨組織に置き換えられ，成長が止まる。

2. 骨組織の特徴

　骨は特殊な基質と細胞からできている。骨の基質にはコラーゲンと多種類のたんぱく質，ミネラルが含まれている。ミネラルは主にカルシウムで，リン酸と結合してヒドロキシアパタイトという化合物になっている。

1 骨のリモデリング

　骨の形成と吸収には，**破骨細胞，骨芽細胞**がかかわっている（図11-1）。破骨細胞はマクロファージ近縁の多核巨細胞で，骨吸収に働いている。一方，骨芽細胞は間葉系細胞に由来し，骨形成に働く。骨は定常状態では，破骨細胞による骨吸収を追うように骨芽細胞が骨を形成し，吸収と形成のバランスがとれた状態になっている（**骨のリモデリング**）。

2 ビタミンDとカルシウム

　カルシウムには，全身の細胞の機能を維持するための重要な役割がある。このため，血中のカルシウム濃度は厳密に一定に保たれている。この調節のために，腎，腸，副甲状腺，

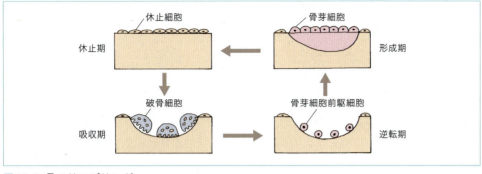

図 11-1 骨のリモデリング

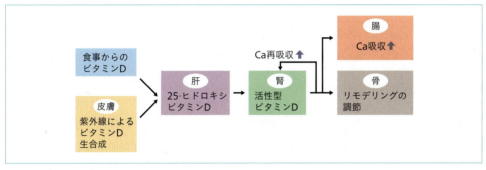

図 11-2 ビタミンDとカルシウム（Ca）

骨などが協調的に働いている（図 11-2）。たとえばカルシウム濃度が下がると，腎で活性型に変換された**ビタミンD**が腸でのカルシウム吸収を上昇させる。一方，**副甲状腺ホルモン（パラソルモン，PTH）**によって骨からカルシウムが動員される。

3. 軟骨の構造

軟骨は豊富な基質成分が特徴的である。間質の性状によって，**硝子軟骨，線維軟骨，弾性軟骨**に分けられる。長管骨関節面の関節軟骨は硝子軟骨で，椎間板は線維軟骨，耳介の軟骨は弾性軟骨である。

B 代表的な疾患の病理

1. 骨粗鬆症

骨粗鬆症は，骨量の減少と骨の微細構造の変化によって骨が脆弱化し，骨折しやすくなった状態である。骨粗鬆症は原発性と続発性に分類される。原発性骨粗鬆症は頻度が高く，とくに閉経後の女性に多く，脊椎骨の変形・骨折（図 11-3），大腿骨近位部骨折を起こし

I 骨格の疾患　309

やすい。続発性骨粗鬆症はクッシング症候群や副甲状腺機能亢進症などの内分泌異常や腫瘍，薬剤などの影響で二次的に発症するものである。

1 骨粗鬆症の機序

骨量や骨密度は成長期に増加し，20歳前後から一定に保たれるが，老年期に入ると低下し始める。女性では，閉経の少し前から低下し始め，閉経後は急激に減少する。骨量の減少は骨のリモデリングのバランスが破綻して，骨吸収が骨形成より優位になることにより起こる（図11-3参照）。

2 加齢の影響

加齢に伴い骨量が減少するのは，主に骨芽細胞の数の減少，骨産生能低下によってリモデリングが不十分（低代謝回転型）となるためである。そのほかカルシウムの摂取量および吸収能の低下，身体活動の低下による運動負荷不足など多くの因子が関与している。

3 性ホルモン低下の影響

閉経後では，骨形成促進・骨吸収抑制作用のあるエストロゲンが欠乏することにより，骨代謝回転が亢進して骨吸収が骨形成に追いつかず，骨量が急激に減少する（高代謝回転型）。この時期が10年経つと，低代謝回転型に移行するが，それまで骨代謝回転が速かった分だけ，骨萎縮が急激に進むことになる。

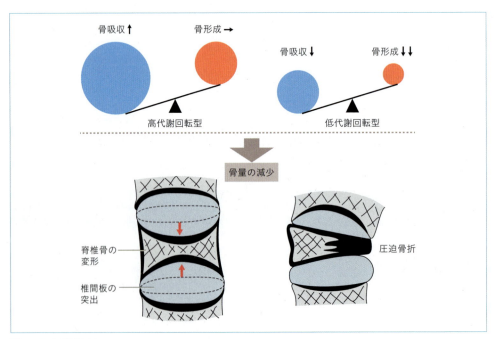

図11-3 骨粗鬆症

2.くる病／骨軟化症

くる病／骨軟化症は，骨の基質成分のみからなる類骨が増加するが，カルシウム・リンの沈着が十分に進行しない状態である。成長期前に起こる場合がくる病で，骨が軟らかく，曲がりやすく，伸びにくくなるため，Ｏ脚や低身長などが起こる。成長終了以降に起こると骨軟化症とよぶ。ビタミンＤの摂取不足，活性化に必要な紫外線不足とともに，腎障害に伴うビタミンＤ活性化障害などによる低カルシウム血症，低リン血症が原因となる。

3.炎症

1 化膿性骨髄炎

黄色ブドウ球菌をはじめとする一般細菌による化膿性炎症である。血行性感染の場合は，12歳以下の小児に好発し，血流の比較的緩やかな骨幹端に多い。骨髄に炎症が起こり，骨膜に広がる。化膿性骨髄炎は，開放骨折や手術に続発することもある。

2 結核性骨髄炎

結核菌が血行性に骨髄に到達して，結核病巣を形成する。好発部位は脊椎骨で，この場合は**脊椎カリエス**とよばれる。熱感，発赤のない膿瘍が特徴である（寒冷膿瘍）。

4.腫瘍様病変・良性腫瘍

1 線維性骨異形成

10〜30歳代に好発し，大腿骨，脛骨，肋骨，頭蓋骨，下顎骨に多い。膠原線維と異型性のない紡錘形細胞が増生し，その間に層板状の構造がなく，未熟で，様々な形状をした微細な骨梁がみられる。病的骨折が起こりやすい。

2 内軟骨腫

若年者の手指に好発する良性腫瘍である。異型性のない硝子軟骨からできている。

3 骨軟骨腫

若年者の長管骨の骨幹端に発生する良性腫瘍である。骨皮質から突出する腫瘍で，外層は軟骨で覆われ，内部は海綿骨である。

Ⅰ　骨格の疾患　311

5. 悪性骨腫瘍

1 骨肉腫

　骨原発の悪性腫瘍のなかで最も多く，約40％を占める。腫瘍細胞が直接に骨または類骨を形成する腫瘍である。骨外に浸潤発育すると同時に，骨膜が肥厚するなどの反応が起こる（図11-4）。好発年齢は10歳代で，男性にやや多い。好発部位は長管骨の骨幹端部，特に大腿骨遠位，脛骨近位，上腕骨近位である。極めて悪性度が高く，肺転移が高率にみられる。

2 軟骨肉腫

　腫瘍細胞が軟骨をつくる悪性腫瘍である。好発年齢は30～60歳で，骨盤骨，大腿骨，肩甲骨に起こる。骨肉腫に比べ，発育が緩やかで，予後はよい。

3 転移性骨腫瘍

　どんながんでも起こり得るが，特に乳がん，肺がん，前立腺がんで頻度が高く，脊椎への血行性転移が多い。転移とともに周囲に骨の形成を伴う造骨性転移と，骨の吸収・破壊を伴う溶骨性転移がある。骨転移の大部分は溶骨性であるのに対し，特に前立腺がんでは造骨性転移が多い。

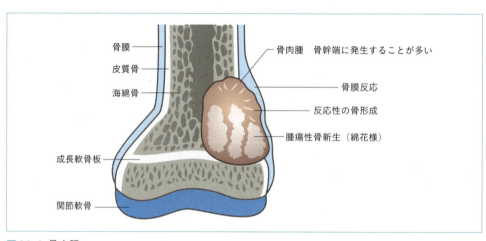

図11-4　骨肉種

II 関節の疾患

A 病態理解のための基礎知識

骨と骨との間にある可動性の結合が関節である。関節で骨端どうしが相対する面である関節面では，骨は関節軟骨で覆われ，全体は関節包で囲まれている。内部の空間が関節腔で，少量の滑液が存在する。関節包の内側はひだ状，絨毛状の滑膜で覆われており，ヒアルロン酸，コンドロイチン硫酸に富む粘稠な滑液を分泌している。

B 代表的な疾患の病理

❶ 変形性関節症（図11-5）

加齢に伴う関節面の変化であり，膝関節，股関節など荷重のかかる関節にみられる。骨折や関節リウマチなどに伴う二次性変化として生じることもある。関節軟骨に破壊，変性がみられる一方，辺縁部では荷重への反応として骨棘が形成される。

❷ 関節リウマチ

自己免疫疾患の項（第1編-第12章-Ⅲ-A「関節リウマチ」参照）で取り上げたが，滑膜を中心に慢性の炎症を起こす疾患である。炎症が持続するなかで形成されたパンヌスとよばれる肉芽組織によって，関節軟骨および骨が破壊される。病変は手足の小関節に起こりやすい。また，皮下や全身の諸臓器にリウマチ結節が形成されることがある。結節の中心部に膠原線維のフィブリノイド壊死があり，これを類上皮細胞が柵状に配列して取り囲んでいる。

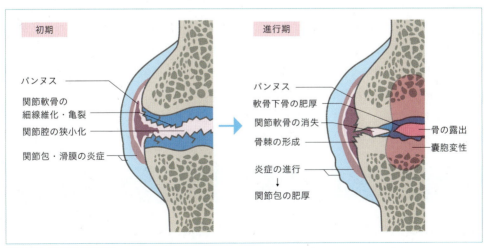

図11-5 変形性関節症

❸ 椎間板ヘルニア

椎間板の変性が進行し，椎間板中心部の髄核が脱出して脊髄や神経根などを圧迫するために症状が出現する。加齢現象の一つと考えられるが，20歳代から変性が始まる。

頸椎で椎間板ヘルニアが起こると，頸部痛，頸部運動制限，頸髄レベルの知覚・運動麻痺が起こる。腰椎では，腰痛，下肢痛，下肢知覚，運動麻痺，馬尾症候群（脊髄神経根の束である馬尾が圧迫されることにより，下肢知覚・運動障害のほかに排尿障害も出現する）などが起こる。

III 末梢神経の疾患

A 病態理解のための基礎知識

1. 末梢神経の構造

中枢神経（脳と脊髄）に出入りする神経が末梢神経であり，体性神経と自律神経に分類される。体性神経は，末梢からの刺激を中枢に伝達する知覚神経（感覚神経）と，中枢からの興奮を末梢へ伝達する運動神経に分類される。自律神経は，内臓，脈管，皮膚などの平滑筋の運動と腺の分泌を支配している。自律神経には交感神経と副交感神経とがあり，互いに正反対の働きをもつことが多く，各器官は両者の影響を受けながら調整されている。

神経線維は軸索とそれを包むシュワン細胞からなる。末梢神経には，シュワン細胞が巻きついてできている髄鞘で囲まれる有髄神経と，それがない無髄神経があり，それぞれ異なった機能をもっている。

2. 末梢神経障害と再生

末梢神経障害はニューロパチーとよばれ，臨床的に知覚異常，運動異常を示す。神経線維の異常には，神経細胞・軸索の傷害による軸索変性と，シュワン細胞および髄鞘の傷害による節性脱髄がある（図11-6）。外傷，虚血などで軸索が損傷されると，損傷部位より末梢ではワーラー変性とよばれる軸索，髄鞘の崩壊，消失が起こる。

一方，崩壊後には，シュワン細胞が元の基底膜に囲まれて連続的に増殖する。これにより中枢側の軸索は，切断端から，修復された髄鞘に沿って再生していくことができる。

B 代表的な疾患の病理

❶ ギラン-バレー症候群

急性に発症する炎症性ニューロパチーである。ウイルス感染症などの先行感染によって

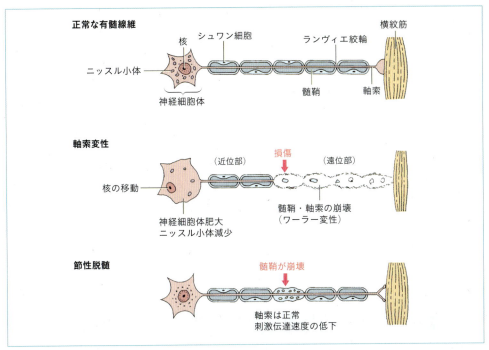

図11-6 末梢神経の損傷

自己免疫機構が活性化され，末梢神経の髄鞘に対して炎症が引き起こされる。

❷ 全身疾患に伴うニューロパチー

糖尿病性ニューロパチー（糖尿病性神経障害）は，シュワン細胞・軸索の代謝障害，微小血管障害による虚血が関係している。

IV 骨格筋の疾患

A 病態理解のための基礎知識

筋萎縮は種々の原因で起こり得るが，下位運動ニューロンの障害による**神経原性筋萎縮**と，筋自体の病変による**筋原性筋萎縮**（ミオパチー）とに大別される（図11-7）。ただ一つの運動神経に障害が起こったとしても，それが支配する筋線維は複数あるため，神経原性筋萎縮は群をなして発生する（群性萎縮，グループ萎縮）。また，筋は使用しないと萎縮するが，これを**廃用性萎縮**とよぶ。

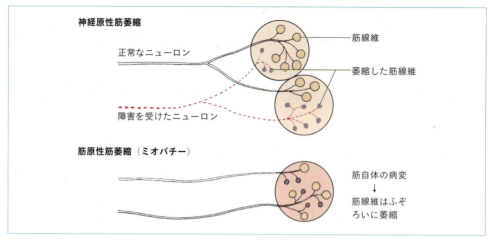

図 11-7 筋萎縮

B 代表的な疾患の病理

❶筋ジストロフィー

　筋ジストロフィーは遺伝性の筋疾患であり，進行性の筋脱力と筋組織の変性を主徴とする。病型の一つであるデュシェンヌ（Duchenne）型は，X染色体上のジストロフィン遺伝子の変異により引き起こされ，重症型である。乳児期より発症し，起立・歩行の遅延から始まり，筋原性筋萎縮が進行していき，呼吸筋萎縮と嚥下困難に至る。呼吸不全が死因となることが多い。筋力が低下するにもかかわらず脂肪および線維に置換され，腓腹部（ふくらはぎの筋肉）が硬く肥大するという**仮性肥大**がみられる。

❷重症筋無力症

　運動神経末端から骨格筋に情報を伝える神経筋接合部において，アセチルコリン受容体に対する自己抗体によって筋肉側の受容体が破壊される自己免疫疾患である。筋脱力，易疲労性が認められる。特に外眼筋に症状が出やすく，眼瞼下垂，複視を認める。呼吸が障害されることもある。

第**2**編 病理学各論

第**12**章

頭頸部・感覚器(耳, 眼)の疾患

この章では

- 口腔・唾液腺・咽頭, 上気道, 耳, 眼の構造を疾患との関係で理解する。
- それぞれ代表的な疾患の病理を理解する。

頭頸部の疾患は，口腔外科，耳鼻科，眼科が関係する広い領域にわたる。この章では代表的な疾患について扱う（甲状腺については，本編-第6章-Ⅱ「甲状腺の疾患」参照）。

Ⅰ 口腔・唾液腺・咽頭の疾患

A 病態理解のための基礎知識

1. 口腔の構造

　口腔は，食物の咀嚼や嚥下以外にも，味覚などの感覚受容，構音，感染防御，反射など多岐にわたる機能を司っている。口腔は全面が粘膜によって覆われており，歯や舌など口腔に特徴的な組織が存在する。咽頭周囲の粘膜に関連したリンパ組織は，口蓋扁桃（いわゆる扁桃腺），咽頭扁桃（アデノイド），舌扁桃である。これらは口腔を取り囲むように存在しているため，ドイツの解剖学者の名をとりワルダイエル輪とよばれている。

2. 唾液腺の構造

　耳下腺，顎下腺，舌下腺の大唾液腺のほかに，口腔粘膜には小唾液腺が存在する。

B 代表的な疾患の病理

1. 歯とその周辺器官の疾患

❶う歯（虫歯）関連疾患

　う歯は，歯の疾患としては最も多くみられる（図12-1）。歯垢内の細菌が産生する酸によって，歯のエナメル質，象牙質が損傷される。放置しておくと，細菌は象牙細管にまで及び，さらに歯髄にまで達し，神経分枝が刺激を受けて激烈な痛みを起こすことになる（**歯髄炎**）。さらに炎症は，歯根の尖端を越えて周囲組織にも波及する（**根尖性歯周炎**）。この結果生じる炎症性嚢胞は**歯根嚢胞**とよばれる。

❷辺縁性歯周炎

　歯肉の慢性炎症が進展して，歯根膜，歯槽骨の破壊をきたした状態である。排膿，口臭，歯の動揺をきたし，いわゆる**歯槽膿漏**とされる症状が発生する。

❸歯原性腫瘍

　まれな疾患ではあるが，そのなかで多いのは**エナメル上皮腫**である。歯の発生過程における原基に類似した腫瘍で，下顎大臼歯に好発する。ゆっくりと発育するが，周囲組織

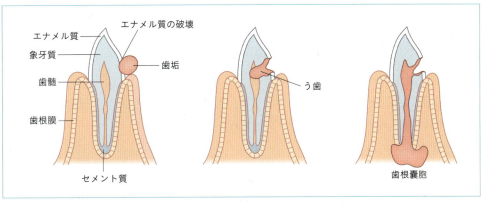

図12-1 う歯関連疾患

に浸潤する。

2. 口腔・舌の疾患

❶口内炎
　口腔粘膜には，単純ヘルペスウイルス1型による口唇ヘルペスやカンジダによる口内炎などの感染性口内炎が起こる。天疱瘡，類天疱瘡などの皮膚疾患も口腔内に水疱をつくる。

❷白板症
　口腔粘膜の斑状，白色の肥厚で，扁平上皮の増生と角化の亢進が認められる。経過の長いものは扁平上皮がんへの前がん状態とみなされる。

❸舌がん，口腔がん
　扁平上皮がんが大多数を占めている。舌の側縁部に多い。疣贅がんは，乳頭腫様の増殖が著明で，深部への浸潤や転移が少ない扁平上皮がんの一種である。

3. 唾液腺の疾患

❶粘液嚢胞
　排泄導管の破綻によって粘液が貯留する。しばしば嚢胞は破裂し，粘液が周囲組織に逸脱する。大唾液腺の貯留嚢胞はガマ腫とよばれる。

❷多形腺腫
　唾液腺腫瘍は良性が多く，耳下腺に最も多く発生する。なかでも最も頻度が高いのが多形腺腫である。腫瘍性上皮細胞が小塊状，索状に配列し，粘液変性を起こした間質と混じり合って増殖する。二次的な反応で間質に硝子化や軟骨形成がみられることがある。まれに悪性腫瘍が発生する。

❸腺様嚢胞がん
　唾液腺悪性腫瘍のなかで最も頻度が高い。特に口腔の小唾液腺では割合が高い。ゆっくりと発育するが，浸潤性で，特に神経周囲に沿って進展するため，広範に広がっているこ

とが多い。

4. 咽頭・扁桃の疾患

❶ A群β溶血性レンサ球菌（溶連菌）感染

急性細菌性咽頭炎，扁桃炎を起こす。合併症として急性溶血性レンサ球菌（溶連菌）感染後糸球体腎炎，リウマチ熱を起こすことがある。

❷ 慢性扁桃炎

扁桃が持続性に腫大している状態である。扁桃の腫大は多数のリンパ濾胞による。また，表面上皮の陰窩が拡張・延長して，内腔に放線菌（アクチノマイセス）の菌塊が存在することもある。

Ⅱ 上気道の疾患

A 病態理解のための基礎知識

1. 鼻腔・副鼻腔の構造

鼻腔は鼻腔粘膜に覆われている。鼻甲介は鼻腔の内腔に突出するひだであり，吸い込まれた空気を温め，湿り気を与えるのに役立っている。鼻腔の後端は，後鼻腔で咽頭に開いている。

鼻腔周囲の骨の内部は，副鼻腔という腔であり，鼻腔と連続して粘膜に覆われている。副鼻腔は上顎洞，篩骨洞，前頭洞，蝶形骨洞の4つに区別される。

2. 喉頭の構造

喉頭は気道であると同時に，声を出すために特殊に発達した器官である。喉頭には声帯があり，ひだのように左右から気道に突き出している。これが振動することによって声となる。

B 代表的な疾患の病理

1. 鼻腔の疾患

❶ アレルギー性鼻炎

アレルギー性鼻炎が反復して起こったり，持続したりすると，粘膜下の浮腫が強くなり，

320　第2編／第12章　頭頸部・感覚器（耳，眼）の疾患

粘膜がポリープ状に突出する。これを鼻ポリープ（鼻茸）とよぶ。

❷多発血管炎性肉芽腫症

上気道，肺の壊死性肉芽腫性病変である。全身の血管炎，肉芽腫性糸球体腎炎を伴う全身疾患で，早期に診断することが重要である。好中球のリソソーム成分のプロテイナーゼ3（PR3）に対する自己抗体が認められる。

❸乳頭腫

移行上皮，扁平上皮で覆われた乳頭状の良性腫瘍で，まれにがん化する。

❹鼻咽頭（上咽頭）がん

鼻咽頭は咽頭の最上方，鼻腔のすぐ後方に位置している。鼻咽頭がんはリンパ球浸潤が強い特殊な組織像を示す。原発巣が小さく，リンパ節転移で見つかることも多い。EBウイルスが発生に関与している。

❺鼻性NK/T細胞リンパ腫

NKあるいはT細胞由来のリンパ腫で，鼻粘膜に壊死性腫瘍病変をつくる。EBウイルスが関与している。

2. 副鼻腔の疾患

❶副鼻腔炎

鼻腔，上顎歯根部の炎症が波及して発症する。副鼻腔に粘液様分泌物，滲出物が貯留する。最近，好酸球性副鼻腔炎が注目を集めている。両側の鼻ポリープが多発する難治性の慢性副鼻腔炎で，ポリープや鼻粘膜に好酸球が浸潤していることが多い。副腎皮質ステロイド薬が効きやすいという特徴をもっている。

❷上顎洞がん

副鼻腔に発生するがんは，主に上顎洞に発生する。上顎がんともよばれる。多くは扁平上皮がんである。頬，口蓋，眼窩，さらには頭蓋内に進展する（図12-2）。

3. 喉頭の疾患

❶声帯ポリープ

声帯の前交連近くに生じる小結節で，歌手など声帯を酷使する人に生じる。喉頭粘膜の上皮下に充血，浮腫などが起こり，ポリープ状に突出する。

❷喉頭がん

組織型は扁平上皮がんである。喫煙との関係が非常に強い。喉頭は声門上部，声門，声門下部に分けられ，声門は左右の声帯を含む領域である。声門に発生するがんが最も多い（図12-3）。声門はリンパ管の発達に乏しいため，声門がんは頸部リンパ節に転移することが少なく，喉頭内に限局することが多い。

Ⅱ 上気道の疾患　321

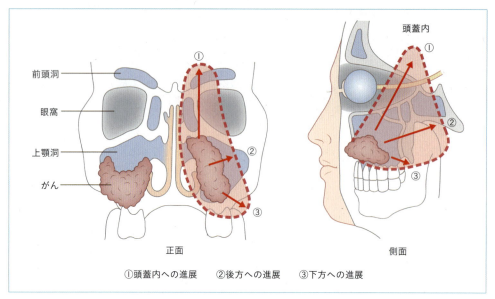

図 12-2 上顎洞がん

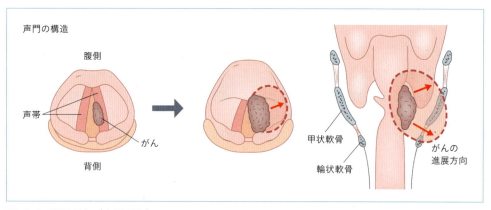

図 12-3 喉頭がん（声門がん）

III 耳の疾患

A 病態理解のための基礎知識

1. 聴器の構造

　耳は音を感じる聴覚と，からだの回転，加速度，傾斜などを感じる平衡感覚を司る器官である。解剖学的には，外耳，中耳，内耳に分けられる。

　外耳は耳介および外耳道からなり，中耳は鼓膜，鼓室，耳管などからなる。外耳と中耳

は鼓膜で隔てられている。鼓室には鼓膜の振動を伝える耳小骨が存在する。

内耳は側頭骨内に存在し，迷路のような複雑な形状をしている（骨迷路，膜迷路）。骨迷路の中に膜迷路（前庭，蝸牛管）が納まっている。前庭は平衡感覚，蝸牛管は聴覚を司る。膜迷路は内リンパという液体で満たされ，感覚細胞，支持細胞によって覆われている。

2. 難聴

外耳および中耳障害があるために生じた難聴を**伝音難聴**とよぶ。一方，難聴の原因が内耳およびそれより高位の聴覚経路にある場合を総称して**感音難聴**という。蝸牛管内のコルチ器らせん感覚細胞が高度に変性した例では，治療は無効となる。**加齢性難聴**（老人性難聴）は，一般に両側性の感音難聴で，高い音から聞こえづらくなる。

B 代表的な疾患の病理

1. 中耳の疾患

❶急性中耳炎

溶血性レンサ球菌，肺炎球菌，ブドウ球菌など細菌の感染によるものが多い。滲出物が中耳腔，耳管を充満し，鼓膜は浮腫状となる。

❷慢性中耳炎

病変が鼓室の周囲に及んで，慢性の乳様突起炎，内耳周囲炎，錐体炎などを起こす。慢性中耳炎の特殊型に真珠腫性中耳炎があり，剝脱した扁平上皮が白色真珠のような塊（**真珠腫**）を形成する。真珠腫が高度になると，周囲の骨組織を破壊しながら成長し，伝音難聴や顔面神経麻痺，めまい，頭蓋内合併症などを引き起こすこともある。

❸耳硬化症

耳小骨のうちアブミ骨底周辺に骨異常増殖が起こり，種々の程度の伝音難聴を生じる疾患である。

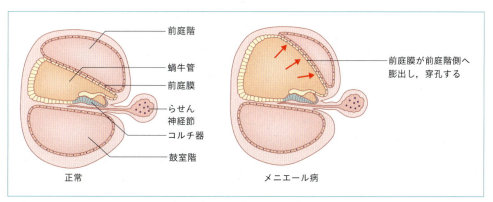

図12-4 メニエール病（蝸牛の断面）

III 耳の疾患

2. 内耳の疾患

❶ メニエール病
突然発症するめまい発作, 感音性難聴, 耳鳴を3徴候とする難治性の内耳疾患である。内リンパ水腫による球形嚢（三半規管の根元にある袋状組織），蝸牛管の拡大がみられる（図12-4）。

Ⅳ 眼の疾患

A 病態理解のための基礎知識

1. 眼球の構造

眼は, 眼球と副眼器（眼瞼, 涙器など）に分けられる。眼球は直径約2.4cmのほぼ球形の器官である。光は角膜, 水晶体, 硝子体を通って網膜に達し, 視神経に受容される。外膜（角膜, 強膜），中膜（虹彩, 毛様体, 脈絡膜），内膜（網膜）および内容物（水晶体と硝子体）よりなる。

▶ **中膜** 中膜はメラニン色素と血管に富み, 形と色調がブドウに似ているため, ぶどう膜ともよばれている。

▶ **網膜** 網膜は眼球の最内壁で, 9層の感覚網膜と最外側の網膜色素上皮層からなる。

2. 眼底

眼底の視神経乳頭は, 視神経線維が眼内から眼外に通過する部位にあたる（図12-5）。

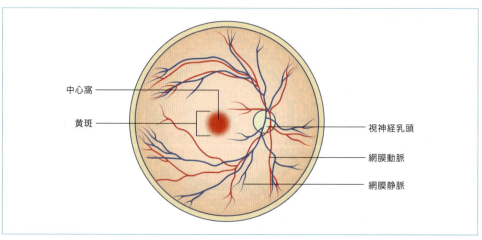

図12-5 眼底

この部位から網膜血管系が分岐し，網膜面に分布する。視神経乳頭には視細胞が存在しないため，視野検査では盲点となる。

B 代表的な疾患の病理

1. 結膜・角膜の疾患

❶結膜炎

流行性角結膜炎は主にアデノウイルス8型によって起こる。咽頭結膜熱はプールで感染することが多いためにプール熱ともよばれ，主にアデノウイルス3型によって起こる。トラコーマはクラミジア・トラコマチスという細菌によって起こる。

❷角膜炎

単純ヘルペスウイルスによる角膜炎が多い。角膜表層の枝分かれした病巣を示すため，樹枝状角膜炎とよばれ，ウイルスの増殖による上皮細胞の変性・破壊が起こっている。

2. 緑内障

緑内障は，日本の後天性失明原因の第1位である。眼房水の流れが障害されると眼内圧が上昇するため，視神経の障害を生じる。視神経が萎縮するために，視神経乳頭が陥凹，中心視野狭窄を起こす。

❶原発閉塞隅角緑内障

隅角が虹彩の根部によって閉塞されるために，眼房水のシュレム管への流出が妨げられることが原因である。

❷原発開放隅角緑内障

隅角は開放されているが，緑内障性の視神経萎縮が起こる。原因は不明である。流出障害があり，多くは高眼圧となる。

❸正常眼圧緑内障

最近では，正常な眼圧でも視神経の減少が進行する正常眼圧緑内障も予想以上に多いことがわかってきている。

3. 白内障

水晶体が白濁した状態で，先天性，後天性に区別される。後天性の多くは，水晶体構成たんぱく質の加齢変性による老人性白内障である。なかでも皮質白内障は最も多くみられる型で，水晶体辺縁部から中心に向かってくさび状に混濁がみられることが多い。水晶体の内部に丸い構造物が出現し，広範な破片化・乳化を生じる。

IV 眼の疾患 325

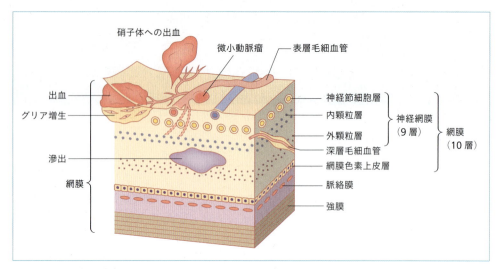

図 12-6 糖尿病網膜症

4. 網膜の疾患

❶ 糖尿病網膜症

　糖尿病に合併する全身の細小血管症の一つである。高血糖によって，網膜の血管が透過性亢進（滲出）や閉塞を起こすために生じる（図 12-6）。非増殖性糖尿病網膜症は，病変の進行は緩慢であるが，網膜硝子体への出血を繰り返して毛細血管が新生する増殖性糖尿病網膜症へと進行すると，網膜剝離を合併して失明に至ることがある。

❷ 網膜剝離

　網膜が，色素上皮層（網膜第 10 層）を脈絡膜側に残して剝離した状態である。脈絡網膜炎，静脈閉塞，腫瘍，高血圧，糖尿病などが原因となる。

第**2**編 病理学各論

第**13**章

皮膚の疾患，軟部腫瘍

この章では

- 皮膚の構造を疾患との関係で理解する。
- 軟部腫瘍を理解する。
- それぞれ代表的な疾患の病理を理解する。

I 皮膚の疾患

A 病態理解のための基礎知識

1. 皮膚の構造

皮膚は人体の外表を覆い，物理的・化学的刺激から人体を守る働きをしている。皮膚は表面から表皮，真皮，皮下組織の3層から成る（第1編 - 図8-2「感染防御機構」参照）。

1 表皮

表皮は角化重層扁平上皮で，下層から基底層，有棘層，顆粒層，角質層の4層に分けられる。傍基底層で分裂したあと，表層に向かい成熟し，最終的に角質となり剝離する。基底細胞間にはメラニン顆粒を産生するメラノサイトが存在し，紫外線を防御している。

2 真皮

真皮は表皮の下に存在し，表皮直下の基底膜により表皮と隔てられている。真皮は主に線維性結合組織より成り，表皮と皮膚付属器を支持している。

3 皮下組織

皮下組織は真皮のさらに深部の層を指し，主に脂肪組織から成っている。

4 皮膚付属器

毛髪の根部に存在する毛根，皮脂を産生する脂腺，汗をつくる汗腺などは皮膚付属器と総称される。

2. 皮膚の病変

皮膚に現れる病変は発疹と総称される。発疹の性状を表現する臨床的用語を示す。

▶ **斑** 扁平な非隆起性の病変で，皮膚の色が限局性に変化していることを示す。色調により，紅斑，紫斑，白斑などに分けられる。

▶ **丘疹** 直径1cm未満の限局性，隆起性病変である。

▶ **結節** 直径1cm以上の限局性，隆起性病変である。

▶ **局面** 1cmを超える触知可能な病変で，皮膚表面から隆起ないし陥凹している。

▶ **膨疹** 一過性，限局性の浮腫である。

▶ **水疱** 表皮内または表皮下に透明な液がたまった隆起性病変である。水疱内に多数の好

中球を含み，混濁して見えるものは**膿疱**（のうほう）という。
- ▶ **苔癬化**（たいせんか） 表皮が肥厚して硬くなり，皮溝と皮丘の形成がはっきりとみられるようになった状態をいう。
- ▶ **鱗屑**（りんせつ） 病的な角質が皮膚表面に板状に盛り上がって付着しているものをいう。

B 代表的な疾患の病理

1. 皮膚の炎症

1 湿疹

　表皮から真皮浅層に起こる非感染性の炎症の総称で，表皮細胞間に浮腫を生じ（海綿状態），急性，亜急性，慢性の経過をたどる。代表的疾患として接触皮膚炎，アレルギー性皮膚炎，脂漏性皮膚炎（しろうせいひふえん）がある。

- ▶ **接触皮膚炎** 刺激物質（一次刺激性）や感作物質（アレルギー性）などが皮膚表面に接触することにより，湿疹（しっしん）を起こす。表皮内にリンパ球が浸潤（しんじゅん）し，表皮細胞の間に浮腫が起こっている（図 13-1）。
- ▶ **アトピー性皮膚炎** かゆみのある湿疹が増悪と軽快を繰り返す。患者の多くはアトピー素因をもつ。特徴的な左右対称性の分布を示し，年齢により好発部位が異なる。乳幼児期から発症し小児期に寛解（かんかい）するか，あるいは寛解することなく再発を繰り返し，症状が成人まで持続する（図 13-2）。
- ▶ **脂漏性皮膚炎** 頭部など皮脂の分泌が盛んな脂漏部位や脇（わき）の下など間擦部位（かんさつぶい）（皮膚が互いにこすれあう部位）に生じる。表皮と毛包上皮（もうほう）での海綿状態と表皮肥厚が特徴で，ふけや鱗（りん）

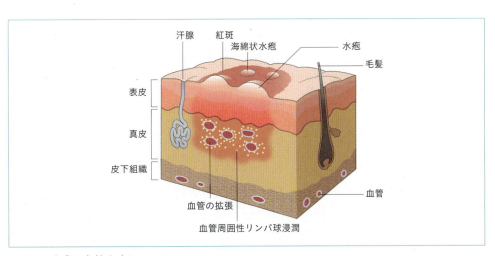

図13-1 皮膚の急性炎症

I 皮膚の疾患

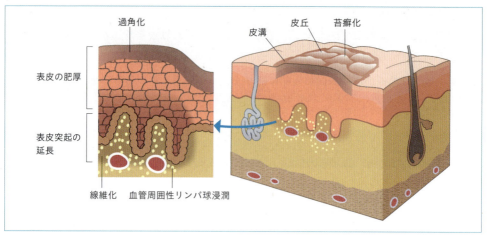

図13-2 皮膚の慢性炎症

屑が増える。

2 蕁麻疹

肥満細胞の脱顆粒により皮膚の微小血管の透過性が亢進し，激しいかゆみを伴う膨疹を生じる。多くは急性で数時間以内に消退するが，再発を繰りかえすこともある。アレルギー性のほか，寒冷，光線，圧迫，ストレスなどによっても発症する。

3 痤瘡

にきびのことである。顔面や胸背部の毛包脂腺系の脂質代謝異常，角化異常，細菌の増殖が関与する慢性炎症性疾患である。思春期以降に発症する。脂腺の活動性が亢進して皮脂の分泌が増加し，皮脂が毛包内に貯留した状態（面皰）が痤瘡の初発症状である。

4 乾癬

自己免疫性機序が推定されている慢性炎症性皮膚疾患である（図13-3）。厚い銀白色の鱗屑に覆われた局面を生じる。表皮突起が規則的に延長し，表皮の肥厚と錯角化（不完全な角化）が起こっている。

2. 皮膚の感染症

1 疥癬

疥癬虫（ヒゼンダニ）の感染症で，ダニが角層内に寄生することでからだや四肢に激しいかゆみが起こる。指間，下腹部，外陰部，関節屈曲部などの軟らかい皮膚に小丘疹や，疥癬トンネルとよばれる曲がりくねった線状の小隆起を生じる。

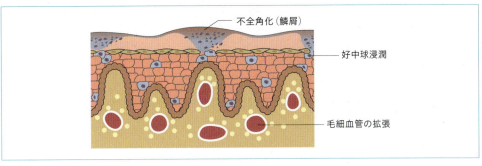

図13-3 乾癬

2 白癬

皮膚糸状菌（白癬菌）という真菌による感染症で，いわゆる水虫である。皮膚の角層，爪，毛に感染した表在性白癬と，真皮や皮下組織，内臓に感染した深在性白癬がある。表在性白癬では角層内に白癬菌が存在し，そこに好中球が浸潤する。

3 蜂巣炎

真皮から皮下組織に生じる急性の細菌感染症で，A群β溶血性レンサ球菌と黄色ブドウ球菌が最も頻度の高い起因菌である。真皮から皮下組織にかけて炎症性浮腫を伴って，びまん性に好中球浸潤がみられる。

3. 角化細胞の腫瘍

1 脂漏性角化症

高齢者によくみられる良性の表皮内腫瘍である。基底細胞様の角化細胞が表皮内に増殖し，種々の程度に有棘細胞様細胞も混在する。

2 日光角化症

日光，紫外線が原因となり，日光露光部（顔面・手背）で起こる前がん病変である。自然消退するものもあれば，有棘細胞がんに進展するものもある。組織学的には，表皮基底細胞様の異型細胞が錯角化を伴い表皮基底層を主体に増殖する。真皮では慢性紫外線照射による弾性線維の高度の変性がみられる（光線性弾性線維症）。

3 有棘細胞がん（扁平上皮がん）

中年〜高齢者の日光露出部に好発する。前駆病変なく発生することもあるが，日光角化症や，遺伝性皮膚疾患である色素性乾皮症，熱傷の瘢痕，X線傷害部などからも発生する。

I 皮膚の疾患　331

ボーエン病は，表皮内にとどまっているがんで，5％程度が浸潤がんに進展する。

4 基底細胞がん

皮膚の浸潤がんとして最も多く，慢性的な日光露光部に発生しやすい。表皮や毛包の基底細胞由来と考えられ，表皮基底細胞様の腫瘍細胞が充実性に増殖する。局所で緩徐に進行し，転移は極めてまれである。

4. メラノサイト系の腫瘍（図13-4）

1 色素性母斑

"ほくろ"の代表格で，先天性ないし後天性の良性腫瘍である。正常（非腫瘍性）メラノサイトよりも大きい**母斑細胞**が増殖する。通常型の**色素性母斑**は比較的小さく，左右対称性で均一な色素沈着を示す。初期には母斑細胞が真皮表皮境界部に胞巣状に増殖し，最終的には真皮に進展し表皮内の母斑細胞は消失する。**単純黒子**はメラノサイトが表皮基底層で増えた状態で，胞巣は形成しない。"ほくろ"は単純黒子や色素性母斑を指す。

2 悪性黒色腫

メラノサイトに由来する悪性腫瘍で，転移しやすく，あらゆる悪性腫瘍のなかで最も予後の悪いものの一つである。顔面，下肢（特に足の裏，足の指）に好発する。一般に，黒色の結節をつくるが，非対称で，辺縁不整，多彩な色調を呈し，サイズが大きい。表皮内に全層にわたり不明瞭な胞巣状，個細胞性に増殖し，真皮内に浸潤する。悪性黒色腫の腫瘍細胞は，母斑細胞よりも大型で異型が強い。早期に診断し，広範囲に切除する必要がある。

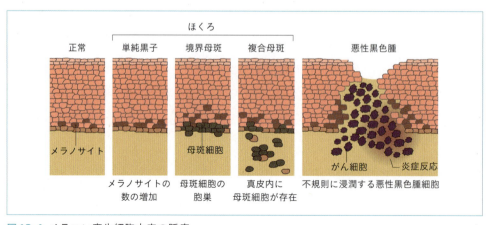

図13-4 メラニン産生細胞由来の腫瘍

II 軟部腫瘍

A 病態理解のための基礎知識

軟部組織とは頭頸部，体幹，四肢を構成する皮下組織，真皮，筋肉，筋膜，腱，腱膜，滑膜，血管，リンパ管，末梢神経など，広い領域の組織を含んでいる。また，後腹膜，腸間膜，縦隔，眼窩などの結合組織も軟部に含める場合がある。

B 代表的な疾患の病理

1. 良性腫瘍，腫瘍性病変

1 | 線維腫症

線維芽細胞や筋線維芽細胞の増殖からなる多彩な病変を含む。**デスモイド型線維腫症**は良性と悪性の「中間群」の軟部腫瘍である。孤発性のデスモイド型線維腫症は四肢，体幹に多く，家族性大腸腺腫症に関連する場合は腹腔内に好発する。

2 | 脂肪腫

最も多い良性の軟部腫瘍で，成熟型脂肪細胞の増殖からなる。多くは皮下に発生し，薄い被膜を有し，軟らかい分葉状の黄色充実性腫瘍をつくる。

3 | 血管腫

血管内皮細胞などの腫瘍性増殖からなる良性腫瘍である。多くは小児，若年者に生じ，しばしば先天性である。血管やリンパ管などの脈管の局所的な形態異常による病変である血管奇形とは分類上区別されている。

4 | 神経鞘腫（シュワン細胞腫）

末梢神経系の神経軸索を囲むシュワン細胞への分化を示す良性腫瘍である。

5 | 神経線維腫

神経鞘腫とともに良性末梢神経腫瘍の代表的疾患である。皮膚および皮下の比較的浅い部分に多く発生し，シュワン細胞と線維芽細胞，および膠原線維と粘液腫状物質を含む基質からなる。蔓状の形態をとる神経線維腫は，神経線維腫症Ⅰ型（**レックリングハウゼン病**）

Ⅱ 軟部腫瘍　　333

で多発する。

6 | ケロイド

創傷部を超えて痛みやかゆみを伴って瘢痕様病変が広がる。真皮に膠原線維の増殖がみられ，幅広く硝子化した膠原線維の束を形成する。黒人や黄色人種に発生しやすい。

2. 悪性腫瘍 （肉腫）

1 | 脂肪肉腫

中高齢者の大腿，殿部，後腹膜に好発する。脂肪肉腫のなかで最も多い亜型である高分化型脂肪肉腫は，大部分が成熟脂肪細胞に類似した腫瘍細胞からできているが，脂肪芽細胞や脂肪空胞の不明瞭な紡錘形ないし多形細胞が様々な程度に混在する。

2 | 血管肉腫

血管内皮細胞への分化を示す腫瘍細胞が増殖し，様々な程度の血管腔形成を伴う軟部肉腫である。放射線曝露や乳がん術後のリンパ管浮腫に伴い発症する例もある。

3 | 横紋筋肉腫

横紋筋細胞への分化を示す肉腫である。鼻腔，泌尿生殖器など，本来は横紋筋のない部位にも発生する。

4 | 滑膜肉腫

若年成人に好発する発生起源不明な軟部肉腫である。滑膜との直接的な関連性はない。上皮様成分と線維肉腫様成分が混在している。染色体相互転座に基づく特異的な融合遺伝子が認められる。

5 | 未分化・未分類肉腫

遺伝学的,病理組織学的手法を用いても特定の遺伝学的特性や分化方向を証明できない，分類不能な悪性軟部腫瘍の総称である。

第**2**編 病理学各論

第**14**章

小児の疾患

この章では

● 新生児，小児期に関連した疾患を理解する。
● それぞれ代表的な疾患の病理を理解する。

I 新生児に関連した疾患

病態理解のための基礎知識

1. 新生児の分類

1 出生体重

　出生体重が 4000g 以上の新生児を**高出生体重児**（巨大児）とよぶ。一方，2500g 未満は**低出生体重児**，1500g 未満は**極低出生体重児**，1000g 未満は**超低出生体重児**とよぶ（図 14-1）。

2 在胎週

　在胎週は「母親の妊娠前の最終月経第 1 日を 0 週 0 日」とし，1 週間を 0 日〜6 日の計 7 日間で表す。在胎 42 週以降（42 週 0 日以降）の出生児を過期産児，在胎 37 週以上 42 週未満の出生児を正期産児，在胎 22 週以上 37 週未満の出生児を早産児，早産児のうち在胎 28 週未満の出生児を超早産児という（図 14-1 参照）。以前は，早産児をすべて未熟児とよんでいた。なお，周産期死亡とは妊娠 22 週以降の死産と生後 7 日未満の新生児死亡を合わせたものである。

3 未熟児

　母子保健法の規定では「身体の発育が未熟のまま出生した乳児であって，正常児が出生時に有する諸機能を得るに至るまでのもの」となっていて，養育に必要な医療費を公費負担する未熟児養育医療制度が設けられている。

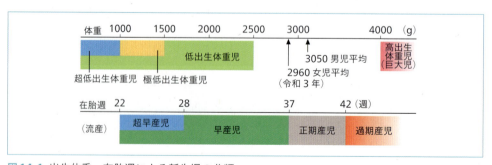

図 14-1　出生体重，在胎週による新生児の分類

2. 胎児循環

心臓は，胎生期に血管が屈曲し，回転して形ができ，内部に心房・心室中隔，そして弁膜が形成される。この胎児の時期には，酸素は胎盤を通して母体から供給されている。

1 | 胎児循環

胎児の静脈血は，胎盤で動脈血に変えられた後，臍静脈，下大静脈を経て右心房に流れ込む。右心房に入った血液の大部分は卵円孔を通って左心房に入り，左心室，大動脈を経て全身に送り出される。一方，右心房から右心室に入った血液の大部分は肺動脈から動脈管（ボタロー管）を通って大動脈に流れ込み，肺への血流はほとんどない。

2 | 生後の循環

新生児は生まれた直後から，自力で酸素を空気から取り込まなければならない。この劇的な瞬間に，空気が吸い込まれる肺へ，大量の血流を送る必要が生じる。このとき，卵円孔，動脈管が機能的に閉じ，胎児循環から生後の循環に，まさに「一気」に変換する。

B 代表的な疾患の病理

1. 新生児仮死

出生時に呼吸・循環不全を示す状態である。

1 | 新生児仮死の原因

胎児機能不全（胎児仮死）が原因になっていることが多い。臍帯圧迫による臍帯血流障害，胎盤早期剥離による胎盤でのガス交換障害，母体循環障害による胎盤血流量低下など，様々な原因で生じる。呼吸障害（胎便吸引症候群），心筋障害，低酸素性虚血性脳症，腎不全など様々な異常が同時にみられる。

2 | 胎便吸引症候群

羊水を吸引したために生じるもので，細気管支，肺胞腔内に胎便に由来する剥離角化物が多数存在する。

2. 分娩損傷

分娩時に機械的外力，酸素欠乏によって起こった組織の損傷である。

Ⅰ 新生児に関連した疾患　　337

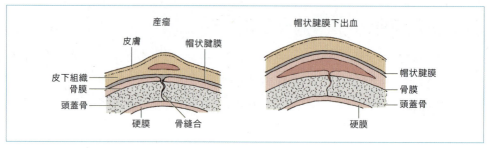

図14-2 分娩時の頭部出血

1 帽状腱膜下出血

胎児頭部の帽状腱膜と骨膜の間に出血する**帽状腱膜下出血**は，吸引分娩で発生しやすく，大量に出血することが多い（図14-2）。なお，産瘤は児頭が産道を追加する際に先進部の皮下組織に生じる浮腫，うっ血で，通常，生後数日で消退する。

2 硬膜下出血

頭蓋骨骨折の場合は硬膜下出血をきたす。

3 分娩後無酸素状態

分娩後の無酸素状態によって脳室内，くも膜下への出血を起こすことがある。

3. 新生児高ビリルビン血症

新生児では赤血球の分解によって生じるビリルビン（本編 - 図5-2「ビリルビン代謝と黄疸」参照）が生理的に増加し，生後2～3日目に黄疸が現れる（新生児黄疸）。生理的な黄疸以上の血清総ビリルビン濃度を示す状態は新生児高ビリルビン血症であり，新生児病的黄疸とよぶ。

1 血液型不適合溶血性黄疸

母児間の血液型不適合（ABO型，Rh型）による溶血性貧血の結果，新生児では間接ビリルビン血症を生じる（図14-3）。なお，Rh不適合の重症例では，溶血のため貧血，赤血球の増加（胎児赤芽球症）が起こる。

2 新生児特発性黄疸

はっきりとした原因がなく，生理的黄疸が遷延する。これは肝臓でのビリルビン処理能力が未熟なためと考えられている。

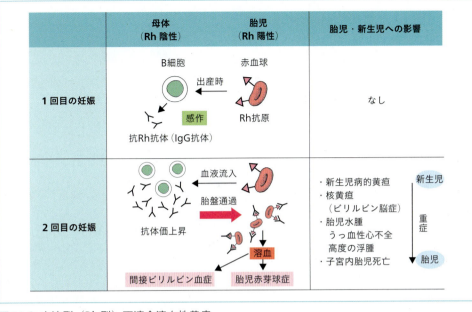

図 14-3 血液型（Rh 型）不適合溶血性黄疸

3 核黄疸

　新生児病的黄疸では，ビリルビンが新生児の脳の基底核，海馬などに沈着することがある。核黄疸といわれてきたが，ビリルビンによって広く神経細胞の変性，壊死が起こるため「ビリルビン脳症」とよばれるようになった。重篤な脳障害を残し，脳性麻痺の原因となる。

4. 臓器の未熟性に関連した疾患

1 未熟児動脈管開存症

　早産児の場合，動脈管が閉鎖されないことが多い。動脈管を通って左→右短絡となるが，シャント量が多い場合には肺出血を起こす。

2 新生児呼吸窮迫症候群（新生児肺硝子膜症）

　肺サーファクタントは呼気時に肺胞を拡張した状態に保つために必須である。早産児は，肺サーファクタントの産生が不十分なため**呼吸窮迫症候群**をきたすことがある（図 14-4）。肺には，肺胞の入口部を塞ぐように硝子膜が出現している。

3 新生児壊死性腸炎

　極低出生体重児に好発する。回腸末端から結腸に及ぶ壊死性病変で，腸穿孔を伴う。

Ⅰ 新生児に関連した疾患　339

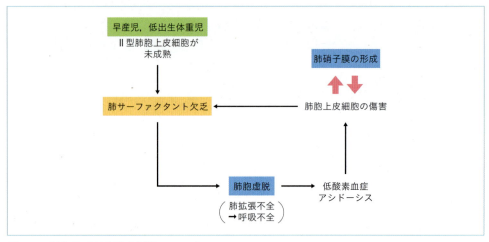

図14-4 新生児呼吸窮迫症候群

II 小児期の疾患

A 病態理解のための基礎知識

　乳児死亡の原因は多い順に「先天性奇形, 変形および染色体異常」,「周産期に特異的な呼吸障害および心血管障害」,「不慮の事故」, そして4位に「乳幼児突然死症候群」となっている（2022［令和4］年, 人口動態統計）。

▶乳幼児突然死症候群　乳幼児突然死症候群は「それまでの健康状態および既往歴からその死亡が予測できず, しかも死亡状況調査および解剖検査によってもその原因が同定されない, 原則として1歳未満の児に突然の死をもたらした症候群」（厚生労働省SIDS研究班：乳幼児突然死症候群（SIDS）診断ガイドライン, 第2版）と定義されている。診断にあたっては, 解剖検査, 状況調査も含めて, 窒息や虐待などの外因死との鑑別を慎重に行う必要がある。

B 代表的な疾患の病理

1. 非腫瘍性疾患

1 ヒルシュスプルング病

　新生児期の腹部膨満, 便秘を主訴とする先天性の疾患である。腸管壁内のアウエルバッハ神経叢, マイスナー神経節細胞が欠損し, 正常な蠕動運動ができない状態である。無神

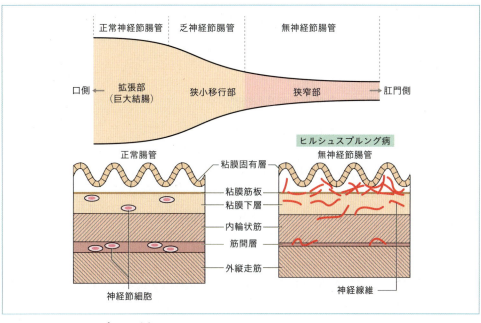

図14-5 ヒルシュスプルング病

経節腸管は常に収縮した状態になるため，口側の腸管は拡張し，巨大結腸となる（図14-5）。

　消化管内の神経節細胞は神経堤に由来し，胎生5〜12週の間に頭側の消化管より尾側の方向に遊走し，直腸に達する。この遊走が障害されて，遊走路の最遠部になる直腸で神経節細胞が欠損する。多くの場合は*RET*遺伝子に変異があり，ヒルシュスプルング病の場合は機能をなくすような変異の型であり，家族性内分泌腺腫症にみられる*RET*遺伝子の変異とは異なっている。

2 先天性胆道閉鎖症

　いったん形成された肝外胆管が，ウイルス感染などで二次的に障害を受け，内腔が閉鎖している状態である。生後まもなく発症し，放置すると胆汁性肝硬変が進行して，慢性肝不全で死亡する。肝門部と空腸の吻合手術（葛西手術）あるいは生体肝移植が行われる。

3 潜性遺伝型（幼児型）多発性囊胞腎

　新生児にみられるまれな先天性疾患である。両側腎の集合管が拡張し，びまん性多発性の囊胞を形成する。

2. 小児腫瘍

1 | 良性腫瘍

血管腫，リンパ管腫や，骨軟骨腫などの頻度が高い。

2 | 小児がん

15歳以下の子どもに発生する悪性腫瘍である。5歳から9歳では死因の第1位であり，それ以外でも高い割合を示している（2022［令和4］年，人口動態統計）。小児がんとして特徴的な腫瘍は，発生，分化，成熟過程にある胎児性組織（原基）に類似した胎児性腫瘍であり，乳幼児期に好発する。なお，白血病，リンパ腫などの血液腫瘍が約半数，約15％が脳腫瘍である。

▶白血病・悪性リンパ腫　小児の白血病はほとんどが急性白血病で，約80％が急性リンパ性白血病である。悪性リンパ腫では，バーキットリンパ腫，リンパ芽球型，未分化大細胞型が多い。

▶脳腫瘍　小児に多いものとして神経膠腫，髄芽腫，胚細胞腫，頭蓋咽頭腫などがある。小児の脳・脊髄に発生する腫瘍は，命をおびやかす重大な症状を伴うことが多く，高度の治療が必要とされる。このため，腫瘍の悪性度には関係なく，広い意味で「小児がん」とされている。

▶神経芽腫　小児の固形腫瘍として最も頻度が高い。神経堤に由来する腫瘍で，カテコラミンを産生している。副腎に発生することが最も多い。神経芽腫は組織学的には，小型の円形細胞と神経線維からなり，しばしば神経管に類似したロゼット形成を示す。自然退縮する腫瘍があることが知られている。

▶網膜芽細胞腫　網膜に発生する悪性腫瘍で，神経芽腫に類似した組織像を示す。白色瞳孔で発見される。家族性に発生する場合は両眼性に発生することが多い。13番染色体に存在するがん抑制遺伝子 *RB* 遺伝子の変異による。

▶ウィルムス腫瘍（腎芽腫）　腎の原基である後腎組織由来の腫瘍である。胎児の腎皮質を模倣した組織像を示し，糸球体，尿細管上皮細胞様の構造がみられる。また，横紋筋，平滑筋，軟骨，脂肪などの間葉細胞にも分化する。がん抑制遺伝子 *WT-1* 遺伝子の異常による。

▶肝芽腫　胎児期の肝臓に類似した分化型の腫瘍から，未熟な細胞からなるもの，軟骨などの間葉系成分を伴うものなどがある。腫瘍マーカーのαフェトプロテイン（AFP）が極めて高い値を示す。

▶横紋筋肉腫　小児に発生する軟部腫瘍のなかでは最も頻度が高い。

国家試験問題

1 Sjögren〈シェーグレン〉症候群でリンパ球が浸潤して障害が起こるのはどれか。
Sjögren syndrome
2つ選べ。 (113回 PM84)

1. 胸腺
2. 涙腺
3. 甲状腺
4. 唾液腺
5. 副甲状腺

2 死の三徴候に含まれるのはどれか。 (第109回 AM9)

1. 筋の弛緩
2. 角膜の混濁
3. 呼吸の停止
4. 呼名反応の消失

3 肺高血圧が長期に持続し，肺血管抵抗が上昇することにより，短絡血流が主に左
右短絡から右左短絡になった状態はどれか。 (第104回 AM61)

1. 拡張型心筋症
2. 総肺静脈還流異常症
3. Fallot〈ファロー〉四徴症
4. Eisenmenger〈アイゼンメンジャー〉症候群

4 急性骨髄性白血病の検査所見で正しいのはどれか。 (第109回 PM31)

1. 赤血球数が増加する。
2. 血小板数が増加する。
3. 白血球分画に白血病裂孔を認める。
4. ミエロペルオキシダーゼ反応陽性が3%未満である。

5 くも膜下出血 (subarachnoid hemorrhage) の成因で最も多いのはどれか。 (112回 AM30)

1. 外傷
2. 脳腫瘍 (brain tumor)
3. 脳動脈瘤 (cerebral aneurysm)
4. 脳動静脈奇形 (cerebral arteriovenous malformation)

国家試験問題 解答・解説

1 　　　　　　　　　　解答 **2, 4**

○ 2, 4
× 1, 3, 5
シェーグレン症候群は中年女性に好発し，涙腺と唾液腺の慢性炎症を特徴とする自己免疫疾患である。抗 SSA 抗体や抗 SSB 抗体などの自己抗体の出現や自己反応性リンパ球の存在が明らかになっている。厚生労働省による「指定難病53番」である。

2 　　　　　　　　　　解答 **3**

○ 3
× 1, 2, 4
死の三徴候には呼吸停止，心拍停止，瞳孔散大・対光反射の消失が含まれる。

3 　　　　　　　　　　解答 **4**

× 1：進行性に心収縮機能が低下する心筋疾患の１つである。
× 2：肺静脈が本来還るべき左心房ではなく，体静脈に還流している先天性心疾患である。
× 3：心室中隔欠損症，大動脈騎乗，右室肥大，肺動脈狭窄の４つを特徴とするものであり，チアノーゼを呈する先天性心疾患である。
○ 4：左→右シャント（短絡）で長期間経過した場合，肺動脈血圧が上昇して右→左シャントが生じるようになる。これをアイゼンメンジャー症候群という。

4 　　　　　　　　　　解答 **3**

× 1：造血組織で白血病細胞が増加し，正常な造血機能が低下するため赤血球数は減少する。
× 2：造血組織で白血病細胞が増加し，正常な造血機能が低下するため血小板数は減少する。
○ 3：急性骨髄性白血病では造血機能が低下し，未熟な芽球と成熟した血球との中間段階の細胞が出現しない。これを白血病裂孔という。
× 4：急性骨髄性白血病ではミエロペルオキシダーゼ反応陽性が３％以上である。

5 　　　　　　　　　　解答 **3**

○ 3
× 1, 2, 4
髄膜は，頭蓋骨と脳の間に，外側から順に「硬膜・くも膜・軟膜」の３層から成り，脳を保護している。くも膜と軟膜の間には，くも膜下腔（脳脊髄液で満たされている）がある。くも膜下腔に出血が起こった状態をくも膜下出血という。
くも膜下出血の原因の大半が，脳動脈瘤の破裂である。他に脳動静脈奇形，脳腫瘍，頭部外傷などでも起こる場合がある。
くも膜下出血の典型的な症状は，激しい頭痛，意識障害，嘔吐などである。

索引

欧文

ACTH産生腫瘍…253
ADR…124
AIDS…103, 112, 164
AIDS指標疾患…104
A型肝炎ウイルス…238
A群β溶血性レンサ球菌…183
A群β溶血性レンサ球菌感染…320
B型肝炎…112
B型肝炎ウイルス…239
B細胞…55, 59
B細胞性リンパ腫…200
CD 4陽性のヘルパーT細胞…56
CD8陽性の細胞傷害性T細胞
　…56
CMV…107
COPD…209
COVID-19…3
CRP…46
C型肝炎…112
C型肝炎ウイルス…239
C反応性たんぱく…46
DIC…80
DNA…83
DNAウイルス…106
EBウイルス…106, 146, 200
HE染色…24
HIV…103, 164
HIV脳症…302
HLA抗原…63
IgE…61
MALTリンパ腫…227
MASH…241
MASLD…241
MERS-CoV…108
MHC抗原…63
MHC分子…57
MRSA…103, 109
MRSA院内感染…110
NAFL…241
NAFLD…241
NASH…28, 241
NSAIDs…48
O157…110

PSA…292
Rh式血液型不適合妊娠…63
RNAウイルス…106
SARS-CoV…108
SARS-CoV-2…3, 108
Th1細胞…59
Th2細胞…59
T/NK細胞性リンパ腫…200
TNM分類…139
Toll様受容体…102
T細胞…55
VZV…106
X連鎖潜性遺伝…90, 93

和文

あ

アイゼンメンジャー症候群…178, 212
亜急性壊死性リンパ節炎…198
悪液質…139
悪性高血圧…269
悪性黒色腫…332
悪性腫瘍…132
悪性腹膜中皮腫…250
悪性リンパ腫…198, 342
アジソン病…258
アスベスト…120
アスベストーシス…121
アセトアミノフェン…26
アディポサイトカイン…160
アテローム…150
アテローム斑…151
アトピー性皮膚炎…329
アナフィラキシー型…61
アナフィラキシーショック…61
アポトーシス…25, 28
アミロイド…170
アミロイドーシス…170
アメーバ赤痢…230
アルコール…125
アルコール性肝障害…126, 241
アルツハイマー病…172
アルブミン…69
アレルギー…54, 61
アレルギー性鼻炎…320
アレルゲン…61

アンドロゲン不応症…288

い

胃…222
胃炎…223
胃潰瘍…224
胃がん…225
異型…135
異形成…137
移行上皮がん…134
萎縮…25, 27
異状死…19
移植片対宿主反応…64
石綿…120
I型アレルギー…61
1型糖尿病…155
遺伝因子…3, 7
遺伝子…5, 83
遺伝子治療…95
遺伝性疾患…82
遺伝性乳がん卵巣がん…5
イニシエーション…144
医療関連死…20
イレウス…228
陰窩膿瘍…231
陰茎がん…294
飲酒…125
院内感染症…115
インフルエンザ…109
インフルエンザウイルス…109

う

ウイルス…98, 145
ウイルス性心筋炎…182
ウイルソン病…242
ウィルヒョウ転移…226
ウィルムス腫瘍…342
ウェゲナー肉芽腫症…170
ウェルナー症候群…16
う歯…318
右心不全…77, 177
うっ血…70
うっ血脾…201
うっ滞性乳腺炎…260

え

エイズ→AIDS
液性免疫…60
壊死…25, 28

索引　345

壊疽…30
エピゲノム…88
エプスタイン - バーウイルス
　　→EBウイルス
エボラウイルス…109
エラー蓄積説…16
炎症…4, 40
炎症細胞…42
炎症細胞浸潤…41
炎症性メディエーター…43
エンドトキシン…99

お

横隔膜ヘルニア…84, 249
黄色ブドウ球菌…109
黄疸…236
横紋筋腫…185
横紋筋肉腫…334, 342
おたふくかぜ…107
オプソニン作用…60

か

外因…3, 40
外陰炎…282
外生殖器…282
疥癬…330
外毒素…99
潰瘍性大腸炎…231
化学伝達物質…43
拡張型心筋症…180
獲得免疫…101
獲得免疫系…54
角膜炎…325
過形成…31, 257
過形成性ポリープ…231
下垂体…252
下垂体後葉ホルモン…253
下垂体腫瘍…253
下垂体前葉ホルモン…252
カスケード反応…43
かぜ…108
化生…34
仮性肥大…28, 316
脚気…128
褐色萎縮…27
褐色細胞腫…259
活性酸素…25
活性酸素種…17
化膿性炎症…44

過敏性肺炎…211
加齢性難聴…323
川崎病…169
がん…132
がん遺伝子…140
肝炎…238
肝炎ウイルス…146, 238
感音難聴…323
肝外胆管がん…245
環境因子…3, 7, 118
肝芽腫…342
間欠性跛行…186
がんゲノム医療…143
肝硬変症…241
幹細胞…32
肝細胞がん…243
間質性肺炎…124, 210
がん腫…134
冠状動脈…176
がん性髄膜炎…306
関節…313
関節リウマチ…50, 165
乾癬…330
感染症…4, 86, 98
感染性心内膜炎…183
感染性乳腺炎…261
肝臓…236
管内増殖性糸球体腎炎…268
肝内胆管がん…244
肝膿瘍…243
がん抑制遺伝子…140
乾酪…230
乾酪壊死…30, 112, 210

き

気管支拡張症…208
気管支喘息…208
気胸…216
奇形腫…134, 284, 290
器質化…37
寄生体…85
喫煙…118
基底細胞がん…332
気道…204
機能性腫瘍…139
偽膜性腸炎…230
逆流性食道炎…220
丘疹…328
急性…7

急性胃粘膜病変…223
急性炎症…40
急性肝炎…239
急性硬膜下血腫…299
急性呼吸窮迫症候群…205
急性腎盂腎炎…272
急性心不全…176
急性膵炎…246
急性胆嚢炎…245
急性尿細管傷害…270
急性肺炎…41
急性白血病…195
凝固壊死…30
凝固系…67
狭心症…179
胸水…78, 215
行政解剖…20
胸腺…55
胸腺過形成…217
胸腺腫…217
胸膜…215
胸膜炎…216
胸膜中皮腫…121
胸膜斑…216
虚血…70
虚血性心疾患…152, 179
虚血性大腸炎…230
巨赤芽球性貧血…193
拒絶反応…63
ギラン - バレー症候群…314
起立性低血圧…79
筋萎縮…315
筋萎縮性側索硬化症…304
禁煙…120
菌血症…103
筋原性筋萎縮…315
菌交代現象…102
菌交代症…102
筋ジストロフィー…93, 316
菌状息肉腫…200

く

空気感染…105, 111, 210
クッシング症候群…258
くも膜下出血…300
クラインフェルター症候群…89
クラミジア感染症…112
グリア細胞…296
グリオーマ…305

クリプトコッカス髄膜炎…301
くる病…311
クレチン症…254
クロイツフェルト - ヤコブ病
　　…114, 303
クローン病…230

け

憩室炎…229
形質細胞…59
形成異常症…82, 84
形成不全…27
珪肺…212
劇症肝炎…239
血圧…78
血液…66
血液型不適合溶血性黄疸…338
血液量減少性ショック…79
結核…111
結核菌性髄膜炎…301
結核性骨髄炎…311
結核性肉芽腫…50
結核性精巣上体炎…289
血管炎…168
血管腫…333
血管肉腫…334
血球…190
血行性転移…132
結合体…85
血小板…190
結石…273
結節性多発動脈炎…169
血栓症…71
血栓性血小板減少性紫斑病…194
血栓塞栓症…73
血尿…265
結膜炎…325
血友病…68, 93, 193
血流分布異常性ショック…79
ゲノム…88
ケロイド…334
原核生物…99
減数分裂…86
原虫…98, 100
原発性アルドステロン症…258
原発性胆汁性胆管炎…242
原発性脳腫瘍…305
原発性免疫不全症…163

こ

硬化…150
光学顕微鏡…24
膠芽腫…305
高カリウム血症…187
口腔…318
口腔がん…319
高血圧…153
抗原認識…57
膠原病…165
膠質浸透圧…69
高出生体重児…336
恒常性…2, 12
甲状腺…254
甲状腺炎…255
甲状腺がん…256
甲状腺機能亢進症…254
甲状腺機能低下症…254
甲状腺腫…255
甲状腺ホルモン…254
梗塞…74
拘束型心筋症…182
抗体…59
好中球…43
後天性免疫不全症候群
　　…103, 163
喉頭…320
喉頭がん…321
口内炎…319
硬膜外血腫…299
硬膜下血腫…299
硬膜下出血…338
肛門管…233
肛門周囲膿瘍…234
極低出生体重児…336
骨髄…55
骨髄異形成症候群…197
骨髄腫腎…270
骨折…36
骨粗鬆症…309
骨軟化症…311
骨軟骨腫…311
骨肉腫…312
コプリック斑…105
コレラ菌…111
コロナウイルス…108
混合性腫瘍…134
根尖性歯周炎…318

さ

細菌…99, 145
細菌感染症…301
再生…31, 32
再生医療…32
再生不良性貧血…192
在胎週…336
最大寿命…12
細動脈硬化…154
サイトカイン…46, 55, 58
サイトメガロウイルス…107
細胞…24
細胞異型…136
細胞死…30
細胞周期…31
細胞傷害…26
細胞傷害性T細胞…57
細胞診断…9
細胞性免疫…58
左心不全…76, 177
痤瘡…330
左方移動…194
挫滅症候群…187
サリドマイド…85
サルコイドーシス…182, 211
サルコペニア…15
Ⅲ型アレルギー…63

し

死…12, 18
死因…19
シェーグレン症候群…167
紫外線…145
痔核…233
しきい値…122
色素性母斑…332
子宮…276
子宮外妊娠…285
子宮筋腫…279
子宮頸がん…278, 280
子宮頸管炎…280
子宮頸管ポリープ…280
子宮腺筋症…278
糸球体…264
子宮体がん…278
糸球体腎炎…63, 265
子宮内膜症…277
子宮内膜増殖症…278

索引　347

子宮肉腫…279
子宮平滑筋腫…277, 279
刺激伝導系…176
止血…66
歯原性腫瘍…318
自己免疫疾患…54, 165
脂質異常症…153, 157
糸状菌…100
自然治癒力…2
自然免疫…101
自然免疫系…54
歯髄炎…318
歯槽膿漏…318
屍体血…67
死体現象…18
湿疹…329
指定難病…162
死の3徴候…18
司法解剖…20
脂肪腫…333
脂肪肉腫…334
脂肪変性…26
縦隔…216
充血…69
重症筋無力症…316
十二指腸潰瘍…224
修復…34
絨毛がん…286
樹状細胞…58
出血…66
出血傾向…68
出血性梗塞…300
出血性ショック…79
出生体重…336
出生前診断…95
術中迅速診断…8
受動喫煙…120
シュニッツラー転移…226
寿命…12
腫瘍…4, 132
主要組織適合抗原…63
シュワン細胞腫…306, 333
循環障害…4, 299
上咽頭がん…321
漿液性炎症…44
漿液性腫瘍…284
上顎洞がん…321
消化性潰瘍…224
常在細菌叢…102

小細胞がん…213
小循環…75
常染色体異常症…89
常染色体顕性遺伝…90, 93
常染色体潜性遺伝…90, 92
小腸…227
上腸間膜動脈閉塞症…229
小児がん…342
上皮性腫瘍…133, 284
上皮内がん…137, 274
静脈…185
静脈血栓症…188
静脈瘤…188
小葉がん…261
食中毒…109
食道…220
食道アカラシア…220
食道がん…221
食道静脈瘤…221, 238
植物状態…18
女性化乳房…261
女性生殖器…276
ショック…78
痔瘻…234
脂漏性角化症…331
腎盂腎炎…273
心外閉塞・拘束性ショック…79
真核生物…99
新型インフルエンザ…109
新型コロナウイルス感染症…108
腎がん…270
真菌…98, 100
心筋炎…182
真菌感染症…301
心筋梗塞…179
心筋症…180
神経因性膀胱…272
神経芽腫…342
神経原性筋萎縮…315
神経原線維変化…303
神経膠腫…305
神経鞘腫…306, 333
神経線維腫…333
神経変性疾患…27, 303
腎血管障害…269
心原性ショック…78
腎硬化症…269
進行がん…138
腎後性腎不全…265

腎細胞がん…270
診察室血圧…153
心室中隔欠損症…178
人獣共通感染症…114
滲出…41
浸潤性尿路上皮がん…274
新生児仮死…337
新生児高ビリルビン血症…338
新生児呼吸窮迫症候群…339
新生児マススクリーニング…92
新生児溶血性黄疸…63
腎臓…264
心臓死…19
心臓弁膜症…183
心タンポナーデ…184
心内膜炎…182
心嚢水…78
塵肺…212
心肥大…154
心不全…154, 176
腎不全…264
心房中隔欠損症…178
心膜炎…184
蕁麻疹…330

す

膵炎…246
膵がん…247
髄芽腫…306
膵管内乳頭粘液性腫瘍…247
水腫…70
水腫性変性…26
水腎症…272
膵臓…245
垂直感染…239
水頭症…297
水痘・帯状疱疹ウイルス…106
水疱…328
髄膜腫…306
ストレス…2

せ

生活習慣病…150
生活不活発病…16
性感染症…112
性器カンジダ症…112
性器クラミジア感染症…293
性器ヘルペス…112
精子肉芽腫症…289

正常眼圧緑内障…325
精上皮腫…289
成人T細胞白血病/リンパ腫…200
成人型びまん性膠腫…305
静水圧…69
性染色体…88
性染色体異常症…89
精巣…288
精巣炎…289
精巣腫瘍…289
生体防御機構…54
声帯ポリープ…321
成長ホルモン産生腫瘍…253
正の選択…56
声門がん…321
赤色血栓…72
赤色梗塞…75
舌がん…319
赤血球…190
接触感染…105
接触皮膚炎…329
線維腺腫…262
セミノーマ…289
線維腫症…333
線維性骨異形成…311
腺がん…134, 215
尖圭コンジローマ…112, 282, 294
腺腫…232, 257
腺腫内がん…232
腺腫様甲状腺腫…255
染色体…83
染色体転座…141
全身性エリテマトーデス…166
センチネルリンパ節…262
先天異常…4, 82
先天異常症候群…85
先天性心疾患…178
先天性胆道閉鎖症…341
先天性風疹症候群…86
前頭側頭型認知症…304
潜伏感染…99
線毛機能不全症候群…207
線溶系…67
腺様嚢胞がん…319
前立腺…290
前立腺炎…292
前立腺がん…291
前立腺肥大症…291

そ

臓器…25
臓器移植…63
臓器移植法…19
早期がん…138
造血…190
造血細胞…190
創傷…34
創傷治癒…34, 37
巣状肺炎…210
巣状分節性糸球体硬化症…266
増殖性炎…49
僧帽弁狭窄症…184
僧帽弁閉鎖不全症…184
塞栓…73
塞栓症…73
側副血行路…221
栗粒結核…210
鼠径ヘルニア…249
組織…24
組織切片…24
組織診断…8

た

ターナー症候群…89
退行性病変…260
胎児循環…337
代謝異常…4
代謝機能障害関連脂肪肝炎…241
代謝機能障害関連脂肪性肝疾患
　…241
体循環…75
大循環…75
帯状疱疹…106
対側損傷…299
大腸…227
大腸がん…233
大腸腺腫…232
大動脈炎症候群…168
大動脈解離…94, 186
大動脈弁狭窄症…183
大動脈弁閉鎖不全症…184
大動脈瘤…186
胎盤早期剝離…286
胎便吸引症候群…337
大葉性肺炎…210
対立遺伝子…90
ダウン症候群…89, 95

唾液腺…107, 318
多核巨細胞…50, 112
多形腺腫…319
多段階発がん…139
脱髄疾患…305
脱分化…136
多発血管炎性肉芽腫症
　…170, 321
多発性筋炎…167
多発性硬化症…305
多発性骨髄腫…197, 270
多発性嚢胞腎…270
胆管細胞がん…244
単純ヘルペスウイルス…106
単純ヘルペス脳炎…302
胆石症…244
胆道…244
胆嚢…244
胆嚢炎…244
胆嚢がん…245
たんぱく尿…265

ち

チアノーゼ…178
蓄膿…45
腟炎…282
腟トリコモナス症…112
中耳…323
虫垂炎…229
中枢型肺がん…214
中和…60
腸管出血性大腸菌…110
聴器…322
超急性拒絶…64
腸結核…230
腸重積…228
腸上皮化生…34, 223
超低出生体重児…336
腸捻転…229
腸閉塞…228
直撃損傷…299
チョコレート嚢胞…277

つ

椎間板ヘルニア…314
痛風腎…270

て

低形成…27

索引　349

低出生体重児…336
停留精巣…288
鉄欠乏性貧血…192
デュシェンヌ型…93, 316
テロメア…14, 16
転移…132, 142
転移性肝がん…244
転移性脳腫瘍…306
転移性肺がん…215
伝音難聴…323
天然痘…54

と

同種移植…63
糖尿病…155, 241
糖尿病性神経障害…315
糖尿病性腎症…157, 268
糖尿病網膜症…157, 326
動脈…185
動脈管開存症…179
動脈硬化…150, 157, 179
動脈硬化症…186
動脈瘤…152
トキソプラズマ症…302
特発性間質性肺炎…47
特発性肺線維症…211
貪食…54
貪食能…48

な

内因…4, 40
内因死…19
内耳…324
内生殖器…276
内臓脂肪蓄積…158
内毒素…99
内膜…276
軟骨…309
軟骨肉腫…312
難聴…323
難病…162
軟部腫瘍…333

に

II型アレルギー…62
2型糖尿病…155
肉芽腫…111
肉芽腫性炎…49
肉芽腫性リンパ節炎…198

肉芽組織…34
肉腫…134, 334
ニクズク肝…77
二次性高血圧…155
二次性肺高血圧症…212
日光角化症…331
日本住血吸虫症…243
日本脳炎…302
乳がん…261
乳管がん…261
乳管内乳頭腫…262
乳腺…260
乳腺炎…260
乳腺症…260
乳頭腫…279, 321
乳房外パジェット病…283
ニューモシスチス肺炎…104
乳幼児突然死症候群…340
ニューロパチー…314
ニューロン…296
尿管…271
尿細管間質性腎炎…270
尿道…271
尿道炎…272
尿毒症…265
尿路…271
尿路結石症…273
尿路上皮がん…134, 274
妊娠…285
認知症…172, 301

ね

ネクローシス…25, 28
ネフローゼ症候群…265
ネフロン…264
粘液腫…185
粘液水腫…254
粘液性腫瘍…284
粘液嚢胞…319
粘膜関連リンパ腫…200
粘膜関連リンパ組織リンパ腫…200

の

脳血管障害…299
脳梗塞…152, 300
脳挫傷…299
脳死…18
脳出血…154, 300
脳腫瘍…305, 342

脳脊髄液…297
脳卒中…299
脳動脈瘤…301
脳膿瘍…301
脳浮腫…297
脳ヘルニア…297
膿疱…329
嚢胞性線維症…207
膿瘍…45

は

バーキットリンパ腫…141, 200
パーキンソン病…303
バージャー病…169
肺…204
肺炎…6
肺がん…120, 146
肺気腫…6, 119
肺結核…210
敗血症…103
肺高血圧症…212
肺循環…75
肺性心…212
肺塞栓症…188, 212
梅毒…113, 293
排尿障害…272
肺胞…119, 205
肺胞性肺炎…210
廃用症候群…16
廃用性萎縮…315
白色血栓…72
白色梗塞…74
白癬…331
白内障…325
白板症…319
はしか…105
橋本病…255
播種…132
播種性血管内凝固症候群…80
破傷風菌…110
バセドウ病…254
発がん物質…144
白血球…190
白血球増加症…194
白血病…194, 342
白血病裂孔…196
バレット食道…221
瘢痕…34
伴性潜性遺伝…90

ハンセン病…112
パンデミック…107

ひ

非アルコール性脂肪性肝炎
　…28, 241
非アルコール性脂肪性肝疾患
　…241
鼻咽頭がん…321
非感染性血栓性内心膜炎…183
脾腫…201
微小循環系…40
非上皮性腫瘍…133
非ステロイド性抗炎症薬…48
脾臓…200
肥大…31
肥大型心筋症…181
ビタミン…127
ビタミンB_1欠乏症…128
ビタミンB_{12}…193
左→右シャント…178
ヒトT細胞白血病ウイルスI型
　…146
ヒト白血球抗原…63
ヒトパピローマウイルス…146
ヒトプリオン病…115
ヒト免疫不全ウイルス→HIV
皮膚筋炎…167
非分裂細胞…32
飛沫感染…105
肥満…158, 241
肥満細胞…61
肥満症…158
びまん性大細胞型リンパ腫…200
びまん性肺胞傷害…205
びまん性汎細気管支炎…208
病因…3
病気…4
病原体…98
病死…19
病理医…8
病理解剖…9, 20
病理学…2
皮様嚢胞腫…285
病理診断…8
日和見感染症…54, 103
ビリルビン…236
ヒルシュスプルング病…340
貧血…192

ふ

ファロー四徴症…179
風疹ウイルス…107
フェニルケトン尿症…92
フォンウィルブランド病…194
副甲状腺…256
副甲状腺ホルモン…257
副腎…257
副腎髄質ホルモン…258
副腎性器症候群…258
副腎皮質ステロイド薬…48
副腎皮質ホルモン…257
腹水…78
副鼻腔…320
副鼻腔炎…321
腹壁破裂…84
腹壁瘢痕ヘルニア…249
腹膜…248
腹膜炎…249
腹膜偽粘液腫…250
浮腫…77
負の選択…56
プラーク…151
ブラジキニン…44
フリーラジカル…25
プリオン…113
プリオン病…302
フレイル…15
プログラム説…16
プロスタグランジン…43
分化度…136
分子標的治療…143
分娩損傷…337
分裂…142
分裂細胞…32

へ

閉塞性血栓…72
閉塞性血栓血管炎…169
閉塞性動脈硬化症…186
ヘイフリック限界…13
ベーチェット病…167
壁在血栓…72
ヘテロ接合体…90
ヘモグロビンA1c…156
ヘモクロマトーシス…242
ヘモジデリン…242
ヘリコバクター・ピロリ…146, 222

ヘルニア…229, 249
ヘルパーT細胞…57, 58
ヘルペスウイルス…105
辺縁性歯周炎…318
変形性関節症…313
変性…4, 25, 26
扁平上皮化生…33
扁平上皮がん…134, 213, 331

ほ

剖検…20
膀胱…271
膀胱炎…272
膀胱がん…273
芳香族炭化水素…119
膀胱尿管逆流症…273
放射線…86, 122, 145
胞状奇胎…286
膨疹…328
蜂巣炎…45
蜂巣肺…47
包埋…8
泡沫細胞…151
ほくろ…332
ホジキンリンパ腫…200
母性遺伝…94
補体系…60
発疹…328
骨…308
骨のリモデリング…308
ホメオスタシス…2
ホモ接合体…90
ポリープ…231
ポリオ…302
ポリポーシス…231
ホルモン産生腫瘍…139
本態性高血圧…155

ま

膜性糸球体腎炎…267
膜性腎症…267
マクロファージ…48, 54, 55
麻疹…105
麻疹ウイルス…105
末梢神経…314
末梢神経障害…314
マラリア…113
マルファン症候群…94, 186
慢性…7

索引　351

慢性胃炎…223
慢性胃潰瘍…224
慢性炎症…45, 46
慢性肝炎…240
慢性気管支炎…209
慢性硬膜下血腫…299
慢性頸管炎…280
慢性骨髄性白血病…196
慢性腎盂腎炎…273
慢性腎臓病…264
慢性心不全…176
慢性膵炎…246
慢性胆嚢炎…245
慢性中耳炎…323
慢性閉塞性肺疾患…119, 209
慢性扁桃炎…320
慢性便秘症…229
慢性リンパ性白血病…197

み

ミオグロビン…187
ミオパチー…315
右→左シャント…178
未熟児…336
ミトコンドリア遺伝子…94
ミトコンドリア脳筋症…95
ミトコンドリア病…94
水俣病…129
未分化がん…256

む

無顆粒球症…194
無脳症…84
ムンプスウイルス…107

め

眼…324
迷走神経反射…79
メサンギウム増殖性糸球体腎炎
　…266
メタボリックシンドローム…160, 241
メチシリン耐性黄色ブドウ球菌
　…103, 109
メニエール病…324
免疫…54, 163
免疫グロブリン…59
免疫性血小板減少性紫斑病…193
免疫の異常…4
免疫不全…54

免疫不全症…163
メンデル遺伝病…90

も

メラノサイト…328
網膜剝離…326
網膜芽細胞腫…342
モノクローナル…197
門脈圧亢進症…238

や

薬剤…124
薬剤性肝障害…240
薬剤性肺炎…124
薬剤耐性菌…115
薬物有害反応…124
夜尿症…273

ゆ

融解壊死…30
遊出…43
疣贅…72
遊走…43
遊走能…48
輸入感染症…111

よ

溶血性貧血…193
葉酸…193
葉状腫瘍…262
溶連菌感染…320
IV型アレルギー…63

ら

ラクナ梗塞…300
ラテントがん…142
卵黄嚢腫瘍…290
卵子…283
卵巣…283
卵胞…283

り

リー脳症…95
リウマチ熱…183
リポフスチン…13, 27
リモデリング…36, 47, 308
流行性耳下腺炎…107
良性腫瘍…132
緑内障…325

鱗屑…329
リンパ球…55
リンパ行性転移…132
リンパ組織…56
淋病…112, 293

る

類白血病反応…194
ループス腎炎…268

れ

レジオネラ菌…110
レビー小体型認知症…304

ろ

老化…12, 16
老化現象…13
老人性萎縮…27
老人性難聴…323
老人斑…173, 303
老年症候群…15
ロコモ…15
ロコモティブシンドローム…15
濾胞がん…256
濾胞性リンパ腫…200
濾胞腺腫…255

新体系看護学全書

疾病の成り立ちと回復の促進❶

病理学

2007年 1 月12日	第1版第1刷発行	定価（本体3,100円＋税）
2012年11月30日	第2版第1刷発行	
2024年10月25日	第3版第1刷発行	

編　集｜深山　正久・牛久　哲男©　　　　　　　　　　　　　　　〈検印省略〉

発行者｜亀井　淳

発行所｜株式会社 メヂカルフレンド社

https://www.medical-friend.jp
〒102-0073 東京都千代田区九段北3丁目2番4号　麹町郵便局私書箱48号
電話｜（03）3264-6611　振替｜00100-0-114708

Printed in Japan　落丁・乱丁本はお取り替えいたします
ブックデザイン｜松田行正（株式会社マツダオフィス）
印刷・製本｜日本ハイコム（株）
ISBN 978-4-8392-3413-3　C3347　　　　　　　　　　　　　　000603-005

●本書に掲載する著作物の著作権の一切〔複製権・上映権・翻訳権・譲渡権・公衆送信権（送信可能化権を含む）など〕は，すべて株式会社メヂカルフレンド社に帰属します。
●本書および掲載する著作物の一部あるいは全部を無断で転載したり，インターネットなどへ掲載したりすることは，株式会社メヂカルフレンド社の上記著作権を侵害することになりますので，行わないようお願いいたします。
●また，本書を無断で複製する行為（コピー，スキャン，デジタルデータ化など）および公衆送信する行為（ホームページの掲載やSNSへの投稿など）も，著作権を侵害する行為となります。
●学校教育上においても，著作権者である弊社の許可なく著作権法第35条（学校その他の教育機関における複製等）で必要と認められる範囲を超えた複製や公衆送信は，著作権法に違反することになりますので，行わないようお願いいたします。
●複写される場合はそのつど事前に弊社（編集部直通TEL03-3264-6615）の許諾を得てください。

新体系看護学全書

専門基礎分野

人体の構造と機能❶ 解剖生理学
人体の構造と機能❷ 栄養生化学
人体の構造と機能❸ 形態機能学
疾病の成り立ちと回復の促進❶ 病理学
疾病の成り立ちと回復の促進❷ 感染制御学・微生物学
疾病の成り立ちと回復の促進❸ 薬理学
疾病の成り立ちと回復の促進❹ 疾病と治療1 呼吸器
疾病の成り立ちと回復の促進❺ 疾病と治療2 循環器
疾病の成り立ちと回復の促進❻ 疾病と治療3 消化器
疾病の成り立ちと回復の促進❼ 疾病と治療4 脳・神経
疾病の成り立ちと回復の促進❽ 疾病と治療5 血液・造血器
疾病の成り立ちと回復の促進❾ 疾病と治療6
内分泌／栄養・代謝
疾病の成り立ちと回復の促進❿ 疾病と治療7
感染症／アレルギー・免疫／膠原病
疾病の成り立ちと回復の促進⓫ 疾病と治療8 運動器
疾病の成り立ちと回復の促進⓬ 疾病と治療9
腎・泌尿器／女性生殖器
疾病の成り立ちと回復の促進⓭ 疾病と治療10
皮膚／眼／耳鼻咽喉／歯・口腔
健康支援と社会保障制度❶ 医療学総論
健康支援と社会保障制度❷ 公衆衛生学
健康支援と社会保障制度❸ 社会福祉
健康支援と社会保障制度❹ 関係法規

専門分野

基礎看護学❶ 看護学概論
基礎看護学❷ 基礎看護技術Ⅰ
基礎看護学❸ 基礎看護技術Ⅱ
基礎看護学❹ 臨床看護総論
地域・在宅看護論 地域・在宅看護論
成人看護学❶ 成人看護学概論／成人保健
成人看護学❷ 呼吸器
成人看護学❸ 循環器
成人看護学❹ 血液・造血器
成人看護学❺ 消化器
成人看護学❻ 脳・神経
成人看護学❼ 腎・泌尿器
成人看護学❽ 内分泌／栄養・代謝
成人看護学❾ 感染症／アレルギー・免疫／膠原病
成人看護学❿ 女性生殖器
成人看護学⓫ 運動器
成人看護学⓬ 皮膚／眼
成人看護学⓭ 耳鼻咽喉／歯・口腔

経過別成人看護学❶ 急性期看護：クリティカルケア
経過別成人看護学❷ 周術期看護
経過別成人看護学❸ 慢性期看護
経過別成人看護学❹ 終末期看護：エンド・オブ・ライフ・ケア
老年看護学❶ 老年看護学概論／老年保健
老年看護学❷ 健康障害をもつ高齢者の看護
小児看護学❶ 小児看護学概論／小児保健
小児看護学❷ 健康障害をもつ小児の看護
母性看護学❶
母性看護学概論／ウィメンズヘルスと看護
母性看護学❷
マタニティサイクルにおける母子の健康と看護
精神看護学❶ 精神看護学概論／精神保健
精神看護学❷ 精神障害をもつ人の看護
看護の統合と実践❶ 看護実践マネジメント／医療安全
看護の統合と実践❷ 災害看護学
看護の統合と実践❸ 国際看護学

別巻

臨床外科看護学Ⅰ
臨床外科看護学Ⅱ
放射線診療と看護
臨床検査
生と死の看護論
リハビリテーション看護
病態と診療の基礎
治療法概説
看護管理／看護研究／看護制度
看護技術の患者への適用
ヘルスプロモーション
現代医療論
機能障害からみた成人看護学❶
呼吸機能障害／循環機能障害
機能障害からみた成人看護学❷
消化・吸収機能障害／栄養代謝機能障害
機能障害からみた成人看護学❸
内部環境調節機能障害／身体防御機能障害
機能障害からみた成人看護学❹
脳・神経機能障害／感覚機能障害
機能障害からみた成人看護学❺
運動機能障害／性・生殖機能障害

基礎分野

基礎科目 物理学
基礎科目 生物学
基礎科目 社会学
基礎科目 心理学
基礎科目 教育学